谨以此书献给

以"济世救人"为人生目标的医务、药
务工作者

并以此书纪念我的双亲

以及

几百年来我祖辈的药业开拓者
纪念他们为国药所作的长期持久的贡献

——本书作者志——

国药世家三百年

中华老字号"同仁堂"、"乐仁堂"家族传人回忆录

—— 自述自绘真实、曲折的"乐家老铺"家庭传奇 ——

乐民成 著

中国中医药出版社
·北京·

图书在版编目（CIP）数据

国药世家三百年 / 乐民成著.—北京:中国中医药出版社,2012.4(2015.5重印)
ISBN 978-7-5132-0722-5

Ⅰ．①国… Ⅱ．①乐… Ⅲ．①同仁堂药店–历史 Ⅳ．①F426.7

中国版本图书馆CIP数据核字（2011）第282304号

中 国 中 医 药 出 版 社 出 版
北京市朝阳区北三环东路28号易亨大厦16层
邮政编码 100013
传真 010 64405750
北京联兴盛业印刷有限公司印刷
各地新华书店经销
*
开本 880×1230 1/32 印张 12.125 字数 235千字
2012年4月第1版 2015年5月第2次印刷
书号 ISBN 978-7-5132-0722-5
*
定价 39.80元
网址 www.cptcm.com

如有印装质量问题请与本社出版部调换
版权专有 侵权必究
社长热线 010 64405720
购书热线 010 64065415 010 64065413
微信服务号 zgzyycbs
书店网址 csln.net/qksd/
官方微博 http://e.weibo.com/cptcm
淘宝天猫网址 http://zgzyycbs.tmall.com

自　序

　　中国传统医药有着几千年的历史，源远流长；然而，并不广为世界所熟知。这本书是中国药界第一老字号"同仁堂"家族传人的自述，介绍这古老家族几百年来的制药历史、经营开拓及家族传奇。其中也附带介绍传统国药，介绍近百年的国药概况，但书中特别注重国药和该家族之间的不解情结。如果要了解三百年来中国药业世家、其谋生之道、饮食起居、社会交际等，这部书不可不读。此书除了一些历史的记述外，主要是以"同仁堂"乐氏家族的故事为主，以事实说明历史真相。

　　众所周知，绝大多数的中药是草本植物所做的制剂。在中国，人们通称为"药"；但中国以外的国家认为那是草本植物的制剂，毒性不大，并不以其带毒的制剂医病。因此外国人不认为是"药"，被认为是有益身体的天然补充剂。然而，中国就是以草本植物制剂成功地维护了整个中国人的健康达几千年之久，这使国外人士对国药抱有悬疑的神秘感。

日本、韩国的医生常用生动的外语写作，宣传本国医药，但中国这类书不多。最近我国公布了"十二五"规划，号召国人要努力"改变中国全球形象"、"增强中国文化国际竞争力和影响力"。为响应这个号召，我将着手准备此书的英文版，以期用流畅而纯正的英语向国外介绍中医、中药，让中医、中药走出国门，为世界人民所知晓。

乐民成

2012年1月

前　言

一、本书的缘起与由来

这是一本自述关于京都同仁堂的乐氏家族回忆录，有历史记载，也有口头传说。

众所周知，"同仁堂"是我国"中华老字号"中名列首位的品牌——中华第一金匾，雄踞各界榜首达三百年，在一定程度上反映出中国药业史的轮廓。因此，本书从狭义上讲，是一个药业家族的故事；从广义上说，则是中国近代国药业历史的缩影。

800年前乐氏家族开始有了书面记载，又过400年，在明末清初之际，乐家子弟中有人只身来到北京，饱经风雨创建同仁堂药店的著名字号。其诚信敬业的精神获得社会的肯定，以至担当起供奉皇廷御药的高风险差事。在供奉御药的年代之始，乐氏受到皇廷的折磨，一度几乎崩溃，后来乐姓人以卧薪尝胆的顽强精神再度中兴。乐家和全体国人一样，经历了列强入侵的国仇家恨，艰难守业，渡过了层层难关；直至新中国建立重获新生。众人很想知道：为什么这家字号的生命力如此强盛，继业如此之长远？其中有哪些鲜为人知的事迹？

这本书不怀奢望去回答上述的提问，然而却可以叙述客观事实，勾画历史，介绍真相。笔者不能说书中的材料是百分百的精准，因为时间的过往不可避免地造成资料的流失，从而使准确性受到一定限制，但笔者尽力多方核查资料的可靠性，以笔者的有限水平，尽可能地消除误传。

关于我家，其实并不像想象的那样，乐家并不是家资钜万，纵情挥霍，终日无忧无虑。固然，我家确实曾是北京民间之首富，其跨越时间之长，钜资之多，堪居长江北岸之首，也被国家列为"中华老字号"排名第一家。然而，我身临其中所见到的家境并不轻松，深知祖上各辈奋斗终生的疲惫、创业的千辛万苦和守业的艰难。同仁堂自开创之始，便饱受了封建帝王的暴虐、专治，经历了列强的掠夺、军阀的混战和邻国的侵略、国民政府的盘踞暴敛、激烈的国内战争等一系列从未休止的社会大动荡。在如此波澜起伏的社会变动中，可圈可点的事件举不胜举。同仁堂一家人受尽煎熬，依然顽强地挣扎下来。其中自然有其生存之法，有其延续之道。

平时我们所说的文献，其内容可分为两类："文献"中的"文"是指文字材料，是固定不变的记载；"献"则是指文字档案以外的素材，也包括口头传述等。本书来自上述这两方面的内容都有，文、献并重。书中所写的历史来自史料与记载；而我要说的故事大部分来自我父辈、亲友的讲述以及他们的日常谈话的流露，其中除了有讲故事的成分外，也有祖先对家业的教诲，再有就是我亲身所见所闻的鲜活场景。或许是我儿时的记忆力较强的原因，又许是我喜欢听大人讲述先辈的真故事，因而我了解了一些外界鲜为人知的事情。随着年龄的增长以及社会阅历的增多，对比于自己出国的见闻，这些具有中国特色的故事长年萦绕于怀，难以忘却，加上亲朋好友的鼓励，以及制药企业和出版界的支持，如果再有，那就是我有较多著述和出版的经历，如此众多原因促使我情不自禁，一改我往日只著写科技专业书籍的习惯，开始写起了记事体裁的文字。

亲友和我都知道，现在我这辈人总还曾亲自体验过逝去岁月里的生活，直接体验到过去家族的人情世态；如果等到下一辈人，恐怕就不会知道多少祖先的事了。总而言之，自己写自己的家族比起让别人写自己祖先具备诸多有利因素，两者是不同的。虽然评价外姓人撰写自己家族的著述不能就此武断地得出一概否定的结论，但事实上，当自己人读起外姓撰写的自己家族的故事时常有遗憾，总觉得像是隔帘看戏，没有进入实际生活；加上外人选择素材没有把握，欲言又止，读起来有隔靴搔痒之感。

二、用耳闻目睹的素材，阐述乐氏家族鲜为人知的三百余年的家族奋斗史

本书不是讲解中药的书，也不是透露同仁堂制药秘

诀的书；正如出版社编辑所提的建议：应该通过真实的故事，具体讲述三个方面：

（一）乐姓同仁堂家族的社会地位靠什么延续了三百余年？

（二）一个古老的家族创业之始的宗旨是什么？怎样克服一系列挫折？只凭"独此一家"如何开拓出中国传统老字号的第一品牌？乐氏家族掌门人长期处于怎样的心理状态？

（三）家族成员具体的生活方式（衣、食、住、行）究竟如何？

别人来写这些潜在内情肯定很不容易，本书将沿着上述三个命题展开叙述的主线。

为了构架一个社会背景，免不了要涉及社会的尔虞我诈、大家庭中的恩恩怨怨、是是非非，甚至刻画家庭成员的隐私秘事等微枝末节，但这些只是背景不是主题。

要讲清以上的这些事情，涉及多方面的复杂因素。这一方面需要书面的记载为凭证，另一方面需要活生生的真实故事来烘托，书籍内容的"可靠性"和故事的"可读性"必须同步，才有说服力。众所周知，利用演义、传奇、杜撰、夸张、煽情等写作技巧，似乎可使情节有血有肉，但这些包装并不能代替客观事实。本书的宗旨就是要用真实的故事反映真实的历史，再用历史的真相反映历史中有价值的规律。诚所谓："读诗令人聪敏，读史令人明智"，借鉴历史集结清醒意识，深刻地总结成功之途，使人们少走弯路，这是读史的价值所在。

幸好，我很早就开始记载一些自己昔日的记忆和亲友的传说。令人感动的是，这些记忆常常会引起我青少年时代的情结，使我怦然心动，再一次品尝昔日人生中难言的酸甜苦辣，再一次品味祖辈们的坎坷浮沉，体验他们的精心策划和经营谋略。我企图以自己亲身的感受重现昔日情景，就像重播影片中一幕幕的蒙太奇。如此这些，使我难以停止敲打电脑键盘。于是日积月累，渐渐存下一本回忆录。我本也不曾想急于出书，现在既然遇到机会，不妨顺水推舟吧！阐述一下我儿时的家庭、少为人知的家族历史和有关中药的故事，能记述出版也算是了却一桩心愿。虽然本书并不奢望对国药提出突破性的见解，但却可以对贯穿整个清朝三百年的国药世家提供一个身临其境的写照，深信读者从"乐家老铺"的浮沉兴衰中，能够看到过去中药业发展的关键环节及其历史的启迪。

因此，书中的历史主要是写同仁堂在公私合营以前（1954年以前）的事，公私合营后的历史则以《同仁堂史》、《国宝·同仁堂》等书的节录和有关同仁堂文献书刊为据。

为明确写书的宗旨，笔者必须阐明本书写作时所遵循的两条线索：

第一条线索是以家人曲折拼搏的过程为导线：几百年中，当事人睿智地领悟到拼搏中成功的哲理，但究竟存在多少没有公开的情节？这些情节使后人纷纷猜测不已，杜撰出种种想象的故事。事到如今，凡是有根据的逸事与秘闻，无论是否广为人知或者是鲜为人知，都到了应该披露于社会的时候了。应该澄清那些"想当然"

的猜测，使人们看到真实的同仁堂家族，看到这个家族的内在情节，以及成功和失误所在，而不仅仅是看个热闹而已。

书中有史料作为根据的部分，是在"史料记载"和"书刊记载"的前提下写出的。凡是口头传述，没有史料证据的部分，则在"故事传奇"、"故事大意"的前提下叙述。

第二条线索是以"乐氏家族与国药"二者之间的"情结"为导线：这是本书写作的主线，掌握这个"乐家与国药"二者间的"情结"，对于理解本书很有帮助。如果书中涉及一些家务事端，也都是为了烘托当时的环境所需。常言道："清官难断家务事"、"家家都有难念的经"，何况笔者不是清官。我一个后辈人对前辈人之间的是非纠葛怎好妄加评论？怎能公正地端平这碗水呢？因此，我自知没有资格也没有足够的凭据来评述这庞大家族中先祖的私情恩怨，既然没有把握，还是不妄加评论为上。

书中叙述历代人的故事之后，在书的结尾第十七章，我将归纳几点，尝试概括上面两条线索的内容，作为结束语。

三、中国草本制剂的特色

近年来，西方医药界出现了对西药的"心理质疑"。也就是说，西方世界由于服用西药后对人体产生的副作用而出现了"信任危机"。西方的有识之士认为，服用大量的人工化学制剂所产生的人体生理化学的副作用，已经是顾此失彼，主次矛盾颠倒。这种"头疼医头，脚疼医脚"的做法，迟早会扭曲人体的天然基因。等到那天来临之时，人类就会面临回天乏术的困境。由于很难预测人类进化的前景，所以西方医药学界有人开始把目光移到医药学的另一个领域——中医与中药上。中医与中药被认为是以天然药物为基础，基本上避免了服用人工化学制剂的问题。最先引起西方医药学界注意到的是中国的"针灸疗法"的科学性和有效性。从表面上看，过去西方普遍认为针灸疗法似乎原始，像是江湖巫术。但后来他们经过仔细调研发现，针灸确实有效，而且无副作用。再经研究，发现了针灸的科学道理，针灸治疗的参数是可以用仪表测量的（Scientifically Measurable），是可以量化的自然生理现象。先进的德国医学界率先发表了几篇"针灸疗法"的研究论文，于是针灸逐渐得到广泛的重视。他们又研制出现代化的"电子针灸仪"，从而提高了针灸疗效和针灸的可控性。据记录得知，德国医药界百余年来对中医、中药始终坚持研究，所以到了今天，针灸在西方医药界已经得到较为普遍的认可。过去的认识实为极大的误解，针灸因此被纳入西方医疗保险的治疗目录。"针灸治疗（Acupuncture-moxibustion Treatment）"在不少国家（包括一向反对中医的北美），已经获准在医保报销范围。

令人信服的事实是，我认识的一个旅美欧洲青年，几年前就放弃他的原来职业，跑到中国来学习针灸，而且现在已经在纽约开业行医，较受欢迎。

最新的针灸研究表明，针灸的突破性新进展有不少是利用解剖学原理取得的。这说明，中医和西医之间存在着共同的"交汇点"。在国外，当你在洋人开的针灸诊所里看到中国汉语拼音的针灸穴位大挂图，看到耐心排队等待针灸的洋人队伍，听到医生用汉语的穴位解释医理时，你会发现，你所萌发的爱国情感正是来自中国的成就。这种自信心不是盲目自大，而是中医药的精华成功的积累。

中医、中药肯定是医药学今后发展的重要方向之一。西方最近就有人认为，中国文化和中国历史维持了几千年而没有在传染病、流行病中消灭，中国人民的智力和体魄经历几千年没有退化殆尽，就是因为中国医药以其实效保证了中国人经千百年而顽强存在下来。然而，在人类历史上，不少民族和国家曾因疾病、战乱而消亡。因此，西方学界认为，在世界范围打开中医药宝库的大门势在必行。目前，中医药进入国际市场时，未能向有关方面提供药品成分的各项准确数据。不提供这些数据，世界各国"食品药品检验局 —— FDA"就难以通过。而在今天解决这些问题，无论时间、科研人才、资金投入都有苛刻的要求。上面所说的针灸治疗之所以得到世界性认同，是由于针灸不存在以上这些问题，或者说这些问题已得到解决，所以针灸就能首先顺利进入国际医学界。

最终总要归结到经济因素。坦率地说，因为针灸的推广对西方医药市场冲击不大，因而准许在西方市场上推广。中药有没有可能形成市场冲击就很难说。

一个真实的故事

在上世纪50年代，有一位印尼华侨回国学医，毕业后到香港从医。这人姓郑，擅长针灸，她的独到之处是能用针灸的方法刺激面部神经，使得面部的皮肤紧张，皱纹减少。当时的美容技术还达不到这种程度，所以香港的中老年妇女在出席晚间聚会之前，多来请郑医生做美容针灸，每天就诊的人数很多。于是有人建议她去美国，因为针灸在那里已不被禁止，就诊人数会比香港更多，发展会更快。于是她来到纽约开办诊所，实施无药物的——"青春去皱针灸美容术"。外国女人为了美容，不顾一切，争相前来，门庭若市。每天要提前电话挂号排队，郑医生采取大流水作业的方法，成批施治，每天收入竟然可达数千美元。唯一的缺点是维持平滑面容的时间较短，有效时间仅可维持20小时。富婆们如果晚上要参加宴会，在上午就要去做美容针灸消除皱纹，暂时恢复青春。郑医生靠祖国的传统疗法竟然在两三年之内成为巨富。外界有人为了取得其中的秘密，就假借美容之名，在前来体验针灸美容的同时，窃取美容针灸的技术；不过郑医生早有防范，她在有效穴位之外又增加许多用处不大的穴位，用来迷惑情报窃取者，她称这些穴位为"迷雾"穴位。岂不想几年之后，美容技术有了去皱的新方法，可以持续更长时间，不必事先求助于医生，因之"去皱针灸美容术"才不再流行。

可以预见，中医药今后也会融入国际医药界。万事开头难。我们知道，"千里之行，始于足下"，只有提早起步，期待的一天才会早日来临。

四、一部自书自绘的家史，也是迄今为止唯一的乐氏家族传人回忆录

我自幼喜欢绘画，也擅长理工科各门，所以我选择

"建筑设计学（包括建筑美术设计）"作为专业，历年来虽有所建树，并出版了数万册工程科技的专业著作。然而，历史久远的家族传统对我有不可忽略的内在影响，我越来越感到中国草本制剂的魅力。所以在这种情感的促使下，我不断思索中国草本制剂的方方面面，以及更多乃至家族的见闻，期望能公之于世，作为世人对中药业研究的参考资料。

我在1951年考入清华大学"建筑学"系以后，发现自己对艺术造型和形象塑造比较敏感。在清华大学读书时，曾在著名画家吴冠中、李宗津的门下学习，他们认为，我有能力也较适合从事专业美术的学习，我因此去请教了恩师梁思成教授，向他表示我有转学去中央美术学院的意念。梁先生很开放，他不但不反对，转而告诉我建筑设计学很束缚艺术，建筑学的本质是工程学，所以建筑设计师在艺术上并不自由，建筑中的造型术受工程的制约度很大，不如美术家天马行空自由自在。我因而办了转学手续，由清华转到中央美术学院。

来到中央美术学院，负责教务的宗其香教授接见了我，当他得知我是由清华大学转到美术学院来的时候，面露怜惜之色。他诚恳地告诉我说："以我自己为例（指宗其香先生他自己的经历），我这人是因为功课不好才来学的美术，因为别的专业不要我。你这学生，能高分考入清华大学是很难得的事，你却不好好安心学习，转到美术学院来，岂不可惜。我劝你还是回清华去吧！"这是我当时所没有料到的结果，于是我听从宗其香先生诚恳的劝告，又回到了清华，直到在清华"建筑设计学"专业毕了业。毕业后，我从事建筑设计工作多年后发现，梁思成先生的话是正确的。梁先生既是大学问家，又是青年人真诚的良师益友。建筑师的工作果真是受工程的束缚太大（不少设计师几乎就沦为房地产老板的绘图员），我当时应该坚定地留在美术学院改学美术，会更能适合自己的特点。

我收集到一些老照片，老照片的底板都是靠化学反应成像的，虽然是第一手资料，但是年代久远，退色多、残留的化学反应使有些照片已经面目全非。因而在此书中，我宁愿拿起画笔，把记忆中的形象画出来，按照记忆中的印象画成插图，跃然纸上。我深信，这些插图中的往事并不如烟，通过图画读者和我可以一起进入过去境地；再通过伴随插图的文字，为关心国药的读者们提供中药世家的逸闻趣事，形象地让大家直观到这世家的鲜活面貌。

我知道，以同仁堂为主题的乐氏药业和家族生活有着各种说法和故事，有不同版本的传奇（小说、电影、电视剧……）。各位作家如此热心描述我的家族，我为此深表感谢；但不可避免，局外人对历史的间接理解和对传说的想象，只能反映真相的某一侧面，误解难免。我凭借亲身记忆中的形象，直接描绘出家庭内部当时的场景，使众说纷纭、莫衷一是的模糊形象尽量得以澄清，显露历史的本来面貌。

这本书是同仁堂家族传人以客观的态度书写自己家族的真相，是迄今为止由乐氏家族成员"自己写自己，自己画自己"仅有的一本回忆录。

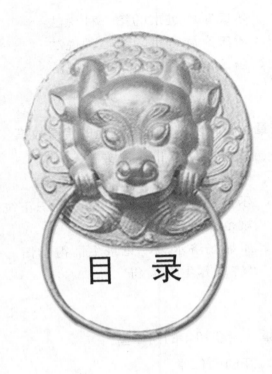

目　录

國藥世家三百年

目录

5

第一章

乐氏大家族的始祖

　　我家是个有历史记载的家族，是个有所作为的家族。历史上的记载，可以上溯到很久以前的浙江宁波。从最早有记载起，算下来有800到1000年的漫长历史。按乐氏家谱的记录排辈，我应是唐末以来乐家的第39世人；如从乐家进京来算，我是乐家来北京定居后的第14代人（编号"京14代"），我这辈人现在的平均年龄约在六七十岁，散居国内外；但住在北京的为多数。

　　讲历史之前，先说一说我家的姓氏——"乐"字。"乐"姓的繁体字是"樂"。这个繁体字由"白"、"丝"、"木"三个部首组成。所以我猜想，电视剧中的白姓家族是有意借用"樂"字上半部分中央的"白"

字。因为作者不愿指名道姓，故而用"白"姓代表"樂"姓，暗示以乐家为原型。我看了剧情后，感觉剧中情节使人联想到乐家的第三房，而对乐家的总体和其他房头，特别是对大房和四房描写不多。

这个"乐"姓，是个"多音字"，有多种读法。在江南和岭南多读作"勒，汉语拼音：Lè"；在北方多读作"月，拼音：Yuè"；到了山海关以北，多读作"要，拼音：Yào"。这是一件很头痛的事。试想，当写完汉字"乐"之后，依然还摸不准电脑里的拼音会是什么字。按《康熙字典》的权威说法，"乐"字当作姓氏之用时应读作"月，Yuè"，此时的读法从"音乐"的读法而来。但是这个规范读音并不为众人熟知，所以鄙人和鄙家族姓氏的读法往往因地而异，乐家人要随时应变，做好准备。因为"勒"也好，"月"也好，"要"也好，都是在呼叫乐家人。香港回归前，我的名字被拼成"Lok Man Sing"，一眼看上去像是英文"Look man sing"——"看男人唱歌"；这个名字的拼写是让你啼笑皆非，想也想不到。

办理护照时，要跟办证人耐心说明我的标准姓氏的读音应该是Yuè，请他千万不要拼写成Lè；因为在外国，我的"社会保险号码（Social Sicurity Number）"、档案记录和子女姓氏都是用Yuè，突然改为姓Lè，那可是很麻烦的，很难跟外国政府雇员讲明白，甚至连去银行提款都不可能。多年前，中国采用电报码四位阿拉伯数字，没有这类问题。

当有人问我的姓名，我只用普通话回答："乐民成（读作：Yuè Mín Chéng）。"

关于乐民成的名字——民成二字是我的九叔父取的。九叔父名乐爕，很有学识（参阅第十四章）。他年轻时留学法国巴黎大学，获得药学博士学位。他在法国留学时，正值20世纪20年代，是共产主义思想风靡欧洲的年代。九叔父当然也不例外，思想很先进，深受西方社会主义思想的影响。他对法国共产党、法国大革命、巴黎公社和傅立叶的思想体系很崇拜。20世纪30年代回国后，满怀壮志，他当时已经意识到中国在他出国的几年里诞生了中国人民自己的政党——中国共产党，中国已在酝酿着巨大的变革，因此满怀希望看到下一代中国人有所成就。他开始筹办中西合璧的药厂，取名"人民制药厂"。而我恰好在当时出生，因此给我取名"民成"，即有人民事业成功和"人民制药厂"成立的双重含意。

一、寻根溯源——乐氏家族的起源

查看一下北京的历史记载，据北京市档案馆的登记资料，有关某支乐氏家族乃是北平西郊宛平县人士。可是在北京市当地保管的档案中，始终没有找到关于乐氏家族更早的材料。中国北方既然缺少资料，南方情况如何？

现查有实据，根据浙江省镇海古县志记载的"乐氏宗谱"条款中的记录，在浙江省宁波府的慈水镇查到有关于乐姓的资料。慈水镇也就是现在的宁波市江北区慈城镇。再追溯，则得知慈水镇在古时隶属镇海县。所以说，乐氏家族在中国南方还可以找到资料。

二、乐氏一家的体貌特征

1. 外观特点

乐家嫡系的典型人物，从外观特点上看，要具备哪些体貌特征才算得上是具有"嫡系的体征"呢？亲友们认为，这外观特征可归纳为三点：

一是身材较高，起码中等以上身材（矮小者很少）。

二是通鼻梁（亲友戏称乐家人特有的通鼻梁为"乐家鼻子"）。

三是长脸，大耳朵（富态形象的大耳），乐家人中少有短脸、小耳、塌鼻子者。

2. 乾隆年间乐家祖先的画像，具体显示家族特征

乐氏海外族人现保存有两百多年前乐家先祖的一张画像真迹（见图1-1，图1-2），经高像素数码相机翻拍，得以见到先祖乐毓秀——"汇川公"的身材面貌。汇川公是"同仁堂"创始人乐显扬公（号尊育，排乐家来京后的第4代）的重孙，是老三房乐凤仪的孙子，所以汇川公（乐毓秀）排在乐家来京后的第7代，较笔者早7代。从画像上看出他的外貌特征保持着乐家的特点。虽然传宗接代好多辈，其遗传基因至今仍呈显性（可与我父亲的照片图12-1比较），可见乐家基因之强势。

此幅画是250余年来从未公开的画像，有了这张画像不仅可以直观到乐家先祖的面貌体态；从画的题跋中，从字里行间的蛛丝马迹，还可析解乐家历史中的众多细节。汇川公乐毓秀喜读书，喜交结文人雅士，共聚

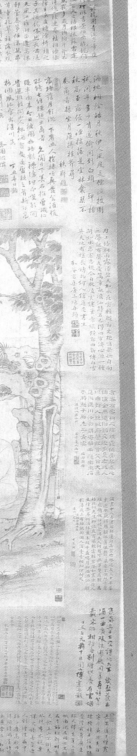

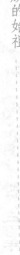

图1-1
祖先肖像全貌
乐秀轴
乐毓家卷
乐像貌

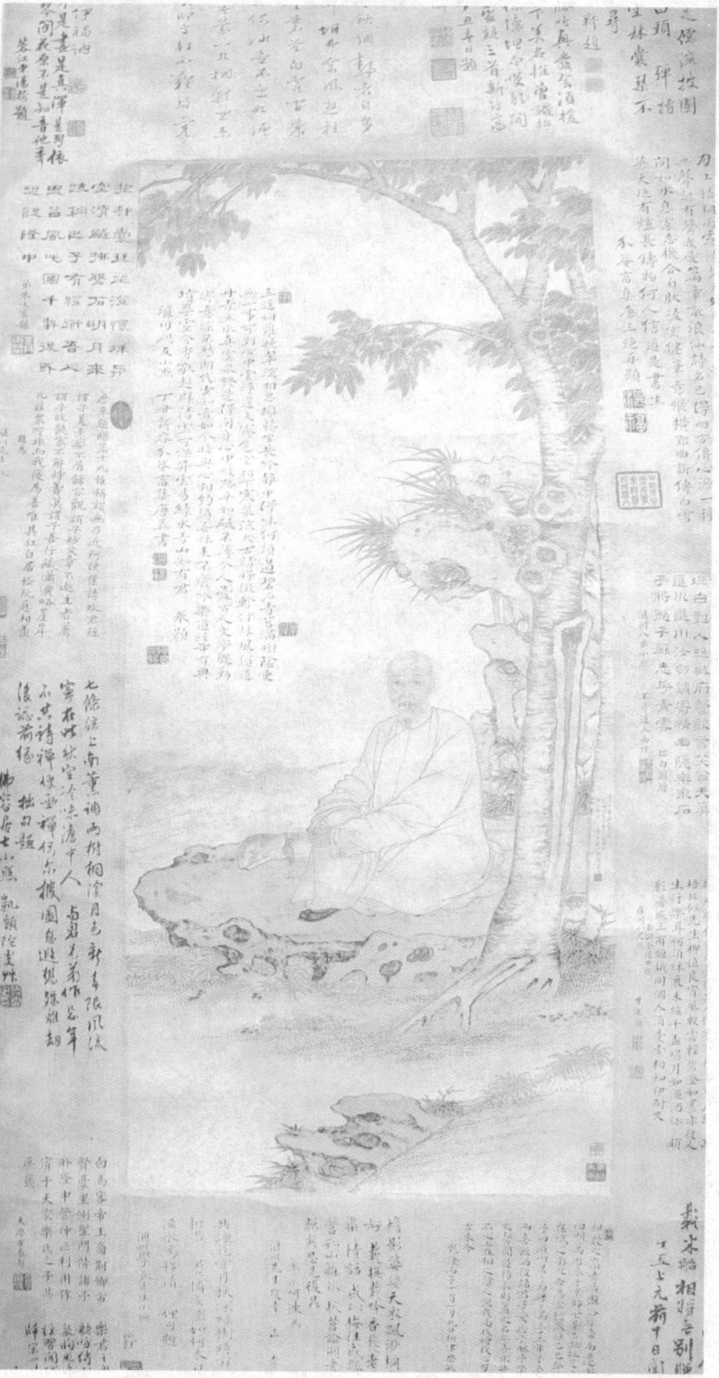

图1-2 乐家先祖乐毓秀公画像全图，绘于1876年

七條絃上南薰調 兩樹桐陰月色新 无限風流

寧若此秋空泠味瀹中人 与君兄弟作忘年

不共詩禪便要禪 偶爾披圖忽遐想 殊離却

後說荷縁

拙句題

佛容居士小照

凱頤陀雯州

图1-3 傅雯为汇川公题词

饮酒，提诗作画，研讨禅学。因此留下这张"线描"画像，画像比起文字的形容要直观许多。

汇川公画像中的相貌特点具有很强的家族代表性，他的好友"凯头陀"傅雯在画像的旁跋中称汇川公为"佛容居士"（图1-3）。诗中有"不共诗禅便画禅"之句，表达出众友人间的共同爱好。由此可见，汇川公必是公认的五官端正、鼻直耳大、雍容大度之相。汇川公当年迎娶了亲王贵族家的女儿，称得上相貌堂堂。足见那时汇川公拥有较高的社会地位。

乐家大房的特征是白发，也就是平常说的"少白头"（青年时开始出现白发，老年全白，脱发少，且不秃顶）。这是因为我的曾祖母是少白头，我的大姑母乐钟瑗受遗传的影响也是满头白发，故而得到一个戏剧性的绰号："白毛女"。可想而知，我家大房的女性成员在中年后大多染发。如不将头发染黑，那么每天要多次回答这样的问题，例如："您头发全白了，今年高寿？怎么脸上看去这么年轻呢？"这虽说是善意的，然而每天要经常回答这类问题，心理上实在吃不消。她们大多倾向染成黑发，一方面是美容，一方面借此来躲避令人尴尬的提问。

属于我这一辈人（来京后第14代，远祖以来第39世）的，我的堂兄乐钰，体型高大，高鼻梁，长方脸，年轻时毛发浓密，并且蓄须。在商店，有人在旁议论说："看，快看，这个大老俄，北京话讲得还真地道！"乐钰常凑趣地答道："我是在北京出生的呢！"对方说："怪不得哪！您也可算是咱们北京人了"。

我也具备上述体型特点，身材较常人高些，长方脸，高鼻梁，大耳，肌肤较白，微胖。亲友对我开玩笑说："一眼看上去你是不折不扣的乐家人。乐家的'商标'在你身上都有，没有掺假成分。"

我自30岁起，头发已经半白，将近50岁时头发几乎全白，黑发极少。虽然社会上大多数人都愿意把白发染黑，我却在50岁后很少再染头发，一直保持全白发的自然面貌。有一次在机场，突然有人出乎意料地上前来问我道："您的白发染得很好，外观真干净，白得闪闪发亮。您能告诉我，您的白发是用什么药水染的吗？"

他又说："我自己的这种斑白头发看上去不很清洁，希望有办法染成全白。"

当时我不想令他失望，没有告诉他我自己根本没有染发；只好根据所知道的商品信息回答说："现在这种白色染发水买不到了。但是日本和法国仍然生产染发用的漂白发水，只是头发在漂白之后会发脆，这就需要耐心选择品牌。"

他很高兴得到这个信息。其实，我的这种"白色染发水"就是遗传"基因"，品牌乃是"乐家老大房"。

我20世纪80年代初在国外留学时，中国大使馆因当时海峡两岸间的政治原因，通知中国内地留学生要密切注意人身安全，不要任意暴露中国留学生身份。我当时正好留了小胡子（Moustache），我征求纽约总领事馆俞明星秘书的意见，他不反对我蓄须。于是我决定继续蓄须，这次再故意留长些，看上去真有点像日籍留学生。有一次，我走在明尼阿波利斯市的汉尼本大街（Hanniban Avenue）上，几个日本人迎面走来，用日语向我问路。

我说："我听不懂日语。"马上另一日本人走上来用英语说："希望您逐渐能说好日语。"我只好反驳："你看！我可没有兴趣说日本话，因为我不是日本人。"于是这几个人马上集体以独特的日本式鞠躬。每深鞠一躬后退一步，引得路人驻足观看，不知发生了什么纠葛。我对自己的外貌心中有数，说明蓄须成功，表面上只好原谅他们的冒失，耐心告诉他们应朝哪个方向走。

　　我在国外遇到乐家昔日的世交时，他们总诚恳地说："常言：'富不过三代'。你还真肯于吃苦读书，早早考上联合国的奖学金，你不像是个富家子弟。"

　　我说："真太过奖了！其实我家祖辈大都勤奋肯干，且吃苦耐劳，这也算是我家遗传来的性格吧！"又说："家父教育我们，如果富家长辈都督促子弟勤劳苦干，反对好吃懒做，如此坚持，'富不过三代'就不是规律。"

　　按道理，家中有钱本来应该是子女成才的有利条件，是优越的外因，能使大器早成；但也可能正因为条件太好，容易纵容小孩子沉溺享受、不思进取，把优越的条件逆转，使"好事变成了坏事"。关键在于父母致富之后，是不是真正理解子女成才的条件，是不是知道小孩必须要刻苦方能成大器。小孩吃不了一点辛苦，父母只知一味地溺爱，只知道请家教补课，使孩子始终处于被动。关键是愿不愿让小孩从小养成坚韧性格和勤劳的习惯。父母不考虑这一紧要的素质，很为失策。我曾经建议一个富裕的朋友，把孩子放到寄宿学校中去，由小学到中学吃、住在校，每两周自己坐公交车回家一次。小孩在寄宿学校学习很好，自己能照顾自己，也很通人情世故，能体会人生的冷暖。高中毕业，顺利考上了著名高校。

现在有据可查的乐氏族人的成员和远近亲戚，已达百余人，分居于国内各地及世界各国，其中以欧美几国最多。我在20世纪80年代出国留学的时候，常外出到各大城市参观访问，几乎在美国的各大城市都有亲戚来机场接机，这使得外国朋友十分惊讶。他们弄不明白，即使美国人自己，在本国也没有那么多的亲戚。他们根本没有中国"大家族"和"大宅门"的概念，对我所做的解释虽然可理解，但还是想象不出中国家族之大、家族观念之深，可以发展遍布全球而不中断。因而他们依然连连说："不可理解！我们可没有这么古老的大家族可供记录！"不过，在古老的欧洲，著名的大家族也不少。

三、乐家药铺的铺面特点

乐氏家族有着自己一贯不变的传统，药铺铺面也有定式，识别乐家药店要把握几个特点：

乐家在清朝创建同仁堂之后，鉴定乐家药铺时需要同时有两块匾额为佐证。因为乐家嫡系药店的字号不止一个，除了要悬挂"某某堂"名的字号正匾之外，还要悬挂"乐家老铺"的行书匾。用现代话来说，就是乐家药铺是采用"双商标"的"防伪标志"，两块匾同时挂才算数。临街的正堂要有"某某堂"的匾额，店的正中应挂有"乐家老铺"的行书字体横匾，正匾匾额右侧配有"灵兰密授"匾，左侧配有"琼藻新裁"匾。左右两根大柱上挂有"家传玉典望西鼎"，"品正琼浆贡北阙"的竖写对联。此种古香古色的陈设，是乐家老铺的典型格局。

在乐家人眼里，标志很明确，挂有"乐家老铺"的行书匾就是同仁堂嫡系所开设。同理，没有挂"乐家老铺"的行书匾，就不是"京都同仁堂"的分号。

自康熙年以来，乐家要求所有乐家药铺尽可能采用此种格局，因此乐家药铺的店堂面积要足够大，才能做到如此布局。

四、乐氏家族的处世哲学、处世心态与作风

家庭环境、社会习俗、遗传基因、经济条件、历史传统等因素会对一个成熟的家族造成持久影响，继而形成家族的作风。

总体来讲，乐家人给人的印象除了外形特征外，在个性上也有特点。乐家大多数人的性格趋于内敛，自律而谨慎，为人厚道。重事业，轻享乐，思想开放，吃苦耐劳，颇具宁波人勤快坚韧、积极创业之特色。

在乐氏一家长达300多年的起伏兴衰中，用一条格言可以概括其家族个性和处世哲学，即：

"运到盛时须儆省，境当递（读：低）处要从容"。

意思是：在交好运时要谨慎，要经常自我警惕反省，不要张扬跋扈；在处于低潮时，要从容不迫，发愤图强，摆脱困境，切切不要心灰志短。所以乐氏一家日常生活和处世态度一向较低调，谨言慎行，弛张有度。当同仁堂遭陷害，处于极度困难的时候，乐家生计几近

赤贫；而乐家掌门人能卧薪尝胆，毫不气馁，积累力量，勤劳奋进，以谋恢复祖业，东山再起（见第五、六章）。事实说明，这种个性，沉稳而顽强，很适合中国的世道与国情。

四房的四位兄弟中，乐达仁（大排行第七）、乐达义（大排行第十）这两位都是勤恳从业、认真进取、不遗余力的人。但在常态之中也有例外，他们同胞四兄弟中的其他两位，十三伯父与十六伯父只知坐享其成，少有作为，形成亲兄弟中两强两弱的格局。四房的十三伯父与十伯父乐达义的稳健为人完全不同，十三伯父是声色犬马中的高手，玩闹大家，社会上称其为"乐十三"，在当时的北京社会上他凭借玩闹之风已有"名气"。甚至我家有些家人在公共场合不愿承认他是我家的近亲，对他的为人佯做不知，答曰："我们是远亲，平素不常来往，不了解。"

又听先人说过：三房的四祖父乐达聪（大排行第四）与乐家多数人更有所不同，应属"另类"。乐达聪年轻时纵欲声色，直到年纪渐长才分清是非，有所收敛不再荒唐，因而他得以延年益寿至八十有六。此外，有以铺张挥霍著称者是三房乐叔繁的孙辈乐鉴秋，排行第八，最不检点，以致乐八爷在外面的名声欠佳。后来人们发现他这一支人多有神经缺陷，他疯癫的基因是由上辈所传，甚至遗传到子侄，形成这一支房头的遗憾。

总而言之，乐家的大多数人给人以憨厚谦虚的印象，处世诚挚率真。

故事传说

清朝末年有个故事。北京前门外有一家酱肉铺，不知是何原因得罪了某顾客。某天有一个人到这家酱肉铺，说要定购二百只烧鸡和二百斤酱肉，要他们两天之内送到前门外打磨场新开路，供老乐家过节用。该店一听是同仁堂乐家要这样大的数量，就深信不疑，马上选用上好原料，精工细作，推车送去。岂知送到时，门房查无此事。酱肉铺知道上了当，当即恳求乐家门房再通报一下，不然他这家酱肉铺就开不下去了。最后还是没有查出来，不过乐家的铺东表示可以酌情购买一半的数量，为乐家自己过节用，这完全是照顾这家小铺子不致亏损过多。

这个故事一时在北京前门外的商铺之间传为佳话，大家一致认为，同仁堂确实有"同仁"之风。当时同仁的名声传开，前来求助"告帮"的人隔三差五总有不少（当时公开求助的用语叫"告帮"，以类似帮会的"义气"求助），而且大多数人都能够得到帮助。

以下各章所讲乐姓一家的历史故事也都多少体现出乐氏家族的传统仗义作风。

五、家族成员的排行

中国大家族的排行有三种方式：

一是"大排行"：是指全家族统一的排序，所有同辈男孩子都包括在内，按照出生先后依次排出次序：大、二、三……过去重男轻女，对男孩特别注意，男孩子都知道自己的大排行数字。例如第37世（京第12代）的一辈人共有17位，第38世（京第13代）共25位。其中我的父亲乐佑申，大排行排老大，他下边的"纵堂兄弟"排到第25位。不过到了我这一代，人数更多了，没有人及时收集，所以大排行排到了父亲这一代，往下就失传了。

二是根据"同一祖父的房头排行"：是指同祖父的子辈、孙辈进行排行，也就是对所有孙辈的"嫡堂兄弟"进行排序。例如，我祖父乐达亨排行老大，有4个儿子，二叔父结婚最早，他的大儿子乐钰也就是我辈祖父的大孙子，按房头排行大，所有我辈的堂兄弟共11人（大家都有同一个祖父）都称乐钰为大哥。在附表二中，可见现在大房乐达亨的孙辈11人的名字（留在法国的一支，缺乏资料，未排入孙辈11人内）。

三是"小排行"：是指同一父辈的排行。这是中国家庭最简单的排行方式，可以是男女分开排行；但有的人家也混排。

中国的大家族讲究排行，当面直呼人名被认为不够礼貌。每辈人按照出生的先后排序，可直呼其排行数序，被认为是尊重对方，也更亲切。我们乐姓第38世（京第13代）的子孙共27人，是以曾祖父印川公和曾祖母许夫人为基点的排法，如称乐元可为14哥，乐朴荪为17哥，这种方法就是大排行，数目字往往很长，外人记忆困难。假如说："27哥呀，有个电话找21哥，15哥已经去接了"，一时很费解。但是自家人就能听得懂，久而久之，举凡人名、地点、日期等都有了默契的代名，家人听起来很亲切，外人难以听懂，这就是所谓的"家族密码"。如果外人假作族内人，就很容易被识破。

按照我国北方的习俗，祖辈给婴儿取乳名（即昵称，北京叫"小名"）颇有讲究：乳名常叫做铜、铁、龙、虎等结实彪悍的名字。再有是取容易成活的小动物名字，如狗、狗剩、龟娃子等（例如，天津的"狗不理"，其中就有"好养活"的含意在内）。也有乳名叫做道士、僧人的名字，比喻有道行，延年益寿。乐家四房的祖爷乐季繁的乳名叫做"喇嘛"，因此乐家人日常把喇嘛称为"黄和尚"，这是要避谈四老爷爷乳名之故。记得很小的时候，家里人告诉我："如果你说到喇嘛僧，要说'黄和尚'，别人怎样说，不要管他，自己不说就是了。"

中国家庭中日常多以排行顺序作为称呼，清代中叶以后，汉人追逐时尚融入了满人的习惯，例如：称伯父、叔父为"爸爸"。我家就称二叔父为"二爸"，我的堂兄弟称我的父亲为"大爸"，甚至我们叫大姑母为"大姑爸"，这都是清代皇族的习惯称谓方式。

第二章
乐氏家族进北京的几种说法

前面说到，乐氏家族是由浙江迁来北京的。有没有可靠证据呢？

归纳乐氏家族进北京的过程，有四种说法。前两种说法有文字根据，二者有共同处，二者间没有大矛盾。第一种说法和第二种说法的共同之处都认为乐氏家族是在万历年间，由浙江省慈溪来京城的，不同之处仅仅是南宋之前的情况。而第三种说法和第四种说法仅是社会传说。

一、 乐氏家族进京的第一种说法

第一种说法是以乐家祖先画像旁的题跋年代是乾隆丙子年（1756年，约乾隆21年）为依据的（见图1-1，

图1-2）。乐家祖先乐毓秀（号汇川，京7代）在画像旁有亲笔题字（图2-3），题字如下：

维殷之裔，世居盘谷，宋帝南迁，浙水聚族予宋国公子乐甫后，世居河南盘谷，南渡时徙迁宁波。日明万历，来于京师。金台有址，托足于斯。无谓市小，市则有花，在城之南，九世为家花市巷名，岁维乙巳，孤矢初县。我考名予曰秀，字予曰汇川。忽忽焉、碌碌焉，三十二年。予爱吟诗，予拙予口，予量不佳，而喜饮酒。彼诸君子，爱忘予丑，予乐多贤友。德之不修，我则忧之；声闻过情，我则羞之。名不善求，生不善谋，日嚣嚣焉无愁。在石之上，在桐之阴，人貌我面，我绘我心，月有景，琴有音，高山流水，往古来今。

乾隆丙子年十月有一九日析津乐毓秀自述

这段题字多是四字一句，类似四言诗，谦虚地讲述了乐家上千年的来龙去脉，大意是：

我家是殷朝的后裔，自古居住在河南盘谷，是宋国公子乐甫的后人（笔者注：盘古位于河南洛阳以北，现济源县附近），宋朝向南方迁都时，乐氏家族随同宋朝皇帝南迁，全家聚集一起来到浙江。据说是明朝万历年间有人来到京师，落脚之处是北京金台一带（笔者注：北京金台的说法很多，这里是指崇文门外"金台书院"一带）。该地有固定地址的集市，集市规模虽小，总有花出售（多指绢花），地点在北京城南，乐家在此地已住九代人（包括侄、侄孙两代）。胡同名字就叫做花市（今花市大街一带）。我以秀为名，别字汇川。绘此画像时年32岁（虚岁），自知碌碌无为。平时虽爱好吟诗，但我并不聪敏而且有点口吃。虽爱饮酒，可是酒量又不大。相识的各位群贤挚友并不计较我的缺点，我得以交结到众多文人雅士。我为自己修养不高而郁闷，也为自己名过其实的声誉而惭愧。我不善谋财，不善追名逐利，终日嚣嚣无大作为。在山石之上，在梧桐树下，别人能生动描绘出我的外表，只有我自己能刻画出我的内心。明月有影，抚琴有音，高山流水，古往今来。

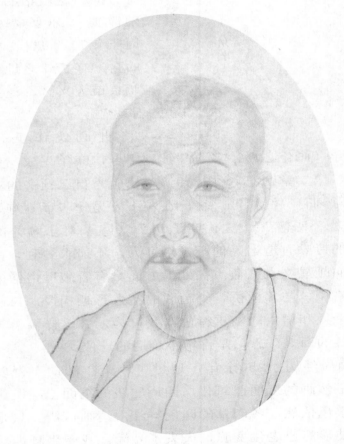

图2-1 先祖乐毓秀公肖像（面部放大）

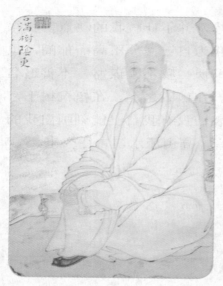

图2-2 先祖乐毓秀公坐姿肖像（全身）

汇川公绘此画像时的年龄是32岁（实足31岁），汇川公出生于雍正三年（即1725年），在自述中汇川公说到自己的爱好、个性、交友等方面。这段话的最后落款是"乐毓秀乾隆丙子年11月9日在析津的自述（析津之地即现北京市大兴区，泛指燕京）"。

此画像作于公元1756年（画像之后，名人陆续题字至1758年完成，见第一章、第二章图2-1～图2-9）。乐毓秀自己题字的右下方印章刻有"汇川"二字，在左下方另一印章刻有"前身应是一诗僧"。这说明汇川公（晚辈对乐毓秀的尊称）的诗颇有造诣，他不像个商人，不追求名利。在诗文方面颇显文人气质，在处世方面具有看破世俗僧人的超脱格调，与郑板桥一类超脱的文人意趣相投，自认为具有诗人和僧人的双重特色。我以为，像这样儒僧与诗人兼备的商人，恐怕是百年中难遇的一位。

画像经历了250余年，避过了"十年浩劫"得以保存。虽然画的纸面已氧化，四周题跋的绢面已经发黄，可是墨色依然，各印章的印色鲜红，清晰可辨。只是画的裱装显然已老化变脆，失去了光泽。我曾愚蠢地想把画裱装翻新，但内行警告说此举等于是破坏文物。

图2-3 先祖乐毓秀自书家族的来龙去脉和个人的性格爱好

　　从画像四周的题跋来看，其中有郑板桥的好友伊福讷，还有名家李世倬、进士邵大业、进士邵自镇、内廷供奉傅雯、满族举人成桂等十几位名人名家。如此多的题跋涉及面很广，定是真迹无疑。

　　[注]画像四周篆写题跋的知名人物：

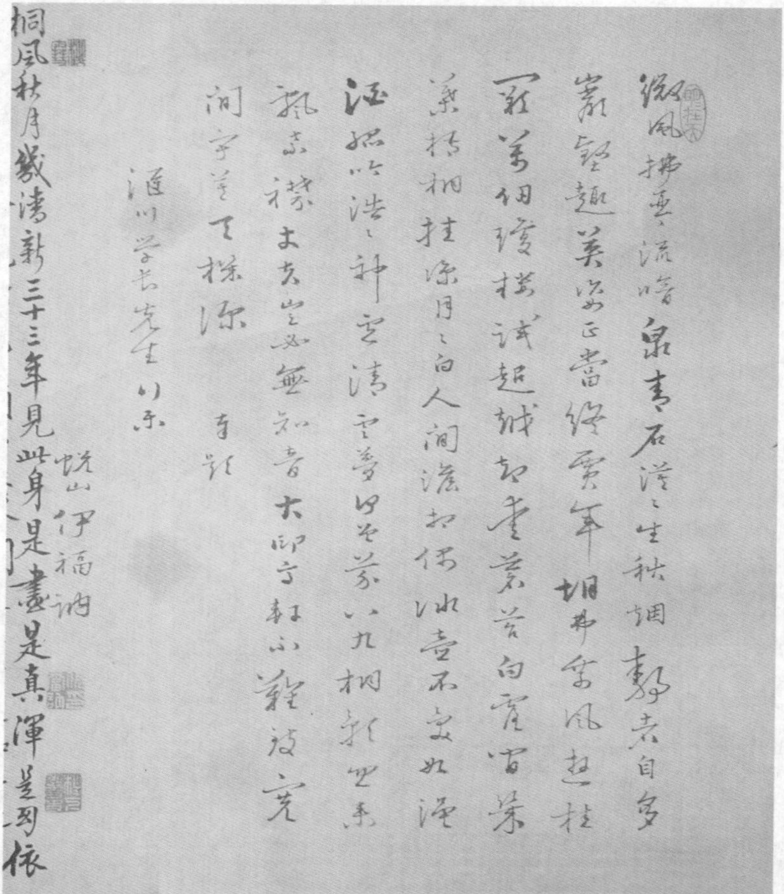

图2-4 伊福讷题字

1. 伊福讷　满人辉发纳剌氏，雍正庚戌进士，由主事历官御史，户部郎中，子兼五，工书法，嗜酒，是"扬州八怪"郑板桥的挚友。郑板桥在北京时，二人曾经5次同游北京香山。郑板桥有"红树年年只识秋，西山岁岁想同游"之句，记述二人同游西山之乐趣。当时正值北京西山法海寺整修后不久，我估计此次聚会很可能是在北京西山法海寺。

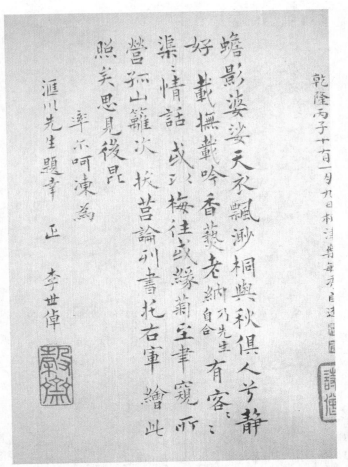

图2-5 李世倬题字

这证实先祖汇川公与郑板桥、曹雪芹是同时代人，意趣也相投。伊福讷的题字在画像正上方（图2-4）。

2. 李世倬 字天章，奉天人，是高其佩的外甥，官副都御史，曾出任太常，人称李太常。别号很多，又别字汉章、天涛，号谷斋，又号十石居士，太平拙史，伊祁山人等，素以书画著称。李世倬的题字在画像正下方（图2-5）。

23

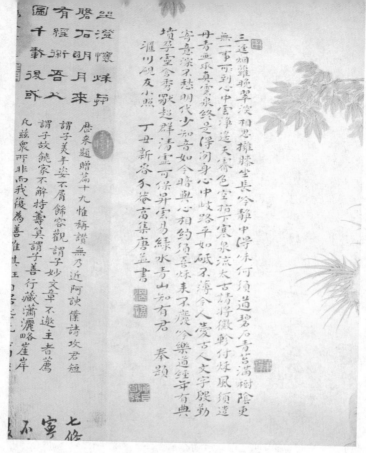

图2-6 肖像画家在肖像左侧的题字

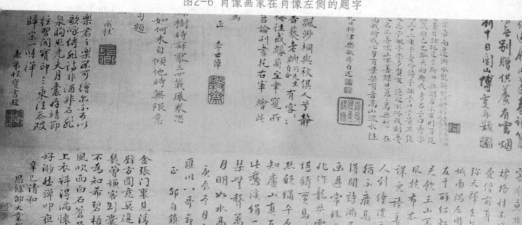

图2-7 邵大业、邵自镇二人题字

3. 邵大业　字在中，顺天大兴人，旧籍浙江余姚，雍正十一年进士，任湖北黄陂知县。

4. 邵自镇　子尹东，号笠塘，乾隆进士，邵氏家族"四代进士，父子同榜"，两位邵氏的题字在画像最下方（图2-7）。

5. 傅雯　奉天广宁（即辽宁北镇），官骁骑校，师高其佩，自称凯头陀，乾隆时供奉内廷。题字在汇川公自题右侧（题词见图1-3及图2-8）。

6. 成桂　号雪田，满人姓觉罗氏，镶黄旗人，乾隆时举人，工草隶。题字在李世倬题字左侧（图2-9）。

先祖汇川公从辈分来说是乐家来京之后的第7代（现笔者一辈排到第14代，相差7代人）。更为直观的说法：这位汇川公是我这辈人的曾祖父的曾祖父（即祖父的祖父的祖父，参见［表一］——《乐氏家族世系的树枝形家谱》）。

这两百多年前的物证最具权威性，证明乐家是800年前出于忠君爱国之心，由河南盘古追随宋高宗到浙江；再于400年前，由浙江宁波来到京都北京。事实上，这个证据就是导致我写书的初始动机，因为在已经出版有关同仁堂的书籍刊物中都是沿用乐氏进京的第二种说法。该说法的证据不够直接，有张冠李戴之嫌。而我现在所见的祖宗画像是当事人手书的唯一证据，很可靠。后来，我来到宁波，把手中所有证据整合之后，越发深信所见的乐姓家族的历史渊源。

除了根据先祖画像题跋的依据外，按清末留下的《乐氏宗谱》序中也有大致的记载："乐氏之先本出于宋，微子启之苗裔也……家四传而至公子术……子孙以

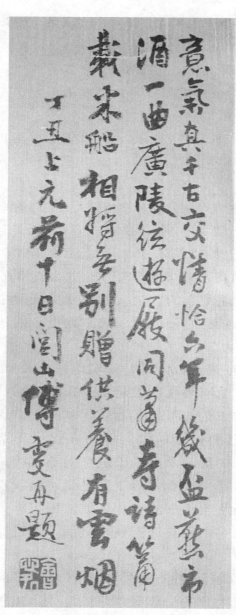

意气真千古，交情恰少年。几盅苏黄酒，一酌广陵仙。游屐同兹寿，诗篇戴米船。相将无别赠，供养有云烟。

丁丑上元前十日阖山傅雯再题

图2-8 傅雯题字

其字为姓……世居河南商丘之地"。有这段记载作为旁证，也进一步支持了第一种传说的正确性。

总而言之，乐氏家族是在南宋由河南来到浙江宁波，定居宁波几百年后，于明末清初来北京，在北京崇文门外的花市住了较长时间，传至汇川公的孙辈。我估计，到了第10代人，约在印川公（乐平泉公1840～1850年）时，即清道光至咸丰年间，搬到前门外打磨场新开路。

按此说法，乐家的原古祖籍是河南盘古。所以当有人说乐家是"橘井传家三百年"时，家中的父亲辈和祖父辈却不以为然，他们认为我家的医药传统并不止于

国药世家三百年

26

此。他们几位意见是：我家医药传家远过300年。如果说："橘井传家八百年"也不为夸大。

所以乐氏家族的祖籍既可以说是河南，又可以说是浙江。从籍贯产生的影响考虑，影响较近、影响较大的还要说是浙江宁波，所以我宁愿说自己是宁波人，性格上也随宁波人。

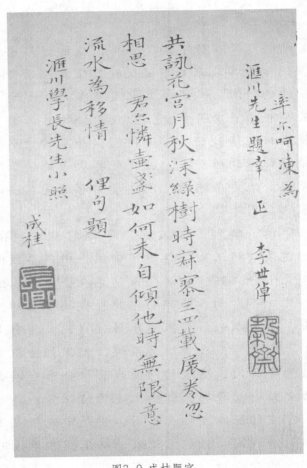

图2-9 成桂题字

亲身经历

在20世纪90年代，当我执教于深圳大学时，有位深圳市"宁波同乡会"的负责人，是任教于深圳大学的陈永康教授。有一次，他在大家等候学校班车的时候，突然问起我是不是宁波人。我于是把上述的信息说了一遍，陈老师十分高兴，马上邀请我参加深圳市的"宁波同乡会"的聚会。在会上我向同乡会汇报了上述的情况。

我说："我家居宁波几百年，应该说是宁波人，乐家老铺同仁堂在北京的事迹反映了宁波人的开拓精神，这是宁波的骄傲"，聚会上宁波同乡反应热烈。

深圳市"宁波同乡会"约我聚会的第二年，宁波市政府就直接邀请我前去宁波访问，并且给予热情接待。我汇报了祖辈的历史，宁波市也再次考证了乐氏家族，证明无误。地方杂志对"同仁堂"冠以美名——宁波帮在北京的"明珠"。

此时我了解到，宁波在很早以前就有一条"药王街"。这条"药王街"集中了中医、中药界权威人士，医药事业十分兴旺。浙江的医药界人士大多以这条"药王街"为中心，向各地辐射。此外我还了解到，宁波鄞县一带，自古以来聚居很多乐姓住户，大约有上百户人家姓乐。小时候，我曾听父亲说，世代相传祖上家居浙江鄞县的小西门，这次访问使我有机会亲自调查，亲眼看到历史社会的现实，证明上述的传说资料是可靠的。不久，宁波的媒体宣称："同仁堂是宁波帮在北京的一颗明珠"。我因而直觉意识到，从乐良才单枪匹马，以游方郎中的身份独闯北京，下传几辈人，直到同仁堂的发达兴旺，用了100多年的时间，其创业和守业的艰辛可想而知。

回想宁波市的接待，也顺便谈一谈宁波的地方特色。宁波自古地处滨海，物产丰富，海产新鲜，商业发达，人生态度开放，所以饮食很有特色。宁波的特色菜如醉蟹、醉虾、醉泥螺、东坡肉、臭冬瓜、臭豆腐都与众不同。宁波市政府接代人员问我能不能适应又生、又臭、又腥的味道，愿不愿尝试一下？我原本对宁波菜有所耳闻，有心理准备，于是同意尝一尝。结果完全能适应，而且胃口大开，大快朵颐。我认为其中最对口的是醉泥螺和醉虾。副市长开玩笑说："你身上本来就有宁波人的细胞嘛！所以不用经过品尝锻炼，你就马上可以适应宁波口味。"

自先祖乐良才来到北京，至今传到我这一代为第14代，前后历经了约400年。

二、乐氏家族进京的第二种说法

第二种说法与第一种说法之不同之处在于南宋之前更为久远的一段历史。

这要追溯到唐朝末年，让我们再回到1000年前的浙江宁波。前面说到，乐氏家族是由外地迁来北京的。再早的家族起源地是何处？这第二种说法有没有根据？

根据《浙江省镇海古县志》记载的"乐氏宗谱"中的文字，得知有一乐氏家族祖籍应是在浙江省宁波府的慈水镇，也就是现在的宁波市江北区慈城镇。再追溯，则得知慈水镇在古时隶属镇海县。

史料记载

在镇海古县1000年前《县志》中的"乐氏条款"中，可以查到以下资料：

仁规大司寇仁厚昆弟，在光化年间，以立朝正直取忌，避"朱温之乱"，弃官归隐于鄞县大隐。

依据此条记载，表明在唐朝光化年间，在唐朝京城长安曾经有乐仁厚、乐仁规两兄弟为官正义，为躲避高官之间的争斗，抛弃要职，归隐移居宁波府。

唐朝末年，唐昭宗光化年间（公元898～901年），宫廷面临十分动荡的局面。各地藩镇割据，地方势力很大，中央政权支离破碎；而在京城之内，朝廷的高官大臣又与宦官的斗争激烈，积怨极深。唐昭宗大权旁落，作为一国之主的李晔毫无能力控制国家局面。这时，有个藩镇叫做朱温，此人原为黄巢农民起义队伍中一名能征善战的武将，后来起义归顺唐朝，被赐封为宣武节度使，御赐名"全忠"。朱温很有心计，野心极大，他逐步扩大势力，与宰相朱胤联合削弱篡权的宦官们的实力，夺权造势，凌驾于唐昭宗之上。皇权萎靡，无法掌握大局，以致造成"朱温之乱"。

故事大意

唐朝晚期，皇帝施政的宫殿从长安城中心区的太极宫迁至长安西北的大明宫；不同往日，朝政多在大明宫的宣政殿举行。据说，乐仁厚当时身为大司寇，掌权司法、刑法之事；其胞弟乐仁规居太医署内的太医令职位，掌管朝内医务的权力。他两人面临着"唐室日益衰愈”的局面，乐氏兄弟愤愤不平，哀伤不已，遂产生弃官归隐之念。直到有一天，唐昭宗在大殿上与群臣共议国事，朱温出言跋扈，蛮不讲理。众官员不服，据理力争，朱温大怒。众官员被朱温的护卫拳脚相加，宫殿里一时大乱。唐昭宗看到如此情景，无可奈何，只好退朝，拂袖而去。乐氏两兄弟趁大乱之际，避开人群，逃出宫廷，回到家中。

乐氏二人到家坐定之后，感到大事不好，朱温一伙肯定要逐个报复。

长兄乐仁厚首先开口说道：“趁着朱温现忙于处理各类繁杂事务，尚无暇顾及报复之时，我们抓紧逃离长安吧！”

“本来我们早有弃官归隐的想法，现在已经到了必须离去的时候了。”乐仁规表示同意。

“朝廷没落，归隐到远地他乡，使对方鞭长莫及。我们避到远离京城之处，选一个物产丰富、气候温和，适合我们归隐的世外桃源，尽快离开都城长安这块是非丛生之地。”

“我们有亲戚在遥远的江东道的明州（即现浙江省宁波市一带），你如果同意，那倒是个好去处，青山绿水，物产丰富，且交通不便，正是归隐逃逸的理想安身之处。果真如此，那要马上派人去联系，但切不可告诉他们都城发生之事变。”

就这样，在唐朝光化三年（公元900年）两兄弟不敢公开变卖家产，只好把家产典出，换得一笔钱财，假借进秦岭拜山还愿之名，携带家眷细软，穿过深山，从汉中取道，星夜赶往江南道明州的慈溪。对外只说是“隐居深山，与世无争，修行纳炼长生不老之术去了。"

他们过长江，经杭州、越州，花费百余天时间，晓行夜宿终于逃出敌对势力的权利范围，一路上遇到不少危险。乱世强盗多，遍地丛生欺诈的陷阱，最后经长途跋涉，幸运地到达明州的慈溪。乐仁厚长嘘了一口气说："我们一家免遭报复，这是不幸之中的万幸；但是这种万幸是有代价的，代价是这个家族已经由朝廷的高官显贵变成了普通黎民百姓了。"

这时，长安城内仍然处于激烈的权力斗争之中。仅仅数年，便结束了唐朝的统治，改国号为梁，中国进入五代十国——梁、唐、晋、汉、周的时期。

乐仁规归隐慈溪之后，不再过问朝廷国事，静下心来，专注钻研医术，在当地行医看病，渐有声望。此后，乐氏家族世世代代从医，经历几百年，直至明末。据记载，乐氏第21世乐显勘曾任太医院医官；乐氏第23世乐萧宏曾任太医院吏目，始终从医。

中国古人自从魏晋、南北朝开始就有纂修家谱的习惯。乐仁规本是个学者型的官吏，隐居明州后，虽然行医看病，但是在看病之余，仍不忘纂修乐氏家谱。"乐氏条款"表明："为使宗族不失序……纂修乐氏宗谱"。明州本地的原有乐姓家族有一位长辈，名为乐汝祯。乐汝祯已在明州慈溪居住有年，颇具声望。乐仁规考虑不如尊当地名人乐汝祯为族中之长，使乐氏一家有本地色彩作掩护，更容易逃避追查。遂推崇乐汝祯为家谱中第一世祖，往下取名排辈，形成排名的序列，按辈分次序代代下传。这样，正是由于有了乐仁规纂修的家谱，依据家谱的记载，今天才能查到乐氏家族的根源。

从家谱字面上看，乐仁规尊崇乐汝祯为乐家的"始祖"，自己排在第二代。事实上，真正的"始祖"应该是纂修家谱的乐仁规自己。这说明，乐仁规定居宁波后，为了能使乐氏家族每代人的人名依次按照辈分排列，规定了每辈人的名字辈分及辈序，认定以乐汝祯为乐家第一世祖。这等于说外来的乐家一族加入了慈溪本地的乐家，融合成为一个家族。

如果《镇海古县志》记载的"乐氏条款"的家族就是同仁堂乐家的先祖，那么下面的故事就把乐家先祖带到了1000年前的唐朝末年。如果"乐氏条款"的家族不是同仁堂乐家的先祖，那就是镇海原地的家族（"乐氏条款"的家族）接纳了河南盘古迁入浙江的乐家一族，再次合并同姓家族，互认来自同一祖先。无论如何，镇海古县志记载的"乐氏条款"相当可靠。但是要对1000年前的故事做出仔细的判断是很不容易的，需要更多的历史证据。

有鉴于同仁堂集团近年出版的《国宝·同仁堂》和《同仁堂史》两书均认同乐氏进京的第二种说法，也恐系因为此传说查有实据之故。同时这第二种说法对南宋800年以来的乐家历史并无大矛盾。可以考虑，乐仁规的一支家族先到宁波定居，确立了乐家的大族地位，而后另一支乐姓家族由河南盘古随南宋来到宁波，大家都姓乐，汇成一个家族。我故而将其列出，作为可供参考的第二种说法。

如果乐氏家族果真应由唐朝计算，那么传至今天总共经历了39世，也就是从唐代到今天经历了1100余年。

进京的乐良才应属26世，他来到北京时已经历600余年，包括他自己的一代再传14代到我这一辈人，又历经了300余年，总共39世。

虽然如此，我仍然认为第一种说法出自先祖亲笔题字，加之又有旁证，应当更准确。

三、乐氏家族进京的第三种说法

据传说，明朝末年在北京前门外大栅栏有一家姓乐的老夫妇开设一家客栈，专门接待外地来京的商人。有一位由浙江来的游方铃医姓岳，租房住在这家客栈里。乐氏老夫妇原籍山西，清初某年，乐家夫妇回山西探亲，将客栈托交岳郎中看管。但是乐氏老夫妇一去不返，杳无音信。时间长了，这位岳郎中继承了这家客栈，同时改变了他过去行医的方式，由铃医变为坐堂卖药兼行医的大夫。他继承乐家的客栈事业，自愿把岳姓改为乐姓，以纪念老夫妇对他的恩德。这位来北京定居的铃医自然就成为乐氏来京的第一代，名字没有记述。

四、乐氏家族进京的第四种说法

传说在明末清初，有一山东济南府人姓赵，在北京开有一家药铺，因为没有子嗣，后来就把这间药铺交给他的表弟乐秀才合作经营，乐秀才把药铺更名为同仁堂。这位乐秀才是何许人？从时间段上和经历上分析，此人可能就是乐显扬，可是并没有文字记载留存，无法确认。这个传说分布较广。可是同仁堂的出版物中并没有见到此传说，原因依然是缺乏史实依据。

再有一种说法更无根据，认为乐家是大将军乐毅之后。我认为，此说恐系牵强附会之词，因此没有历史价值。不过乐家至今还有人相信此说，但拿不出真凭实据，所以这里就没有正式把这个"乐毅后代"的说法列入乐家来京的几种说法之中。

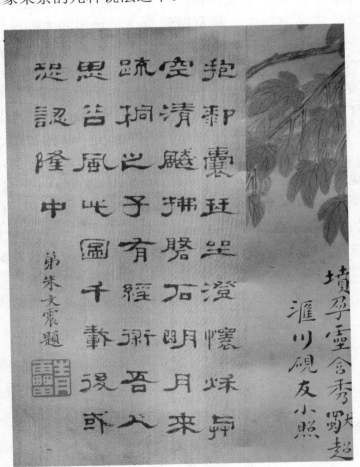

图2-10 朱文震题字(其中谈到千载后此图应有所值)

附：乐良才来京年代考

明末清初，乐家子弟乐良才在明永乐十九年（公元1421年），于明成祖朱棣迁都燕京之后来京。据说是"在永乐二十年（公元1422年）夏，乐良才由浙江迁徙到北方之新京城"。新京城就是过去元朝的大都城。

必须指出，关于乐良才由浙江北上来京的年代，我有自己的看法。我认为上面所叙述的传说与永乐二十年存在时间上的较大矛盾。我虽然同意乐良才是在永乐年间以后到北京的，但并不是传说中的永乐二十年（1422年，这时间未免过早），在万历年间的可能性较大（1573年左右）。这是我按年代、按辈分计算得出的结果。根据辈分的推算认为：乐良才来京的时间大约是在明末嘉靖至万历年的某一段，合理的时间段是在16世纪的某年，约在1530～1560年前后（见第三章"清末民初乐良才前来北京定居"）。这个时间也与乐毓秀公在画像旁的题词时间相一致。

另外，我也坚信，乐氏家族的姓氏自古以来始终姓乐，乐氏家族的姓氏从未改变过。

第三章
唐朝以来同仁堂远祖的
传奇故事

前面四种说法虽然没有细节记载，只在社会留下轮廓故事。不过，因有历史背景为凭，下面所讲的故事在总体轮廓上总还可信。

一、乐良才立志北上行医

乐氏家族在宁波历代行医，经南宋、元、明各朝，乐家的行医生涯始终连绵不断。

故事传说

乐家传到了明末乐良才，屈指一算，乐家从事行医的生涯已经有几百年的历史。这时乐良才年纪轻轻依然立志行医，并不想走科举升官之路。他当时年纪不大，已经能够背诵不少医书、医理的口诀。他常常在口中吟诵70字口诀：

寒热温凉属四气，五味心肝苦酸咸。
凉寒药物能泻火，温热药物可散寒。
辛味止痛能入肺，甘味补养能入脾。
苦味入心可燥湿，酸味入肝能收敛。
咸味入肾且软坚，养生济世乐连绵。

因为明朝早已迁都北上，乐良才从小时就知道自己祖上是京都的高官，因避乱前来浙江，改变身份成为医生。他天天行医，徘徊于明州诸小镇间，每年积累起来的行路路程不下千万里。现在京都已经迁往北京，与其每年行万里之路徘徊于乡里城镇，何不北上到繁华的京都施展自己更大的才能呢？于是他就把自己的雄心大志告诉了父母。

家里的反应是："我家祖上确是京都的高官，你是高官显贵之后代，你可以先到宁波府、应天府（即以后的南京）、扬州府一带行医，实践一段时间，羽翼丰满后，再择机北上京都。"

乐良才北上到了江苏应天府，后又到长江之北、大运河之畔的扬州。那时的扬州是中国重要的商埠。有一天他摇着串铃，信步走到瘦西湖岸边。

在街头，有一老年家仆前来问乐良才道："客官可是一位郎中？"

"在下正是郎中。有何贵干？"

这家仆说："我家小姐生病，久治不愈。请到大宅内看一看，可好？"

乐良才随家仆进宅后，只见宅内房舍高大整齐，气势不凡，是个当地的大户人家。乐良才先由家仆引见，见到了老员外和夫人，再由丫鬟带领进入闺房。乐良才看到一位如花似玉的小姐，随即请小姐伸出纤手，只闻一阵幽香自纱帐内飘散出来，其中并不含任何病人身上的异味。掀开纱帐观察了面容和舌苔之后，乐良才一边为小姐白嫩的手腕把脉，一边询问病情。丫鬟说："小姐近日来目光呆滞，凝神不语。愁容不散，茶饭不思。呼吸微细，心慌胸闷。几经医治服药，并不见好。"诊脉毕，乐良才又见到桌上摆放有诗词谱本，墙上挂着月琴、琵琶，乐良才揣测这小姐肯定是位聪颖伶俐的才女。

乐良才低头沉思片刻说："我看，小姐心事重重，气火集于肝脾。必须要让她先把气火发泄出来，然后再服药才可见效。"又对侍女轻声地说："你听我的话，小姐的病定能医好。我先回去备药，明日再来。等我走后，你找两个人把几个睡枕，无缘无故、劈头盖脸地朝她扔去，直到把她激恼啼哭，这样你就完成使命了。"

次日一早，乐良才来到楼上，只见小姐已经坐起来，正在桌旁抹泪。乐良才心中有数，便开门见山，悄悄地问："小姐和心上人已经好久未曾见面了吧？"小姐闻言马上停止了啼哭，惊讶地看着这位陌生的郎中，轻声问："郎中先生，此乃我心中事，你怎知道？"

"我们医生依靠的是望、闻、问、切。从你的面容、脉象、舌苔、情绪和闺房陈设来看，我便可诊断出来。"小姐听后，连连点头，随即长叹一声。丫鬟接过来说："我家小姐与隔壁公子青梅竹马，在出入宅门之际，眉目传情互相爱慕。但公子连试不中，月前随其父外出经商去了，至今未归。可许是小姐思念公子之故？"

小姐突然说道："郎中先生请你不必费心为我诊治，随他去吧！外面多次来人提亲，我都以身体多病为由打发走了。这次一旦治好，让我何言相对呢？治病的事以后再说吧！"

乐良才马上说："正是这缘故，我料想小姐担心家人会请外人提亲，耽误小姐与公子的良缘。但是小姐的病仍然是该医治的，请听听我的办法。我看这事要这样办：我一面给小姐服药，你们一面打听公子去向。估计小姐的病不久可望治愈，但是千万不要让家人知道治愈的事，小姐仍在楼上装病，不要下楼，要不时的抱怨呻吟，装着心慌头晕，把局势稳定住。待公子之行有了下落，我们再相机行事。"小姐连连点头同意。

果然正如乐良才所判断，这是一出类似《西厢记》的故事。小姐服药后，又打听到公子的近况，玉体渐渐好转。恰好，公子外出经商不久满载而归，获利丰厚。便立刻带上十几匹丝绸缎锦、几大坛"山东黄"酒，前来员外家提亲。员外见公子相貌堂堂，机警伶俐，就同意了联姻。乐良才作为一个游方郎中医好名门小姐的事，就此传遍当地。他心中暗喜，对未来行医的信心大增，自信即使在扬州府这样的大地方，他也算是一流的郎中。想必将来到了京城，也会取得佳绩。

据说乐良才曾经3次由浙江到江苏，他的医术和药剂在江苏各大商埠已经小有名气，很多人都慕名前来就医，比较信任乐良才的医术和医德。

二、明末清初乐良才前来北京定居

终于在明末清初之际，乐良才决定离开浙江，实现他北上京城的计划。作为一位行医走药的游方郎中，他沿途看病卖药，医药兼施。因为铃医的特点是治病速效，针药均有特点，大多有祖传秘方，具备医术和制药两门专长和特色，这样就可能在游方郎中与地方医生之间，显现出较大竞争力。此时乐良才再次回到扬州，旧地重游，行医年余。直等来年开春，才沿着大运河北上京城，晓行夜泊最后到达通州府。又经通惠河到达京都东南的崇文门。

崇文门俗称海岱门，又称哈德门，是京城重要的交通枢纽（北京城有三重城墙——皇宫紫禁城、内城与外城）。那时北京还未修建外城，内城就是最外的城墙，所以从通州沿通惠河可以直达京城城墙之下。崇文门是北京水路的门户，首次来到京都的乐良才抬头仰望城楼，无限感慨。他一生中从来没有见过如此气派的建筑物，也从来没有见过如此高大的城墙，心情极为兴奋。

乐良才由崇文门登岸，登岸处就是所谓的"水关"。再往西来到正阳门城楼。正阳门俗称"前门"。"前门"的城楼更高大，城楼外的箭楼更雄伟，真可谓盖世无双。不久，他在崇文门外，凭借着他的高超医术，治好了一个姓杨的老者。杨氏一家见乐良才朴实安稳，勤俭可靠，初到北京举目无亲，就允许他暂住在崇文门外杨家的厢房中。由此，乐良才找到了一处住宿的理想地方。这样，乐良才开始在北京行医看病，半年后返回故里慈溪。安顿好家中事务后，他又重回京城，这次则准备长期定居下来。

故事大意

乐良才与杨姓老者一家相处融洽。杨姓老夫妻仅有一女，取名为杨柳，与乐良才年纪不相上下。自从乐良才借住杨家之后，杨家千金一改过去晚起的习惯，天天早起，烹制早餐，供一家食用，其中也包括乐良才。不仅如此，她每顿饭都注意照顾南方人喜食大米的习惯，每餐为乐良才准备大米干饭。有一次，杨柳感冒不适，乐良才抓药煎熬，送饭送水，精心照料，无微不至。老夫妇心中暗自高兴，待姑娘病愈后，老太太找机会独自与女儿倾谈心事。

老太太先开口说："这些日子乐良才对你悉心照料，可以说是无微不至。你跟我说真心话，你觉得这个人到底怎样？"

杨家千金低头不语，脸颊泛起一层红晕，只是微笑。

老太太紧追不舍，又问道："他来我家住也快一年了，我和你爸爸认为这个人是个好青年，眉清目秀，又有才干，且憨厚好学，是个实心眼、热心肠的人。你要是有意，不妨及早把婚事办了吧！"

老太太说到这里，姑娘满脸通红，一头扑到母亲的怀中，激动地说道："妈妈，您真是我的好妈妈！"

从方方面面考察乐良才的为人，以及看到他跟自家女儿之间的私交情谊，杨老夫妇终于主动请乐良才入赘杨家，与杨家千金成亲。乐良才在一开始不敢立刻承认，支支吾吾，杨老夫妇拿出一对白银手镯，是七月七夕时两个年轻人私下定情之物。杨老叫乐良才解释手镯上刻的两行字是什么意思。只见每个手镯上面各刻着一句话："柔风吹皱春池水"，"杨柳拂波乐跟随"。上款是"杨柳贤妹"，下款是"良才拜赠"。

　　杨老夫妇问乐良才道："你甘心情愿'杨柳拂波乐跟随'吗？"乐良才不得不承认对姑娘的一片深情。不久前，他用自己的积蓄给杨柳姑娘打造了一对银镯作为信物，以表衷心。现在面对信物，也只有正面答应老夫妇，情愿入赘"跟随"杨家做女婿。

　　两人婚后感情果然非常融洽，不久生得一子，取名叫做乐廷松。这就是本书在第二章中所介绍的——乐氏家族进京的第一种说法。乐良才父子的名字在乐氏族谱中均有记载。

　　乐良才由浙江来京后遂成为宁波乐家在北京安家的乐氏进京的始祖——来京的第一代人。乐良才之子乐廷松是乐氏家族来京后的第二世。他自幼受到医药家庭的熏陶，立志继承父业，学医习药。最终乐廷松继承父亲的衣钵，在京城行医。

　　乐家定居北京的时间长了，乐良才、乐廷松父子二人看到京城医药需求量很大，但是铃医在都城的地位则不高。他们意识到必须系统学习中医经典理论和方药著作，朝着正规的中医药方向发展，这样才会有前途。于是父子二人下定决心，不懈努力，立志改变门庭，摆脱游方铃医的身份。

　　不多年，乐廷松成人后娶妻王姓碧玉，生有一子，名乐怀育（京第3代）。乐怀育在祖父乐良才和父亲乐廷松的教育下，把祖传志向牢记在心，努力攻读中医经典理论和方药著作，名声渐盛。直到乐氏家族传到乐怀育之子乐显扬，也就是乐良才的重孙。

乐显扬（1629～1688年，别号尊育，京第4代），秉性朴诚，鞠躬简约，是乐家的里程碑式的人物。他喜读方书，更擅长鉴定药材真伪。由于医药兼通，无论医道和药道均有较好的社会口碑。

三、乐显扬封登太医院吏目，见识正统药房的规范模式

故事传说

在清朝初年，很可能是康熙年间，乐显扬这样一个出生于游方郎中世家的铃医，在北京的口碑却颇好，尤其是他极为丰富的祖先秘传医药知识，受到医界的注意。

康熙四年（公元1665年）北京地震，伤者很多，其中有一位秀才刚刚考中举人。中举后兴奋之情未定，又在地震之中受伤，受到了惊吓。乐显扬为他诊治时发现他已是严重的精神病，急需治疗调养，安定下来，否则病情还会加剧。乐显扬没有立即给他开方抓药，而是让他赶快去找一位专医此病的医生，不可再延误。举人按照乐显扬的吩咐，找到这位医生，抓了药带回家乡休养，不久痊愈。举人因此对乐显扬的医术医德极为钦佩。

举人身心全面恢复之后，奋力继续攻读，学识大进，考中了进士，后被派到礼部任职。他交际很广，有

一次遇到一个合适的机会，便把乐显扬作为名医推荐给主管太医院的亲王。

乐显扬被亲王选中，并被推荐到皇家太医院封为官医。直至康熙二十三年（1684年9月24日），有诏书传到太医院（在东江米巷，今东交民巷），诰封乐显扬为吏目。该诏书现仍由乐姓传人保存完好。该诏书云："……奉天承运皇帝诏曰：……太医院吏目乐显扬，业擅传家术……授尔以登仕佐郎。"他正式成为清室太医院吏目，这时乐显扬年已55岁。后又晋封为登仕郎、中宪大夫。乐显扬从事的吏目工作主要是整理太医院的文档。由于整日接触医药处方，毕生致力方药，精研修合之道，故具有多方面的独到造诣。至此，乐显扬结束了乐氏祖祖辈辈的游方铃医之路，转到官方的正式医药职位上，实现了祖辈多年的夙愿。也正是乐显扬通过在太医院的所闻所见，全方位了解到正规医病和制药部门所应该采用的体制与格局，以及工艺流程等正统模式，并将其牢记下来，才使乐氏医药家族的未来事业有了可靠的根据。

四、乐显扬济水患，见景生情得感悟 ——"济世养生唯医药"

就在乐显扬就任太医院官医那年的初夏，北京郊区的永定河泛滥，京郊西南各县汪洋一片，其他各县也发生了洪涝。洪涝导致疫病蔓延。康熙帝下令，让太医院的官吏奔赴郊区，为百姓治病。乐显扬带命下乡，令当地保甲用大锅煎煮药汤，大规模滤出药液，劝众民服下，效果良好。

且说乐显扬见众人服药后渐渐散去，因为药效明显，他的紧张心情亦有所缓解。当他准备再换一个村落继续发放汤药时，他突然听说，有些官吏趁机贪污赈济银款，此事被康熙帝察觉后，撤职查办，严刑定罪。但是未被定罪的贪官污吏却怀疑乐显扬是告密者，四处散布流言飞语，竟然造谣说乐显扬诡计多端，企图诬告他人提升自己。

乐显扬闻言，黯然神伤，很有感悟，不由叹道："一位良医顶过一群贪官污吏"，"即使大官高位，不是医生也无法伸手救治，唯有良医、良药才能济世救人，才能真正养护众生"。这是他第一次从现实之中得出的精辟结论。从此以后，他越发视功名为下品，把良医良药看做是济世养生的唯一途径。他把全部精力都放在了医药上面。先祖乐显扬曾写下这样的话：

济世养生唯医药

这句感叹的话，确立了乐显扬的人生观，成为乐显扬今后人生哲学的概括，后来也成为乐氏家族经营药业的祖训之一。

第四章
清朝初年的同仁堂

一、开创同仁堂

乐显扬通过水患事件，领悟到凡事

可以养生，可以济世者，唯医药为最。

他认为，只有医药才能够有效地保养生命，救治世人。高官厚禄只利于官吏个人，于百姓无益。从此乐显扬抱定"济世养生唯医药"的宗旨，在康熙八年辞官回家，专心为百姓治病，别无他求。凡经他制售的丸散膏丹，必定采用地道药材，谨守炮制之规，制药工艺严格。他曾说："古方无不效之理，因修合未工，品味不正，故不能应症耳。"他认为，药品效力低下乃是由于选料不精、炮制不严格所致，因而产生疗效不佳的弊病。由于具备了足够的医药学识，又有充分的经验和条件，乐显扬急需一个既能看病，又能抓药的"药室"，把医药集中于一体，以便保证最终的疗效。所以同仁堂在问世之初，便奠定了"济世养生"的坚定目标。

1. 康熙八年（1669年）乐显扬创立京都"同仁堂药室"。他自释"同仁"两字的含义，那时距今三百又四十年

乐显扬以太医院作为正规制药的基础模式，按照太医院的体制安排部署制药作坊，于康熙八年（公元1669年）顺利创办起了既能看病又能抓药，医药兼顾的"同仁堂药室"，乐显扬公自此成为京都同仁堂肇始之祖。

他为药室取名"同仁堂"，并解释说："'同仁'二字可以命堂名，吾喜其公而雅，需志之。"他说取名"同仁堂"的原因是因为"同仁"二字有"同舟共济、济世救众"和"一视同仁"的意思。"同"字是中国千年以来推崇的"大同"——"大道之行也，天下为公，选贤举能，讲信修睦。故人不独亲其亲，子其子……是为大同"，而"仁者爱人也"即"爱世人"也。"同仁"两字，其字面甚为公义高雅，"雅"者义也，"义"者正也，"公而雅"能够代表我本人的志向，"济世养生就是最大的'仁'"故取这样的名字"以志吾志"。

乐显扬解释"同仁堂"字义时，正是康熙八年乙酉的秋季，屈指一算，距今已340年而有余了！

公元1669年应该是同仁堂开创之年，乐尊育公（即乐显扬）是北京同仁堂名符其实的创始人。

2.乐凤鸣在康熙四十一年（公元1702年）续建"同仁堂药铺"

乐显扬创办同仁堂为乐氏家族的药业梦想打开了局面。乐显扬有四个儿子，后来称为"老四大房"（针对第11代"小四大房"而言）。"老四大房"（又称"凤字辈四大房"）的老四位即乐凤翔、乐凤鸣、乐凤仪、乐凤岐四兄弟。其中老二房乐凤鸣是四兄弟中头脑最聪颖、思维最机敏的一位。

乐凤鸣（号梧岗，公元1661～1742年，来京第5代）生于顺治十八年辛丑二月二十九日。乐凤鸣最先还是尝试走科举仕官之途。

当时打算做官的人必须要通过层层的科举考试。首先要通过"童试"。所谓"童试"有县试、府试、院试之别。县试是第一步，县试又包括五场考试：正场、招复、再复、连复和连复（最后一场仍称连复）。乐凤鸣顺利通过县试，取得参加府试的资格。府试过程与县试大同小异，由"知府"大人亲自主持，其难度比县试更胜一筹。不过乐凤鸣做了精心准备，也通过了府试。最后一试是最为关键的"院试"。"院试"在贡院应试，场面很大，要交出两篇文章。乐凤鸣以通顺的文理、公整的字体交出了合格的两篇文章，也获得考官的认可。

经过层层考试，乐凤鸣成为生员，可以进入顺天府的府学，攻读各门功课。乐凤鸣几年之中，学业成绩良好，仅有两次略逊于优等。下一步就是参加"乡试"，"乡试"及弟成为举人。

据记载："乐凤鸣官至内阁中书，封文林郎，例晋奉直大夫"。

"乡试"每隔3年举行1次，地点也是在顺天府的贡院中应考。

乐凤鸣的3次乡试

顺天府贡院位于北京东南观象台附近，可先见到牌楼，继之就是贡院大门。贡院的大门上悬挂"贡院"牌匾，经大门进入二门。在三门上悬挂写有"龙门"二字的金字匾。进入三门可见"明远楼"，"至公堂"就在"明远楼"北面。再有一"进"是为七开间的"聚奎堂"，此堂前后均有院落，最后一"进"是建有五开间的"会经堂"。考场称为"文场"，列于中轴线的左右两旁。"文场"里有许多小"号房"，大约有万余间，"号房"极其狭窄，据说左右只有三尺，前后只四尺，像个厕所间。每人一间"号房"，白天书写答卷，夜晚卷曲其中，每个人7天的考试下来已是十分辛苦。

如此的磨难，乐凤鸣共经历过3次。时间大约是在康熙三十五年、康熙三十八年和康熙四十一年（公元1696～1702年）。乐凤鸣经历了3次"乡试"，共花费6年的光阴。乐氏家谱中记载，乐凤鸣受封为"内阁中书"，所以很可能是在康熙四十一年中举的。

然而，一生去走科举升官之途并不符合父亲乐显扬之原意。于是，乐凤鸣将"济世养生唯医药"作为自己的人生座右铭。早在康熙八年，父亲乐显扬问年方8岁的他平生志向时，他毅然回答："我长大了还要开药铺。"乐显扬当时闻后大为感动，连连夸奖他是个有志向的少年。"追忆祖训"，乐凤鸣下决心割断仕宦升官之念，立志接过"同仁堂药室"的匾牌。于是他将父亲创办的"同仁堂药室"更名为"同仁堂药铺",然后以"同仁堂药铺"为基地,扎扎实实干了下去。

乐凤鸣在父亲"同仁堂药室"创建33年之际,于康熙四十一年壬午(公元1702年),为了使同仁堂能坐落在交通更便利的地段,便将其迁到北京前门外大栅栏路南的现有店址,扩建并且改名为"同仁堂药铺"。

北京前门外的大栅栏原来不是一个正式的街道名称,所谓的"大栅栏"乃是廊坊头条至廊房四条集合四条胡同区域的总称。这一区域在明清时期始终是繁华的商业区,建有高大的木制栅栏以保安全,故而市民俗称这一带为"大栅栏",后来官方也默认了这个地区的称谓。

前门外的同仁堂新店址处在内城与外城之间,同时也处于北京的东城和西城之间。内城的居民社会地位较高,多为官吏、大商贾;外城的居民多为平民百姓。此外,东城与西城之间有紫禁城相隔,交通不便。同仁堂在前门外的新址不仅兼顾南北两城之势,又同时处于东西两城之间,可满足各层次的服务需要,可谓位置适中,兼顾各方之地。

新店面是三间半的铺面建筑,木梁木柱,油漆彩画,卷棚屋顶(屋顶由阳面转到阴面时呈圆弧状,屋顶上看不见房脊的建筑制式)。该店面曾由我的叔祖父乐咏西(大排行第15)用黑白胶片拍摄下来。照片两旁写有以下字样:"吾乐家同仁堂自前清康熙壬午年开设于旧都正阳门外大栅栏路南 至今近三百年驰名中外……各省商埠所设之同仁堂药店虽曰同仁堂字样非吾乐家所有 今将北平同仁堂老药铺正面摄影 俾供参观以别真

伪同仁堂　铺东乐咏西仅识"。我幼时曾到过这三间铺面，至今留有印象，因为大人指给我看，让我注意同仁堂是"下洼门"——即店铺比街面要低，进门前要下台阶。"下洼"在百姓的概念里有"聚敛钱财"之意，同时也意味着出门"步步高"，是很吉利的地势。我根据儿时印象，参考黑白照片，用彩色绘出了同仁堂原貌（图4-1）。相信从绘画中可看到昔时的风采。令人称奇的是，随后，北京的其他药铺大都模仿同仁堂的店面修造铺面，甚至同仁堂门外的栏杆图案也被仿效复制，使得这种铺面装修形成了药铺的专有模式。为了防止鱼目混珠，我叔祖父乐咏西先生特地拍照，以辨真伪。

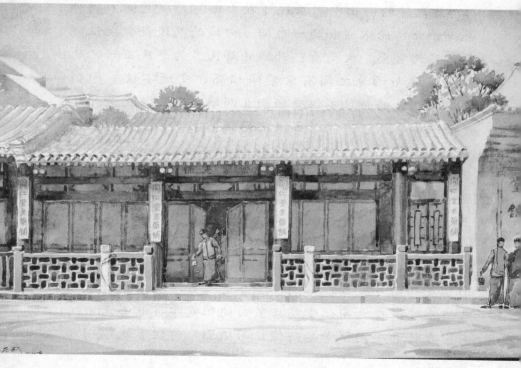

图4-1 同仁堂老店原貌（水彩画）

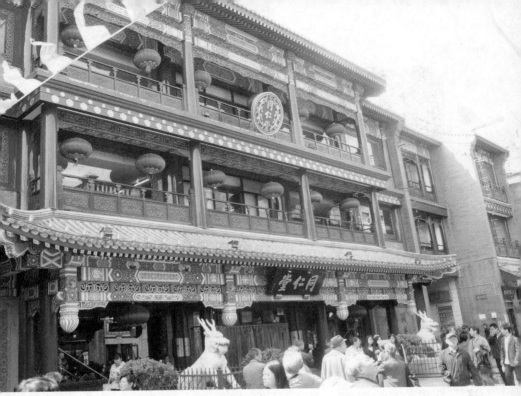

图4-2 装修过的同仁堂新店外观（笔者摄）

　　因为我所学的专业是建筑设计，且从事建筑设计几十年，故我认为，同仁堂的铺面今后如再修缮，应参考原有同仁堂的形象，保持原有的那种"公而雅"、正气凛然、文质彬彬的气质，以表达出"同仁"二字内在的胸襟。同仁堂的建筑风格，当时曾风靡北京中药店，一度形成中药店的特有外表。现今经装修的大栅栏同仁堂店面或多或少地缺少了一些高档中药店应有的气质（图4-2），红红绿绿太过乡俗，缺少了一些高雅格调。

　　"同仁堂"原版的匾额白地黑字，用楷书书写。上款为"康熙乙酉年六月吉日"，下款署名为"孙岳颁

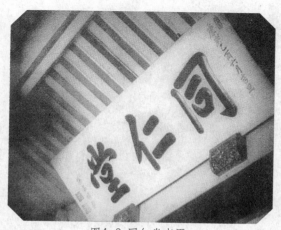
图4-3 同仁堂老匾

题"。这块匾被称为"老匾"，是同仁堂三百年来的"镇堂"之宝（图4-3摘自《国宝·同仁堂》）。著名书法家孙岳颁，苏州人，曾为皇帝代笔题写碑文，颇有名声；有人赞赏孙岳颁的书法是深得董其昌运笔之妙。不过，目前同仁堂的匾额是现代书法家启功先生参考原匾所题。

从康熙四十一年到康熙四十五年，乐凤鸣花费了整整5年的时间，专门研究古药方、长效验方和民间药方。本来家中早有祖上汇集而传下来的多种处方，他结合新近搜集来的处方，精心炮制，重现祖上传下来的珍贵"成药"（成品药的简称）处方，制成各种丸、散、膏、丹。乐凤鸣研制的同仁堂名药牛黄清心丸、安宫牛黄丸最为有效。此外丹药之中以大活络丹、小活络丹、至宝锭等效验最好。在外用药中，乐凤鸣研制出七厘散、生肌散、冰硼散等外用药剂，亦均显良效。

长时间的收集活动，使乐凤鸣结识了许多名医。这些名医每个人都有自己独特的良效处方，相处时间长了，人们了解到乐凤鸣钻研药方的良苦用心，便都愿意把多年的心得传授给这位同仁堂药铺的掌门人。因此同仁堂得到的药方比花钱买到的更为珍贵可靠，有的名医甚至将一生收集到的药方记录册送给乐凤鸣，让他精心炮制成为成药，使之长久流传于世。所以当时同仁堂的柜台上出现了许多未曾有过的新药品，有许多疗效显著的新药问世。这些事实说明，同仁堂当时无疑已经站到了国药药品创新的最前沿。因此可见，同仁堂初露头角与同仁堂创制"与时俱进"的新药是分不开的。

这一切均符合"发展是硬道理"的原则，发展和创新是密不可分的，不断革新的"传统"价值能在发展中大显生机；然而，不求发展的"传统"则是进化的累赘。

3. "炮制必依古法，购料不惜重赀" —— "门擅桐君之术，家传葛氏之方"

乐凤鸣不仅重视药物的配方，也重视药物的炮制。他常说："炮制必依古法，购料不惜重赀。"一定要重视按合格的程序制药，不要粗制滥造，不可偷工减料；要选用好药材、好原料，不要吝惜成本。当药材缺货时，绝不能够以次顶好，他声明："宁可断货也不降格"。

一般商家看来，经常用重资购买好药材是一种过于老实的经营方式，好像十分笨拙；不过，其中也有其策略性目的。同仁堂一旦遇到特好的道地药材，大多是全部买下，不给他人留有余地。这样，在一两年内，其他人再也制不出能与同仁堂较量的好药了。这种包揽优质原药材的策略，有效地保证了同仁堂的品牌优势。自然而然，从制药原料入库开始就没有能与同仁堂较量的对手，这也可算是优质品牌秘密之一。

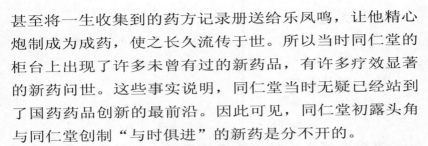

故事大意

早在雍正年间，同仁堂在社会上所流行的口诀是：

四方良药属京药，京药奇门在同仁

有人题诗如下：

京都药铺数同仁，丸散膏丹样样真，
皇亲国戚皆称道，养生医症济世深。

当时北京老百姓中还流传这样一种说法：凡吃了同仁堂的药病就能治愈，不知道吃同仁堂的药就是大错；如吃同仁堂的药还不见效，那就没有遗憾了。

300余年来，社会最为称道的同仁堂药品有安宫牛黄丸、牛黄清心丸、再造丹、活络丹等，其中安宫牛黄丸品质最优。该药能够在两百多年后获得中华人民共和国卫生部的金质奖，可见其药品质量之高，对药品制作之精细，实属极品。社会上十分信任乐家老铺同仁堂为众人提供的好药，赞誉同仁堂是：

门擅桐君之术，家传葛氏之方

也有人称乐氏家族济众行善，不以谋财图利作为经营药业的目标，实乃"善人之家"。

至于御药房，其药物本身与供应平民的药物并无区别，所不同的只是分室存放而已。这一原则反映出同仁堂"济世救人"的原则，它使众人心服口服。

二、乐凤鸣着手刊行同仁堂出版物

1.乐凤鸣于1706年出版《乐氏世代祖传丸散膏丹下料配方簿》

乐凤鸣自幼秉承家学，精医理，通药学，广读医书、药书，又亲手炮制各类剂型配方，改进丸、散、膏、丹的疗效。历经几个寒暑，他终于在康熙四十五年（公元1706年）写成《乐氏世代祖传丸散膏丹下料配方簿》一书，将同仁堂所收集的处方进行优化后的成方刊载书中，并公之于世。此书概述了所收集到的宫廷秘方、古方、历代验方、民间验方以及家传秘方共362首。

2.乐凤鸣首次提出乐家"祖训"——乐家制药的"质量宣言"

遵肘后，辨地产，炮制虽繁必不敢省人工,品味虽贵必不敢减物力

乐凤鸣在《乐氏世代祖传丸散膏丹下料配方簿》一书的序言中，写出了上面四句话。这四句话脍炙人口，代代相传。常有人将这四句话选出两句，写成对联，分列两旁，阐明乐氏家族办药的"质量宣言"，成为乐家办药的"祖训"，也是乐家同仁堂的"堂训"（图4-4）。

不过，我个人并不同意为了凑成对联对句，在这四句话中只选出两句的做法，这样一来就无法全面表达原话的内涵了。原话第一句中所说的"肘后"是指药学方书《肘后备急方》，即强调制药必遵循正统规范（今称《药典》）。第二句所说的"辨地产"是强调原药材的品质，要严格选择原料药材产地，适时获取优质药材，要"取其地，采其时"，保证原料药材的质量，对原料药材的成分做到一丝不苟。

我以为，第一句和第三句可作为上联，第二句和第四句可作为下联，写成：

上联——遵肘后，炮制虽繁必不敢省人工

下联——辨地产，品味虽贵必不敢减物力

横批——大同仁爱，济世养生

乐家办药的祖训，同时也是乐家同仁堂的堂训，就此成为社会公认的国药质量宣言，是同仁堂300年来制药的座右铭。直到今天，同仁堂制药厂以及各个门市部仍高悬着先祖乐凤鸣公的教训。可以想见，对联的诞生必然牵连着乐家世代的经历。在读了乐家艰辛的经历后，我们可以很自然地理解这副对联产生的时代背景，其中自然不乏酸楚的教训与全身心努力后取得的经验。虽然只有26个字，而它确是一代接一代，长期不懈的追求才探索到的结论。如果没有这样明确的宗旨，没有正义的目标与坦荡的胸怀，同仁堂不可能达到如此高的知名度。写到这里，我深感到，必须怀揣一颗真

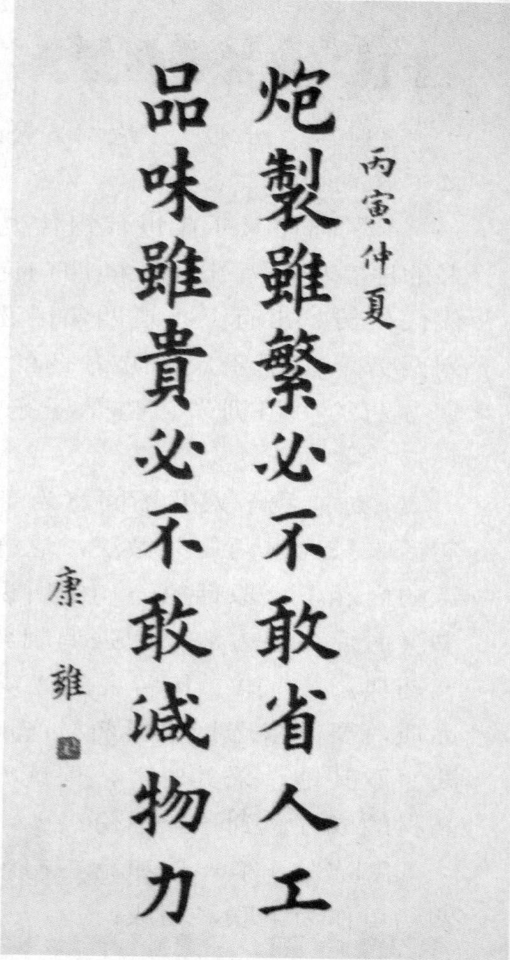

图4-4 乐家办药的“祖训”，后成为同仁堂“堂训”

正的良心才有资格做合格的医药工作者。这样医药工作者应有的自尊和全社会尊重医药工作者的道理也就不言而喻了。

乐凤鸣这本《乐氏世代祖传丸散膏丹下料配方簿》的出版，为中药建立配方标准和药品原料选购标准，以及工艺制作规范打下了基础，把中药提升到了一个新高度。

3. 乐凤鸣刊行了历史上第一本中药药目索引——《同仁堂药目》

除了编写《乐氏世代祖传丸散膏丹下料配方簿》，把配方公之于世之外，乐凤鸣还印行了《同仁堂药目》，把同仁堂的各种药品分门别类，罗列成册。这种思路与今天的商品目录索引十分相似（国外称为Catalogue）。这在当时可称是一种创举，人们只要拿到《同仁堂药目》，无论医生、患者、药商均可对同仁堂的药品一览无余，极为方便。这种专业资料，比空洞的宣传更有意义，更有医、药学的价值。

乐凤鸣在原版《同仁堂药目》的序言中由衷地写道："汲汲济世，兢兢小心，虽不能承先人万一，而至于遵肘后，辨地产，炮制虽繁必不可省人工，品味虽贵必不敢减物力，可以质鬼神，可以应病症，庶无先君之志也。"这段话表明，乐凤鸣下决心经营药业，要把同仁堂办成一件"仰不愧于天，俯不愧于人"的事业。这在商界是一件很罕见的事情，抛开盈利不提，只讲敬业，这也是少有的事情。

最常见的《同仁堂药目》为"乾隆版"，但"乾隆版"其实是康熙四十五年（1706年）乐凤鸣分门汇集《乐氏世代祖传丸散膏丹下料配方簿》362首的增订重刊。

"乾隆版"的《同仁堂药目》是乐显扬之孙乐以中所再版的《同仁堂药目》，在"药目叙"中再度引述了乐凤鸣在康熙年《原版药目叙》的话：

同仁堂名，先君（指父亲乐显扬，即同仁堂首创人，笔者注）之素志也，先君号尊育，为太医院吏目，秉性朴诚，鞠躬简约，喜阅方书，辨药味地道□（注：原文缺字）似。

再次提到乐凤鸣所说的话："（先君乐显扬）尝语人曰：'古方无不效之理，因修合未工，品味不正，故不能应症耳。'平日汲汲济世，兢兢小心，凡所用丸散，无不依方炮制，取效有年。每庭训之余，谓可以养生，可以继济人者，唯医药为最。又云：'同仁二字，可命堂名。吾爱其公而雅，须志之。'予业举子碌碌三十余年，先君之训几忘之矣！壬午乡比后闲居无事，追忆昔年遗训，翻然勃然鼓舞而为之，遂立同仁堂药室焉。汲汲济世，兢兢小心；虽不能继承先人千万一，而至于遵肘后，辨地产，炮制虽繁必不敢省人工，品味虽贵必不敢减物力。可以质鬼神，可以应病症，庶无忝先君之志也。谨将药名治症分门开列于右，取用诸君子，庶便观览焉。"

康熙丙戌年蒲月吉日乐凤鸣梧岗氏自志。

在全文之后，"乾隆版"标明此次再版的时间及再版者人名为：

乾隆甲申仲秋，旧版刷用日久，字句不清。孙以中重刊便览。

这是乐以中（京第7代），作为孙辈的谦称。

4.同仁堂秘方不保密 —— 秘密不尽秘方中

经常有朋友问我："你家还藏有'祖传秘方'吗？有没有把祖传的'秘方'保留下来？"

我实话实说："在300年前同仁堂早就把所有的配方印刷成书出版了"，早就把秘方公之于世了！信不信？悉听尊便。"

可以明确告诉大家，即便是知道了配方，要想按配方去做与同仁堂同样疗效的药品，仍然是不可能的事。制药过程中存在很多关键环节，诸如：从药材原料的产地开始，有品种、选料标准、收获季节、种植方法、种植户的种植历史、炮制方法、工艺等诸多环节，外行人是不可能逐项掌握的。秘方（药品的特别处方）不过是众多因素中的一个因素而已。每每提到同仁堂，总会有人提到"秘方"的事。例如有的影视剧中，有专门的特写镜头表现乐氏掌门人非常机密地在密室配药。实际上，这段剧情是误解。那不是一间密室，那是专门用来放置珍贵药材的房间——"细料房"。凡珍贵的"细料"都存放在上锁的"细料房"中几个大铁柜里。外人不知底细，看上去错以为那是一间"密室"，似乎神秘的"秘方"就"锁"在里面。这种躲在"密室"中按"秘方"配药的神秘镜头，实在是善意的误解。

从宫廷的体系中可看到，"秘方"的处境确实极其脆弱。因为"秘方"在初始阶段是极有价值的，在同仁堂供奉御药之前，所有处方必须上交太医院过目，处方到了太医院以后则一切均在众目睽睽之下。例如，光绪十一年六月十四日抄存太医院的一整本《同仁堂丸散膏丹配方》，收藏在中国第一历史档案馆，内有配方102

首，每首药方都注明了药味、分量和制法。又如光绪十七年所呈进的《同仁堂配方治方》收藏在故宫博物院药材、药具库，其中所列举的配方治方共425种。而且册页中有这样的语句："除此之外，具实无有别样子了……"这说明同仁堂已经倾其所有，把各种配方悉数奉上。

可以设想，这些药方如果到了太监手里，不消几天就会卖到市场上去。要想在这种处境下保住"密方"是根本不可能的。所以乐家祖辈对"秘方"的态度既从容又坦然，认为公开"秘方"有益于给世人治病，大可不必层层保密；何况"秘方"仅仅是药品秘密的一个方面，"秘方"只是一张简单的药味配比，不能包揽制药的全部。标榜"秘方"是蓄意夸大神秘感，其用意是"作秀"给外行人看，用以渲染良药的身价。所以当时同仁堂的态度是偏重诚挚收敛，大家在盛情传说"秘方"时，我家作为局内人既无必要去刻意反驳，也不必要去随声附和，以平常心态，听之由之而已。

5.乐家祖训包含的潜质是商贾们无法理解的秘方

难道同仁堂就一点儿秘密也没有吗？当然有，而且肯定有。真正的秘密就蕴藏在原料药材和制药作坊的一系列加工过程中。原料药材的质地很有讲究，采购来的优质原料是第一关键；而下一步所有工艺的细节都记载在制药配本的条文里面，这两方面的诀窍绝不出示给外人。同仁堂现在保存有极为珍贵的康熙年间的手抄配本簿，北京故宫博物院还藏有清宫太医院收藏的同仁堂各年代的配本及配方。长期以来，同仁堂始终不断收集各种配本、配方，经由各种渠道收集素材，逐年改进、积累自己的秘藏。所以说，同仁堂的秘方并不对外保密，但制药秘诀之所在，另有天地。

　　我小时常听家人说："我们不怕外人盗秘，就是把秘密都告诉他，他也不能悉数做到，根本没有人会按我们的'方'和'法'去做药——'方'是慎秘的处方、'法'是'配本'中的方法。"这是因为同仁堂"配方"结合"配本"的做法很复杂繁琐，以致使得成本很高。有人如果以营利为制药宗旨，他肯定认为同仁堂的"祖训"并不"精明"，且过于老实，没有药铺会花费如此大的成本去制药。所以说："这是一种'知易行难'的秘密"，不是学不会，而是不情愿实行。只有同仁堂由于声誉卓著，资金雄厚，不怕亏本，不怕垫资，有"金字招牌"效应，有把握将高级药卖出去，因此可以实现"质量宣言"的宗旨。这四句话实际就是同仁堂的"秘方"。实施"秘方"的必要条件第一是品牌，然后是经济实力。这就是为什么"秘方"虽然公开，如果没有品牌和实力的支持，也依然无人能做到，无人能与同仁堂的优质药品相匹敌。

　　在制药环节中，最根本的就是原料药的质量。常言道："原药材好，成药才好"。同仁堂深知原料药的重要性，因此不惜用重资买好药材，以优质的原料药来保证品牌的持久性。并非秘方在起关键作用。

　　万事开头难，要想形成良性循环，没有持久的知名品牌，没有充裕的资金，那是难上加难。品牌是基础，之后才能以经济实力把持，进入赢取利润的良性循环。

三、嘉庆年间京都的五大药铺

嘉庆年间北京市公认的五大药铺是同仁堂、鹤年堂、万全堂、千芝堂和长春堂。同仁堂被列为五大药铺之首。常言说："逆水行舟，不进则退"。乐家深知，只有力争上游，奋力争先才能保住名列前茅的地位。竞争的压力迫使乐家老铺集中精力、财力，全力经营祖业，无暇他顾。而且一再出版《同仁堂药目》以及《乐氏世代祖传丸散膏丹下料配方簿》等书册，以突出自己技高一筹的品牌地位，彰显同仁堂的成熟、专注与独创。

到20世纪初，中药铺越来越多，相间杂处，鱼目混珠。北京"四大名医"见此状态，十分担心，这些名医曾明确提出要到这五大铺抓药，以保质量，不然难负医责。

四、细料房中的奇异世界

储存贵重药材的仓库被称为细料房。我儿时常常去那里。现在回想起当时旁观配药的情景，好像就在眼前。

亲身经历

在同仁堂，配药的第一道工序叫做"合料子"。家中规定：只有在一定级别以上的人，在上班时间，才有资格因公进入细料房。在细料房中要按照处方的分量"合料子"，量取"细料"。"细料"的分量要称量核查五次以上，才可投产入药，以防差错。我在细料房学会了看秤（秤细料的秤，称为戥子）。我因为年纪小不允许做第一秤，常常是做第五秤。由于我有时在秤药的过程中能发现出一点儿问题，有较好表现，又因为是学生，有些文化，因此后来被提升做第四秤。以后我得知，同仁堂原来就有"四签、五核对"的制度，用以保证配方的准确性。至今我还记得，细料戥子的秤杆是用象牙做的，上面镶有银星。秤盘也是银制的，造型精美雅致，令人爱不释手，这种度量用具完全达到了手工艺品的要求。

　　"细料"是药品的核心部分，必须重点管理，以保证药品的安全。我当年除常常随同父亲或细料柜的先生进入细料室合料子、配药外，最感兴趣的是学习鉴别细料的真伪（图4-5）。我所见到的细料都是上等品。诸如：铁灰色的粗大犀牛角、扭转多姿的羚羊角、药味浓烈且层层片片的牛黄、脂玉一般的玛瑙、晶莹圆润的珍珠等。还有稀奇的怪物蛤蚧、盘成麻饼状的白花蛇、长鼻卷尾的海马、不可思议的冬虫夏草，以及有奇特

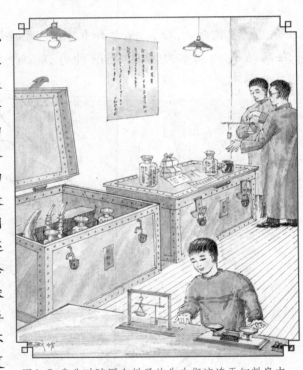

图4-5 我儿时随同合料子的先生们流连于细料房中（笔者绘）

气味的麝香、水晶体状的冰片、余味甜甜的藏红花等，所有这些组成了细料房里中药的神奇世界。

令我最感兴趣的药材就是长鼻卷尾的小海马（图4-6）。在细料房我好奇地问："小小海马能够治什么病？"旁边有位先生告诉我说："海马滋阴补肾，强体健脑，能治男病"。

我是小孩，听不懂什么是"男病"，误以为是"难病"。又问道："什么样的难病？"

查柜的老先生闻言，认为对小孩子不宜再谈下去，于是插嘴说："快来看秤吧！这回给你第三秤，快来！快来！"

直到成年之后，我方知何谓"男病"。不过，小小海马给我的初始印象却是很神奇，似乎就应该能治各种"难病"。

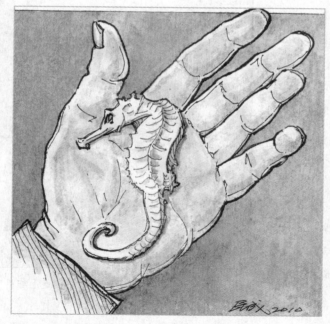

图4-6 海马——补肾壮阳（笔者绘）

第五章

清朝盛世的同仁堂与乐氏家族

一、同仁堂家族世袭树枝形家谱

我曾长期困惑于乐氏祖上一家复杂的家族辈分与传承的关系。为了能使读者一目了然，有个整体概念，我整理出一张图谱。标明每个人的排辈和排行，表的最下面是相应的年份。

乐氏大宅门的家族关系相当复杂，但从我所整理的《乐氏家族世袭树枝形族谱》（简称《族谱》见附表），能快捷地获取自明末清初到民国年间，历时400余年——由26～39世（到20世纪末）的来龙去脉，也就是乐姓来京后的"京1代"至"京14代"共14代人的完整的家族体系和人名。遗憾的是，由于封建社会重男轻女，女性成员的名字没有记录可查。

这里我采用国际上通用的"树枝形家族图谱（Familytree Diagram）"的概念。为了印刷方便，族谱的左侧是树的根部，向右延伸，左侧树根是长辈，右侧树顶部是晚辈，由左到右来阅读。

《族谱》的左边是乐氏家族来京的第1代人乐良才。乐良才单传独子共三代（自左往右），乐廷松、乐怀玉至乐显扬。也就是由26世传到29世（京1代传至京4代）。

查阅乐氏家族图谱可发现，《族谱》中有两次出现"四大房"的字样，第一次出现在第30世（京5代），称为"老四大房"（即"凤字辈四大房"），第二次出现在第36世（京11代），称为四大房（即"繁字辈四大房"），两次中间相隔五辈人。

先谈"老四大房"。"老四大房"是指乐显扬的四个儿子，乐氏家族第30世传人"凤字辈四大房"：乐凤翔、乐凤鸣、乐凤仪、乐凤岐。这四兄弟往下传了五辈人直至第35世乐平泉。乐平泉是乐氏家族唯一有后代的人，同辈兄弟均无后代。

在第35世传人乐平泉的努力下，家业大兴。平泉公继配许夫人生有四个儿子，即乐孟繁、乐仲繁、乐叔繁和乐季繁四个兄弟。人们把这四位称作"繁字辈四大房"，简称为"四大房"（有别于清朝初年第30世的"老四大房"——"凤字辈四大房"）。

《族谱》最下面六行是对应上面人名显示的世代与

国药世家三百年

辈分，其中有自唐朝以来的辈分；但因第1世至第25世（唐朝至明末）资料不全，没有列出。列出了自明末清初的辈分，自第26世至第39世——即自"京1代"至"京14代"。

从《族谱》可见各辈掌权人传承的路径，从乐氏家族26世乐良才开始，乐良才传至下一辈→乐廷松→乐怀育→乐显扬（首创同仁堂）→乐凤鸣（凤字辈，老四大房的二房）→乐礼→乐以正→乐兴→乐百龄→乐平泉（第35世，原系乐嵩年之子，过嗣给堂叔父乐百龄为嗣）→乐平泉夫人许叶芬，至此共历九代人。

乐平泉一代再传→许夫人与长子乐孟繁（"繁字辈"四大房中的大房，乐平泉的长子，即我的曾祖父）→二房、三房各管三年→乐佑申（乐达康长子，我的父亲，大房的长孙）→乐松生（名乐镜，四房的第二孙），直到我这辈人，在北京至今共历14代人。这样看，我的父亲是四大房的长房、长孙，按照中国惯例，长房、长孙应首先继承祖先掌管家业的经营管理权。

二、同仁堂供奉御药，责任高危，不堪重负

1. 雍正元年，同仁堂开始供奉宫廷御药，雍正朱批予领药银，每年高达数万两

文献记载：同仁堂创办之后，因所售药品配方独特，选料上乘，工艺精湛，疗效显著，名声远高于其他药铺。仅十余年，同仁堂在皇亲国戚，社会高层中名声显著，北京不仅达官显贵要吃同仁堂的药，甚至普通小康人家也都吃同仁堂的药。渐渐地，同仁堂良好的声誉

传入了宫廷。康熙帝早对同仁堂有很好的印象，因为康熙曾两次被太医院的乐姓医官治愈，所以对乐姓同仁堂有所考虑。及至雍正即位，雍正帝正式钦定同仁堂来供奉御药房的药料（制药原料），供奉宫内所需的多种药材、饮片。

清雍正元年（公元1723年）同仁堂接到供奉御药房的官差（不仅是制药原料，还包括各类药品），同仁堂开始承办官药，一直延续到宣统爱新觉罗·溥仪（末代皇帝）时清室被辛亥革命（公元1911年）推翻为止，同仁堂独办官药凡188年，从未间断供奉御药的差使。据说，雍正帝的得力宠臣田文镜（历任山西布政使、河南巡抚）因治理黄河之事，操劳过度，雍正得知后送去同仁堂的愈风宁心丸，服后不久即痊愈回任。

令人不解的是，雍正皇帝虽然博学，却笃信"炼丹术"。他认为炼制金丹，长年服用可以长生不老。他自己炼丹，炼出金光灿烂的丹粒（肯定含有铅与汞等毒素）自己服用，整日沉迷于返老还童的梦想中，其结果是这些金丹令皇帝多次中毒。为了解毒，只有靠同仁堂的药物来救急，在急救方面同仁堂的药起了很大的作用。假如雍正不迷信所谓的金丹，自爱自保身体健康，他还会继续在位很多年。

因此由雍正年起，同仁堂总揽药业中的官药。不过，实事求是地说，在供奉御药房差事开始的一段时间，虽然供奉御药使同仁堂赚足了名誉；但是在经济方面的效益却微乎其微，甚至是入不敷出。至于供奉御药所担的政治风险，就更大到无需细说的地步。

文献记载

同仁堂因经济效益过低，宫廷诸般限制，资金周转困难，同仁堂铺东乐礼遂设法上奏皇帝申明困境。另外又通过宠臣和硕及亲王爱新觉罗·弘昼上奏雍正皇帝。雍正帝曾因此批准同仁堂领官银四万两，用以筹备供奉药品。

乾隆九年，同仁堂上奏请准增加药价三分之一，而后获准。此外，又准同仁堂每年可提前予领官银三千两。乾隆十三年，有记载云："恩借银两，以助购药，蒙获恩准。"但是皇帝却加上更苛刻的内容："经此次调剂后，每遇传用的药味如稍迟延，或药味不佳，定行回堂将该药商拿究治罪，不稍宽贷。"乐礼所面临的是一波未平、一波又起的局面，好像随时有一把准备好的利剑将刺入身躯，压力比以前大得多。

2.同仁堂受嫉遭陷害，高压之下无法供奉御药，宫廷出现供药危机

清朝宫廷对民间的工商业表现出统治者高傲骄横的皇权思想，认为皇权可以为所欲为。

传闻故事

凡事开头难，外界不知同仁堂供奉御药的难言之隐，总以为同仁堂效益极大，油水丰厚，因而横遭妒忌。特别是宫廷中的官吏和太监更是垂涎三尺，想方设法寻找同仁堂的疏忽之处，以便加罪，乘机渔利。可是同仁堂一贯小心翼翼，在各方面打点周到，很难让人抓到把柄。但终归是夜长梦多。俗语说："欲加之罪，何患无辞。"据说在雍正年间，皇家兄弟争抢皇位，相互陷害，硬说是吃了同仁堂拿来的错药，故严刑问罪于药铺掌门人。同仁堂的人被告上衙门，同仁堂花大钱上下活动，终没奏效。在宫廷高压之下，同仁堂实在坚持不下去了，乐家继承人因惊吓过度，神志不清，一病不起，经济因亏空过多，无法供奉宫廷御药。至于具体迫害之事祖辈从未公开说过，只是告诉后人不必打听。其结果是同仁堂一度被迫典出（见第六章）。

乾隆十九年，乐礼公之张夫人的一纸呈文，谈到："身夫乐礼，原承先业开设同仁堂药铺，承办官药有年，缘身夫在日所欠官项债复颇多，以致铺务难支，具呈告退官药，蒙皇恩准着都院出示招商，并无承办之人……上年四月忽被天灾，铺中尽毁，长子继亡，将家产入宫归偿资生库。一门孤寡（尚有幼子以中）坐守待毙。复蒙天恩垂怜，将所焚铺基并堆房残货，仍赏身养活孤孀，复令提督出示招商接办……官药客账私债准着十年后带销。今虽有商人接办……"

清廷面临宫内无药可供的局面，这本是咎由自取，自食其果的事。于是清廷考虑从京城其他的药店进药；但是内宫众人只认同仁堂一家的药，拒不接受别家的药。于是皇帝只好派人仔细调查此事的缘由始末，最终发现确实宫内有人陷害同仁堂。因为断药，使得皇帝最宠爱的子女和妃嫔们也当面表示出了不满。对此，迫使皇帝在一片抱怨声中重新考虑对同仁堂的政策和态度。

清廷问罪同仁堂纯系冤案，有两件事可资旁证。第一件事是王室贵族的女儿后来下嫁给乐家"老三房"乐毓秀。这事足以证明清朝宫廷内部从来不认为乐家有过罪名，否则贵族是不会下嫁有过大错的汉民门庭的。第二件事是同仁堂始终保有出入宫廷的"腰牌"（当时进出皇宫的通行证，图5-1），依然准许随时进入内廷，这证明同仁堂始终被认为非常可靠，从来没有犯大错。

3. 宫廷接受教训，对同仁堂态度大逆转，开始扶持同仁堂

这次的教训，使宫廷彻底明白：要想使同仁堂准时供奉御药，采用威吓的高压政策是行不通的；宫廷要想及时吃到好药，必须对同仁堂的命运加以维护。要严格控制宫中别有用心之人，禁止无事生非，制造冤案，从中牟利。于是宫廷公开明确对同仁堂要实施优惠保护政策，皇家的态度从此开始大逆转——尽量给同仁堂创造

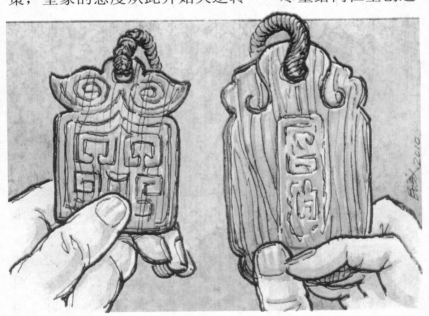

图5-1 出入皇宫的通行证——腰牌（写有"关防衙门"满汉两种文字，笔者绘）

各种方便条件，以便使同仁堂及时供奉好药。同仁堂因而绝处逢生，转危为安，受到多方保护，同仁堂不仅逐步恢复到原有水平，而且药品的质量比原来更好，供药更及时。

史料记载

史料查到《同治四年四月三十日御药房公文》中有关于宫廷特批向同仁堂掌柜发放进宫"腰牌"等事的文字记录。

清朝宫廷对御药房曾制定过许多十分严格的规定。首先，供药的药商必须经人担保具结，经批准后，才准许承办。此外，必须有专人司职管理官药，供奉御药房。皇室破例发给同仁堂"腰牌"，使同仁堂的人在必要之时即可顺利通过端门、午门，直达内廷。这是宫廷为了保证同仁堂及时供药所采取的特殊优待政策——批给一家民间药铺难得的特权。

供奉御药是一项艰难而又担风险的差事，并且必须具备充足的资金周转能力。例如皇帝每次巡幸外出都要准备大批药品，药品种类繁多，绝非一般药铺所能及的。

乾隆四十八年，皇帝巡幸避暑山庄和木兰秋狝，令同仁堂准备大量药品，计有：

贵重细料和药面共7种：牛黄、麝香、冰片、朱砂、雄黄、犀角粉、白及粉。

常用地道药材27种：茯苓、苏叶、陈皮、半夏、桔梗、甘草、赤苓、厚朴、黄芪、羌活、当归、独活、白芍、枳壳、菊花、枳实、柴胡、花粉、川芎、前胡、川连、金银花、薄荷、白蒺藜、滑石、木瓜、牛膝。

中成药34种：仙药茶、藿香正气丸、宣化丸、参苏理肺丸、五福化毒丹、清肺抑火丸、理中丸、败毒丸、寸金丹、上清丸、搜风顺气丸、养胃丸、虎骨木瓜丸、枳术丸、健步虎潜丸、天麻丸、知柏地黄丸、大补丸、六味地黄丸、宁嗽丸、麦味地黄丸、胜金丹、桂附地黄丸、归脾丸、补中益气丸、化痰丸、加味保和丸、益母丸、大健脾丸、资生丸、黄玉膏、胃苓丸、四红丹、太平丸。

供应药量之大，垫资之多是一般药铺很难承受得起的。

又如，清末的光绪帝在位34年，一直身体虚弱，多次不通过太医院，直接向同仁堂订药，同仁堂为光绪供药共两百多批次。为此，同仁堂要垫付大笔资金，再加上平时的日常供奉，其周转资金的积累数额相当巨大。从御药房发给同仁堂的"传票"上看，每次传取的药物少则数十种，多则数百种。同仁堂供奉的成药有些仍保存在故宫博物院作为标本。据记载：光绪三十四年六月御药房配制丸散膏丹等药，所用的全部药材都是从同仁堂专取的地道、洁净药材。

通常情况下，同仁堂每3个月进药1次，每次进药数量多且有详细记录。通常每次百余种，重量达百余斤。

清宫之内除御药房外还有"寿药房"，属于次级药房，有时寿药房人手不足，还要从同仁堂临时借用。如光绪三十四年十月十一日，谦和传慈禧太后懿旨，命同仁堂8名制药匠役，每4人为一班在寿药房听差，一天一轮换。

再回到雍正年间，当同仁堂开始接手供奉御药时，便立即感到压力巨大且难以支撑。在不得已的情况下，同仁堂尝试了种种解决的方法和渠道，最后经由内务府大臣隆科多上奏给当时的雍正皇帝。奏文如下：

　　理藩院尚书间内务府总管大臣隆科多谨奏，为同仁堂供奉御药事。

　　查同仁堂药铺供奉御药，每三月进奉一批，药银约合五六千两。倘有急需，还要不时进奉。按目前规定，先进药后支银，因而药银该铺总需半年以后才能拿到，以致影响购买药材。念该铺自供奉御药以来，一贯坚持进奉拣选上等纯地道药材，且随传随送，从不误事，信誉良好。我皇上可否御准该药铺予领官银，每年以四万两计。

奴才隆科多叩禀

　　雍正皇帝阅毕，立即朱批：

同仁堂诚信可嘉，依所奏。

　　同仁堂得到此项批准后，资金周转大为灵活，宫廷用药和民间用药双管齐下，经济与政治财势两全，经营大为自如。

　　及至乾隆年间，国库充裕。由于宫廷用药很重要，而每年几万两的药银，这对乾隆时期充裕的国库来说根本不在话下。

三、同仁堂苦渡难关，险里余生

1. 宫廷依赖优质药品，优质药品也仰仗宫廷，形成相互依存局面

　　同仁堂一贯坚持执行"拣选上等纯地道药材"的方针供奉宫药，且随要随到，从无耽搁，故深得皇帝的信任。可以说，清室宫廷的医疗保健在很大程度上依赖着同仁堂供奉的优质药品，与此同时，同仁堂药的质量的"可靠性"也依赖皇室的支撑。经验证明，宫廷高压政策并不能解决问题，双方必须互相支持，相互依存，才是双赢长久之计。因此，同仁堂得以连续维持下来达300余年之久，宫廷也因此长期得到优质药品的供应。

宫内一贯传取同仁堂药品，表明了清宫对同仁堂的信任和青睐。

道光十六年，为确保皇家大量用药的周转资金，同仁堂铺东乐清安（乐平泉别号清安）、管事张大铺奏请予借官银，开始的批复是"碍难准行"。后来因考虑到会因此妨碍御药的及时供应，内务府对同仁堂经"详加访查"后，发现同仁堂确实"资金不足垫交"，"若不量为调剂，恐滋贻误"。皇帝为保证御药的供应，令同仁堂由广储司银库暂领银一千两，两季扣清。不过同仁堂还可以在"归款后方准再行暂领"。此外，告示诸药商不可"以官银抵还私债，贻误官差，致于坐办"，严防"藐法之徒，无稽之辈，借票私债，以致骚扰"云云。道光年间开始准许进奉御药按比例照市价计算，这种由皇上亲自下令，支持保护私营中药铺的情况，在中国历史上属于极为罕见之特例。有时候清宫一次拨给同仁堂的经费，就够同仁堂用上好几年。

道光十七年以后，皇廷多次恩准同仁堂调整药价，允许"按市价核算"，使同仁堂避免受到内廷的种种干预和拖累，保证同仁堂进奉御药的利润。根据家叔乐松生的回忆，自光绪元年起，皇家连续拖欠了同仁堂一大笔债款：

计自光绪元年起至一九一二年止，年例四季奏销款，以及自光绪二十八年慈禧回銮后起至一九一二年止，垫办长春、储秀、乾清三宫和颐和园药价，除已领外，共欠领药价实银十八万七千三百八十七两五钱七分二厘和制钱二十三万五千六百三十四吊二百文。

皇家拖欠乐家垫款数额巨大，近乎20万两白银，同仁堂理应停止供药等待还款，但乐家考虑到皇廷多次恩准同仁堂调整药价，以及皇上多次亲自下令保护同仁堂权益，如果以停止供药相威胁，在感情上似乎不够仗义。于是乐家邀请各房以及亲朋好友商议对策，结果大家都同意做出慷慨大度的姿态，明确地告诉皇帝，虽然皇室欠同仁堂的药款数额巨大，但是皇恩更大，至此将药款一笔勾销，以报前日皇恩。不过同仁堂在社会上的几桩欠款官司还要请皇室出面免去欠债，这使同仁堂从中受益更多。皇家不得不批准同仁堂拥有更大的特权，特许同仁堂突显官商一体"红顶商人"的身份，以其金字招牌的号召力操控中国药业市场。

这个"放长线"讨价还价的交易策略很快得到皇上的认可。同仁堂和皇室的如此关系，不仅没有使二者因此疏远，反而更加紧密，经济上的损失并不多，避免了"小不忍，乱大谋"的消极作用。

2.京都同仁堂名声远扬，享誉海外

同仁堂制作的多种良药，不仅社会口碑广为流传，更屡屡见于书卷中。

书籍刊载

清朝同治十二年（公元1873年）在杨静亭所著的

《都门汇纂》一书中写道："兹集所载字号皆系一二百年老铺，货真价实"，注明乐家老药铺"同仁堂在大栅栏路南"。

在光绪十六年（公元1890年）李虹若所著的《朝市丛载》中提到同仁堂虎骨酒药力出众，在"前门外大栅栏路南"有售。

史料记载

更为典型的是，乾隆四十九年（1784年），也就是同仁堂创办后的115年，太平洋中的琉球王国医药专家吴继志为写作医著《质问本草》一书，收集了太平洋中的各种草药160种，以图片、标本以及实物的形式携来中国，欲与中国各地草药专家研讨，其中北京同仁堂被列为研讨对象名单前列。

点名请教的有同仁堂的周之良、邓履仁、吴美山。现存有此三人书面回答吴继志的来问，原文如下：

启者：贵国所产草本、木本共五十品，红、金二位相公带到本堂请求校正。弟等较之，十有四品，《本草纲目》有之，二本堂有之，常系所见，故记其名可用等事，以便鉴见，如其制法见于《纲目》等书。余下草本不能相对。内二件有名不入药，更问人详焉。

红讳之诚
金讳文和
二位相公清鉴

周之良
京都同仁堂邓履仁同具
吴美山
乾隆四十九年甲辰二月上旬

同仁堂活跃在国际药业间这便是一个很有说服力的例证。

四、同仁堂被广大中药材市场所认同

1.祁州——中药材集散地的药材原料市场

原料药材是药品质量的基础因素，必须把握住原料药材的质量关。中药药材所包含的品种繁多，包括矿物、动物，以及植物根茎、花叶与果实，这些原料来源各不相同，而且需用量很大，所以中药材自古以来就需要有一个很大的市场进行交流和集中。

中药的原料药材也来自世界各地，细料中有不少进口的原料；草药则多数在国内种植。

原料药材有两大中心市场，素有"南樟树，北祁州"的说法。自古以来，长江以北的祁州是北方中药材的最大集散地，所有药材商都要到祁州集中进行交易，因此祁州自古又有"药州"或"药都"之称。

2.同仁堂初步确立了在祁州药市的主导地位

祁州隶属河北省，即现在的安国县，位于北京西南250公里处。

祁州中药材市场源于祁州药王生日的庙会集市。有史料记载：最早的药王庙会集市是在北宋建中元年（公元1101年），后经明、清两代发展壮大。因为药材的产地不同，故每种或每类药材分别归属不同产地的药商帮会，以保护各类的药商利益。这些药商帮会经过逐渐整合，至嘉庆年间便有了"十三帮"之说，再加上其余较小帮会，共计有几十家之多，药材业空前繁荣。据说其年交易数额可达银元2600余万元。可见当时中药材市场规模之大，经营范围之广。

各药商帮会大多以地区为基础，像北京地区就是一个包括通州、天津在内的狭长地区，当时被称作"京通卫帮"（京即北京，通即通州府，卫即天津卫）。同仁堂曾经多次担当"京通卫帮"的帮主（帮会首领），可见那时同仁堂的声势与地位。

同仁堂见了优质药材，通常是以"不畏价高，但求货好"的原则买进。例如麝香，同仁堂专门购买"杜盛兴"一家的优质"杜家麝"，认准高纯度的优质原料进药，只要见到好药材，就以十斤的倍数大量买进，其他店家一时为之咂舌。又例如：同仁堂购买犀牛角的量可占药市总量的百分之九十之多，而且首选暹罗犀角，其次是云南犀角，绝不用非洲犀角（非洲犀角，即所谓"广角"，因为"广角"药性相反，不可取）。购买药材的事实亦使大家确信，同仁堂的确是把大量的贵重药材用到药中。

3.嘉庆二十三年，同仁堂出资重修祁州药王庙

不仅如此，同仁堂还出资重修了祁州的药王庙。据祁州药王庙碑《药王庙碑记》上的记载，嘉庆二十三年（公元1818年）由同仁堂出资重修药王庙，牢固地确立了同仁堂在祁州药材市场的主导地位。

药王庙是祭祀药王邳彤的庙宇。邳彤早先是汉朝光武帝刘秀的一位著名武将，精通医药，功封至"灵寿侯"。自明朝以来，一直被尊奉为药王。每逢药王诞辰，即农历四月二十八日，祁州药市均举行祭祀典礼。

同仁堂出资修建药王庙，此举使同仁堂在每年祭祀中占据同行队列之首。祭祀大典结束后，药市才开始贸易活动。如果不等同仁堂前来就贸然进行交易，就有可能发生出乎意料的价市，这是因为曾经发生过一件事。此后，接受教训，祁州药市总要等同仁堂进场后再行开盘。

4.祁州药市需要等同仁堂进入市场后再行交易

故事大意

据说早期的祁州药市并不考虑同仁堂是否进场，药商随意进行交易。

这时，山西帮（另一说法是宁波帮）中有一个小本生意人，因急于出售一担药材（据说是白术），不等待各帮会到齐，就早早地把这担药材以低廉价格卖给了外省的药商。后来，同仁堂进场考量市场后，开出了较高的收购价。这时，那个小商人出售的药材已被运走，银款也交付完毕。小商人自是十分后悔，四处诉苦，精神几乎崩溃。他找到同仁堂，请求同仁堂帮他讨回公道。可是，同仁堂知道这笔交易是双方协商后进行的，两厢情愿，没有非法之处。鉴于小商人已处于神志不清状态，且考虑这只是一小笔交易，款银很少，于是便对他说："把钱追回来是做不到了。本来同仁堂和你的事没有任何干系，现在只是同情你的处境。这样吧！我们把差额补给你，将你收做徒弟，拉你一把。不过，你得好好学，下不为例。以后一定要等候老师进场，等同仁堂开盘出价后，再行交易。"

此人闻言大喜，马上跪下拜师，并保证："每年一定在此恭候老师光临，一定收集上好药材，只卖给老师，不卖外人，今后再不急于求成，不贪图眼前小利了。"

祁州药市听到此事，一片轰动，互相转告，赞扬同仁堂的慷慨大度和主动帮助弱者。自此，形成这样一个共识，祁州药市不再草草开盘，必等同仁堂进场开盘后，公示了价格，再行交易。久而久之，每年"春五秋七"，祁州药市都遵守着同仁堂来祁州后才开盘的惯例。在电视剧"大宅门"中有一场涉及祁州药市的戏，该剧中对祁州药市做了符合事实的描写。

至此，祁州药市的操作和市场的价格已大部在同仁堂的掌握之中。

实物例证

历史进入现代，到了1985年，同仁堂得知祁州药王庙需要大修，遂又捐资人民币数万元，专款大修祁州药王庙。为此，安国县县政府还刻了碑铭志。

同仁堂除了在祁州买进药材，有些珍贵的药也去药材的出产地收购。沿海地方如上海、天津、营口等地的药市也是同仁堂常去收购进口药材和山珍药材之地。20世纪初，西方药厂插手中国药材市场，祁州药市出现了西方药厂挑剩下药材的情况，当时的"行话"叫做"鬼退"（即洋鬼子退下来的东西）。后来德国想插手中药材市场，大约在1926年，德国某药厂来同仁堂购买麻黄数百吨，并且要同仁堂作为德国药厂的独家代理，其目的是要控制同仁堂，将其作为它的分公司，但被五叔父乐笃周婉言谢绝。

5.同仁堂与通济元药栈形成供销联盟

及至清末，药材帮中出现了几个大商号，其中最有名的是通济元药栈。

通济元药栈和同仁堂关系紧密，同仁堂每年从通济元购买原料药材的数量很大，形成唇齿相依的局面。通济元知道，同仁堂的业务越发达，通济元作为供应商，其业务肯定也越好，双方将是供销双赢。同仁堂要求的是药材的优异质量，"不畏价高，但求货好"。有好药材时，通济元首先通报给同仁堂。同仁堂也会出好价钱来买，有时甚至是全部包下来。这样包下来后，就再没有别家药铺能超过自己，因而巩固了自己的权威地位。

据说，作为供应商的通济元药栈，与同仁堂的紧密伙伴关系维持了近两百年，一直保持到20世纪中叶。毫无疑问，通济元一方面是同仁堂的联盟供应商；另一方面也是同仁堂药材的首席顾问。

五、我儿时的学药经历与体验

1.观看通济元技师手工"镑"羚羊

亲身经历

我仍然记得60年前通济元的师父每年来我家加工犀角和羚羊时的情形。

那时的加工工艺相当原始，加工犀牛角和羚羊角的方法也很特别。先是要把牛角"镑"成薄片，然后再碾压成粉末，成为药粉。"镑"的过程就是用一根约四五尺长的木棍，木棍上横向装有一排钢质刀片数个，将木棍插入板凳上的一个铁环中（可以前后滑动，不能摇摆），再将牛角用铁钳固定在板凳另一端，用钢质刀片去连续刮削犀牛、羚羊角，这样的工艺叫做"镑"。

"镑"下来的犀牛、羚羊角都是薄片，再经碾压即成为药粉。父亲告诉我，所以要使用这种方法制作，是因为羚羊、犀牛的价格极贵，为了避免药粉中产生絮状物，先镑成薄片，可使药粉更细，加工时的损耗就会更少。

　　每次通济元来人加工，我都要搬个小板凳坐在一旁悉心旁观，那时我只有几岁。现在，已很少有人了解这种加工工艺了（见图5-2）。

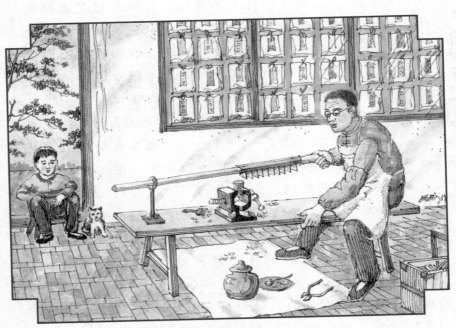

图5-2 童年观看通济元药师上门"镑羚羊"（笔者绘）

2.少年时期手制羚羊粉，"临床"使用遭警告

这个幼稚而惹人发笑的故事发生在60年前，当时我正值少年。

亲自体验

我对通济元的师父"镑"羚羊的事印象深刻。有一天，父亲突然对我说："以后不必请通济元来人加工，不必请他们来"镑"羚羊、犀角了。因为我发现了一种更好更快的加工方法。"说罢，就打开抽屉，拿出一个圆轮钢锉。

父亲对我说："你看，这是一个圆轮锉刀，把它装在电动机上，直接可以把牛羊角锉成粉末。这是我的发现，出粉又快又纯，无纤维絮，少损耗。"父亲没有使用"发明"这两个字来形容他的发现，我知道他一向实事求是，对"发明"和"发现"的区别很注意，不愿一味地夸大自己的成果。父亲又说："我尝试使用一把三角手锉做试验，用手锉来锉犀牛角，发现很容易锉成粉末。于是，我去订做了一个圆轮锉，装在电动机上，电动机转得飞快，锉的加工也飞快，仅用一道工序即可加工成细粉，颗粒很细，成品率高。"我看到父亲把三角锉刀放回到书桌的抽屉里，同时还注意到书桌上还有一块剩余的羚羊角和一块犀牛角。

经过清洗抛光后的羚羊角，外观很漂亮，晶莹剔透，很像玛瑙石，招人喜爱。"细料柜"的先生曾告诉我，羚羊角是凉性的，退烧有奇效，我牢记在心。也许是环境对我的影响，也许是祖先的家传习惯，但不论怎样，我总是不由自主地想用我自制的药品给人治病。

一日，学校里有同学感冒发烧。当天晚上我用手锉把书桌上的剩余羚羊角锉下小一块，成功地"制作"出"羚羊粉"。第二天把这小包羚羊角粉带到学校，见那个同学还在发低烧，就说："我有第一流的秘制好药，你马上用开水冲服这包'比黄金还贵的羚羊粉'，试一试我这金牌秘药，药力如何？"又自鸣得意地说："这里还有一副化毒丹，一包芦根、姜片和红糖，冲水一大碗，趁热一次喝下去。"果然，在下午上学时，他已经大好。同学们都用钦佩的眼光看我，我因医好了同学的病也十分高兴。

下学时，因为医好了同学，我怀着百灵鸟般的心情走在回家的路上。及至回到家中，高兴地把这件事告诉家人。岂不料，家人大惊失色，严厉地警告我："下次万万不可再给人配药吃！吃药不是小事，羚羊角是大凉之药，凉药吃多了，后果不堪设想！"我此时这才意识到事情的严重性，不禁一身冷汗。

后来又有同学感冒，找我要"比黄金还贵的秘制羚羊粉"，我只好说："家里把羚羊锁起来了。"他们去找另外一个同学，他家也经营中药，他拿来的药效力不显著，服下以后依然如旧。同学们要我回家去取好药，我只好敷衍搪塞，保持沉默。老师知道了也说："别的药铺和乐家老药铺就是不能比。你看，上次他拿来的药粉多有效。"可是我不敢出声，好像很谦虚，实际依然是心有余悸，不敢造次。

3.用传统方法鉴定药材——我学习用"捻"法鉴定麝香

过去几百年的时间里，国药业一直采用传统方法鉴定药材原料，不用化验和仪器，其可靠性仍然相当高，药材鉴定专家通过眼看、手摸、口尝等传统方法，其准确性比仪器并不差。

麝香属中药材中的"细料"，价格不菲。《神农本草经》把麝香列为上品，经常用作神经中枢的兴奋剂，外用能镇痛、消肿，所以麝香成色的鉴定很关键，一则关系到药的效力，二则关系到药的成本。

麝是一种林栖的兽类动物，麝香取自雄性麝兽的麝香腺囊，此香囊生长在肚脐和生殖器之间。香囊的分泌物就是麝香。麝香呈黑褐色，有强烈的香味，从很远的地方雄麝就可用腺囊的气味吸引异性。大量的麝香会发散出苦味，少量的麝香就很香醇，可以制成高级香水。麝有野生和驯养两种，以四川打箭炉出产的麝香药效最好，甘肃甘州次之。

曾一度享有盛名的"杜盛兴"，它家的产品不是野生麝，而多来自驯养麝。"杜家麝"常提供"毛壳香囊"，且品质可靠。"毛壳香囊"是把香囊割取后阴干，使用时剖开香囊，除去囊壳后即成为"麝香仁"，其中的小颗粒称为"当门子"。

传统鉴定麝香是靠眼观、口尝、鼻闻、手捻，鉴定者靠自己丰富的经验通过综合比较来鉴定，有着较高的可靠性。父亲曾教我用传统法鉴别麝香，大致方法是：

鉴定者先要洗净双手，然后再用毛巾擦干，在空气中晾到手上完全没有潮气。然后，把麝香从密封的容器中取出来（一般使用玻璃研磨瓶塞的玻璃瓶），剖开囊壳。因为麝香的挥发性和渗透性很强，不能长时间地暴露在空气中，所以一定要密封。鉴定者用镊子夹取绿豆大小的一块麝香，放在食指与拇指之间反复揉搓，行家把这个动作叫做"擎捻"也叫作"擎"。父亲说"擎"的动作在食指与拇指间要进行30分钟，而且不要间断，要使麝香深入到手指的皮肤中，内行人称之为"擎麝香"，用以鉴定麝香的成色。擎捻30分钟后，再反复用肥皂洗手，共10遍。每遍都要认真搓洗冲净，每次都用一小块净布擦干。然后把这块小布片挂在通风的地方。这一天之中，不应再用手干别的事情，保持手的洁净。这时的两个手指会很香，你走到哪里都会有人闻到香味，直到入睡。如果等到第二天，手指上的余香犹在，香味减退不多，就说明此种麝香的成色很好；如果香味经过一个夜晚，气味减退很明显，就说明成色较低。擦手的那块小布片也会有同样反映，小布上的余香较为明显者，其成色高。

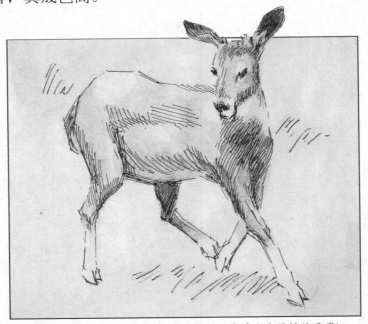

图5-3 麝(体形不大，与梅花鹿相似，麝香取自雄性的香囊)

至于麝香的香味会因产地而不同，这就全要靠经验的积累了。

　　现代鉴别的方法更为科学，可以测定出含量的准确数据。然而上述这种简单鉴别的古法仍不失为一种实用的鉴别手段。

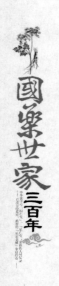

第六章
清朝中期同仁堂一度典
出，铺东与牌匾坚持不换

一、同仁堂的低谷与中兴

清朝中期同仁堂受嫉遭陷害后，曾经一度典出，但铺东与牌匾坚持不换。

史料记载

同仁堂自康熙八年（公元1669年）创建以来始终由乐氏家族独家经营，但是掌权人因为同仁堂受嫉遭陷害事件，掌门人所受的打击过大，体力、脑力、财力不能支持，再加上同仁堂铺面及铺房因失火被烧毁，无力重修，整个局面难以维持下去了，只好上奏朝廷说明原委。最初朝廷是准其所请，责令督察院另外招商。可以想象，看到过去朝廷对同仁堂的高压政策，朝廷的无情迫使众人接受教训，望而生畏，致使供奉御药的事在整个北京城内竟无药铺敢于承办。朝廷处境十分尴尬，只得放弃高压政策，乾隆出于万般无奈，亲自批示准许同仁堂招商，但字号不得改变，仍用"同仁堂"牌匾，同仁堂的铺东名义和药品质量也继续由乐姓监控。自此，同仁堂在经济上开始了其最艰难的时期。

1.同仁堂典让给外姓经营，铺东不变，牌匾不换

此时，有商人张世基愿出资接手经营同仁堂，但朝廷始终不愿放弃以同仁堂的名义供奉朝廷医药的情况。在乾隆十八年之后，由只会经商的张世基承办。张世基虽然是乐家的世交老友，但张氏因缺少医药经营知识，以至没有几年就入不敷出。无奈之下，只好改为典让的形式，实行合股经营。这是中国历史上早期的股份制合同。现存有一份同仁堂在嘉庆二十三年（公元1818年）的典让合同，内容如下：

王宅

立合同人王文相、众东家、朱家瑛、李廷林等，因金兰交契，意合同心，今合伙典到同仁堂药铺一座，两处房间家具装修等，言明实典价贰两平纹银四万三千八百两，又陆续欠本堂公中银三千九百两，二共押银四万七千七百两，一典八年，银到回赎。与乐姓立合同二张（乐姓收执一张、本堂公存一张），开设生理年期，算账所得利息作为十七股，乐姓应分一股半，内除典与朱姓应分一股，乐姓净分半股……

（下略人名、本银及股份）。

通共人银股份总计四十六股五厘，再回乐姓合同应得利十四股银两若干，按人银两四十六股五厘均分。自立券之后，务须协力同心，倘有私心瞒昧，唯天神共鉴。此系众等情愿，各无反悔。立此合同一样二十一张，诸东各收持一张，本堂公存一张，永远为照。再批以前合同俱为废纸文照。

嘉庆二十三年五月吉日，立合同人某某（下略人名及签押）

此合同反映出同仁堂典出给王、朱、李众人之后，有股东21人，共计三十六股五厘，合本金43800两白银，折合每股1200两。此合同反映出清朝中国式的股份公司章程概貌。

此合同规定乐姓只占半股，仅为三十六点五分之一（相当约2.7%），是很少的一部分。

2.乐平泉（印川公）另起炉灶，自办"广仁堂"

我的高曾祖父（即我祖父的祖父）乐平泉是乐家来京后的第10代人。他有着乐氏家族的典型外貌和典型个性，传说是"身材高挑，面白鼻直，儒雅俊朗，宽厚待人，诚可谓精明强干"。

乐平泉，字清安，号印川、槐亭（公元1810～1880年），嘉庆十五年出生(庚午年闰三月初十)，是乐嵩年的遗腹子。原来乐平泉是"凤字辈老三房"乐毓秀的嫡亲曾孙，乐平泉还有两位兄弟名为乐定元和乐茂（见《乐氏家族世系的树枝形图谱》）。由于乐定元、乐茂均无子嗣，乐平泉在血统上属于三房，过嗣给二房乐百龄，在名义上属二房，因此他是乐家全族唯一的继承人，这样一来到底算哪个房头也就无所谓了。

乐平泉少年时正是同仁堂的低潮期，父亲乐嵩年的房头没有掌握同仁堂的经营权，因此家境很差，孤儿寡母，他只得在北京"懿文斋"南纸店（现在通称文具店）当学徒，自己养活自己，在严冬甚至没有足够的被褥，往往用毛头纸叠垛御寒。他是经过艰苦生活磨炼的人，这种磨炼形成他后来成就大事的必备素质。我辈在童年时常听大人说："老祖宗能吃苦，没钱的时候，只能拿纸垛当被子保暖"。

道光十一年（公元1831年）乐平泉21岁时过继给堂叔乐百龄为嗣（乐百龄是凤字辈老二房）。乐百龄（京9代）秉承乐梧岗的衣钵，一直管理着同仁堂，他安排乐平泉进入药业，使其成为乐家同仁堂的唯一继承人。乐平泉素来机智聪敏，善学习，勤思考，心怀大志，阅历很广，人情达练。但那时同仁堂已盘典给姓朱的一家经管，为此，乐平泉心中总不平静，期待有一天自己能尽全力使同仁堂完全回归乐姓故主，这是他平生最大的志向。乐平泉过继给叔父乐百龄进入药业后，他把仅有的一点收入留下少许作为生活费，其余全分给各族兄弟们，而且议定："……同仁堂药铺永为清安（即乐平泉自称）世业铺底，家具亏空赔赚，均与族兄三家无干……"乐平泉自己除了有一个铺东的虚名外，每日只挣得"字号钱"五吊（每块银元可换取46吊铜钱，5吊钱仅合0.11银元）。

苍天不负有心人，道光十四年（公元1834年），朱姓的管事人因几年来经营不当，形成大笔亏空，债务缠身，已无力经营同仁堂。乐平泉估计将来迟早会出现翻盘的机会，于是就着手酝酿收回同仁堂的计划。

有一位姓庆的皇族，是八旗满人，颇有意经营同仁堂，于是乐平泉便把同仁堂典给了这位八旗子弟。不消两三年，再一次因为经营失当，这位姓庆的皇族也经营不下去了。于是同仁堂再次典给了一位姓董和一位姓张的两位商人。

乐平泉头脑精明，他并没有旁观闲坐，而是趁机自己在崇文门外办了一个小药室，店名广仁堂。广仁堂采用同仁堂的配方，按照祖上的传统，严格炮制各类药品，毫不草率。乐平泉卧薪尝胆，埋头苦干，由于药品炮制精细，药效出众，很快在当地小有名气。

广仁堂药店虽然不大，历时也较短，但是悬挂着"乐家老铺"的牌匾，这是因为广仁堂的确是乐家老铺传人乐平泉亲手创建。

3.道光年间同仁堂真假难辨
——外典同仁堂制不出同仁药
反要靠广仁堂秘制同仁药

虽然表面上同仁堂归由外姓经营，可是药品制作仍始终没有离开乐氏家族的手。所以说，同仁堂历史当中虽然有几十年典当给外姓的经历，但其制药之关键仍然与乐姓紧紧相连，药品生产与背后乐姓的制药技术藕断丝连。这种说法有史实为根据。

史料记载

乐家多年保存完好的道光十九年的契约有以下文字记载：

广仁（即广仁堂笔者注）所存货物招行家作银均卖与

同仁堂收用，其银一年内归还。所有广仁现有痧子药、平安丸、涌泉膏、硇砂膏、返魂丹、宁坤丸、瓜子眼药、七厘散等，向众言明，由乐清安（乐平泉别字，笔者注）自行配合，交付同仁堂永远代卖。以上数药言明不许同仁堂自为添配，言明每月得价一千，交乐清安钱六百，于每月初归交清楚。

从契约中的文字可见，外姓掌握下的同仁堂基本不懂如何制作优质药，所以制不出合格的药。他们要想生存，只好依靠乐平泉所开的小小广仁堂来供应优质药品。等药制成后，暗中交给同仁堂出售。契约规定的"言明每月得价一千，交乐清安六百"，是说，每售款一千，就要交付六百给乐清安。也就是说，同仁堂售药的60%归乐平泉所有。这样一来，外姓掌握下的同仁堂只是个代买的空头门面而已，这间代卖的门面只能靠广仁堂供药才能维持堂皇的供药局面。

正是已经到了上演真真假假、虚虚实实的戏剧性场面的时候——外典同仁堂制不出乐家传统的同仁药，反要依靠乐清安的小小广仁堂把同仁药做精。

诚然，乐平泉对自己颇有清醒的估计，他没有被胜利冲昏头脑，没有一下子把全部药品包揽下来。他只是牢牢控制一部分关键药品作为基础，以绝对保证药品的权威性；但是也绝不再把更多的权威药品供应给外姓掌管下的同仁堂。乐平泉循序渐进，安心耐心做配角，直等到有实力包揽全部药品再全面盘回。他计划到了那时，外姓商人肯定会被挤垮，那也就是他全部盘回同仁堂的时机。所以乐平泉不动声色，继续安心炮制自己的秘药，静静等待翻盘时机的成熟。

此时乐平泉对未来已有十成把握。

从中的领悟

由此我领悟到了传统药业发展的两个道理，用现代的话说就是：

第一，以制药为事业的同仁堂并不是一个纯粹的商业实体，因为"乐姓药业的大目标并不仅仅是片面的盈利，乐家的大目标是济世养生。因此目标的组成很复杂，而且专业含量大，不可能简单按照商业原则经营。同仁堂在嘉庆年后的几十年中，虽然几度易手；然而，凡是以纯粹商人的经营头脑接手去追求最大利润时，均无法持久，终于只能回归同仁堂原主"。因此不要以为同仁堂回归乐姓是命中注定，那是因为乐姓人士有制药理念，有自主研发能力。事实说明，同仁堂只要落入别人手中，不消几年就赔钱亏空；而乐家有宗旨，有方针，有人才，他们可以把几十年前典给外姓的药铺赎回，重整旗鼓，再度兴起，持久地办下去。

第二，从科学发展观来看，同仁堂始终坚持的是"发展是硬道理。""乐家老铺不仅追求诚信，同时不断创新，保持可持续发展的原动力"。由此看来，企业取得成功的道理，古代和现代大同小异。

乐氏祖先从不提倡把风水、占卜作为前瞻的手段，而是坚信上天主持公道，勤劳诚信，爱惜天物，仁爱大同，堂堂正正做药，实实在在为人，怀揣良心，一定善有善报。

4.印川公中兴祖业，全股盘回同仁堂

有志者事竟成。道光十九年，董姓商人感到年事已

高，实在难以维持这样的大场面。于是亲友建议与乐姓人联手分工经营，采用同仁堂在前门做门面，乐平泉的广仁堂在背后进行制药，以此联营方式维持局面。这样一来，不仅同仁堂的药品质量可以保证，大局也可以继续维持。然而利润的大部分则给了乐平泉自办的小店广仁堂。

道光二十三年（公元1843年），董迪功总计亏损白银近10万两。这对乐平泉来说，无疑是个极好的机会，但他所面临的最大问题是资金。到哪里才能借到如此大量的银款呢？这成为乐家能否立刻盘回同仁堂的关键。

道光年间，北京有一个钱庄（又称银楼，即中国旧时的银行），名为源记票号。此票号的财东是山西省祁县的渠源浈（当地人称旺财主，因其乳名叫旺儿）。旺财主是中国最早的大钱庄的东家。据说其祖上有南北朝时的东匈奴血统，故而其人鼻高、肤色白，瞳孔形状为三角形，有别于汉人，其外貌与性格均与汉人不同。旺财主祖先姓"沮渠"，此姓直接来自当时的匈奴官名，后来汉化后改成单字姓"渠"。据说，渠源浈独资经营的票号始自乾隆年间，后来他的钱庄除了源记票号之外还有三晋源票号、百川通票号，遍布中国大商埠。源记票号的发迹是靠经营长裕川茶庄。当时他们把中国的茶叶销往东欧及莫斯科等地，生意做得很大，颇具跨国经营的经验。有了相当的本钱，于是开始经营钱庄。其钱庄生意也做得很大，甚至做到了首尔（旧名汉城），以及东京、莫斯科及东南亚等地。

自乐显扬首创同仁堂以来，乐家最关键的人物以乐平泉为最。他不仅收回了同仁堂，还将同仁堂"推向封建时代商业经营的高峰，其经营同仁堂的思想、方式、手段贯穿于晚清数十年，甚至可以说这种影响延续至民国，直至北京解放，是中国药业史上一个典型。（见《同仁堂史》）"

这时的同仁堂是传统的"前店后厂，店厂不分"的经营模式，由铺东自掌自管店里的所有事务，从此不准再由外姓代理经营。

故事大意

在筹资的过程中，有一天，乐平泉在和朋友相聚的餐桌上，有人谈起了源记票号。这人对乐平泉说："现今，有能力出资帮您筹资盘回同仁堂的，我看只有'源记旺财主'他们一家。"

又有位好友说："凭借同仁堂百年的信用和威望，大可与'源记'掌柜谈一谈。做生意需借钱，本来就是件商界的平常事，不算低人一等。何况您还有朝廷供奉的资格、铺面、房产和库存原料在手，这些都是跑不掉的，估计源记票号会考虑。他运作票号嘛！借钱给谁都是借。您是大户，更可靠。"

公元1843年，源记票号由其堂弟渠寿昌经手贷款给同仁堂白银数万两。这笔贷款解决了同仁堂资金不足的燃眉之急。于是乐平泉当机立断，抓住机遇，全部偿还债务，一次盘回同仁堂。

百余年后（20世纪60年代），同仁堂与源记票号两家缘分不断。有一次在京津铁路客车上，我和父亲便遇到了我中学的同学渠川璐（任中国航空航天大学教师，后任教授）。

父亲问道："贵府府上可是山西祁县人？"

渠川璐说："很是，我祖上是在山西省祁县，祖产渠家大院。"

父亲说："你可知道，你我两家可算是百年世交了！"

渠川璐说："不清楚。"

父亲又说："当初，道光年间，你们家的'源记票号'正值鼎盛之时，而同仁堂却处于盘回祖业的艰难时刻，承蒙'源记'伸手帮助我们筹措巨款，大力协助乐家盘回同仁堂的全部股份，所以百余年来我们两家诚可谓世交。"

渠川璐高兴地说："这实在称得上是缘分。"

据说，清朝中期山西票号的收益极高，官府用钱也常找这些票号拆借，甚至清室宫廷也不例外。当这些高官处于手中资金周转不畅时，常伸手向这些票号借钱，然后用他们的特权来偿还贷款，所以这些票号手中也掌握有特权，势力很大。传说老佛爷（即慈禧太后那拉氏）也曾间接地向山西的票号借过钱，因而没有人敢找这些票号的麻烦。这些山西票号的安全因而得以保证。实际上他们已成为有官方保镖的私营金融业。这种朝廷和商企二者互相依靠的情况，可说是中国历史上的一种普遍现象。

渠氏家族和山西土财主的理念很不同，渠家的理念较超前，他们不像家乡土财主那样，把银锭化成银水，然后浇到土井里做大银山，让别人不能搬走。渠氏家族四处投资，广交官府，开设钱庄。后期径直把钱庄开设到国外去，进行跨国经营。但是到了清末，军阀混战，社会大乱，金融业失去了存在的起码社会条件，钱庄因此没有社会信用作保证，故而无法经营下去，山西钱庄的鼎盛时代遂一去不复返。1930年抗战开始，遍地烽烟，就更不可能有任何金融活动了。

5.印川公收回同仁堂，建立自己的经营体系

乐平泉艰苦奋斗一生，直至盘回全部同仁堂的祖业，因此他和夫人许叶芬两位先祖永远是乐氏家族的传奇人物。

文献记载

现存完好的契约，摘录如下：

立推还契约董启泰，前于道光十七年十二月首旬，同慎有堂合租得乐清安祖遗同仁堂药室乐家老药铺一座，议明每日乐宅在铺中取租京钱五千文。所有铺内货物，同众结算冲销过，铺中实亏银八万零五百四十两。开列清单名执。嗣因慎有堂张与十九年十一月病故，遂将合租同仁堂铺事推与董启泰一人自办，因生意消疏，致有日亏一日，不能支持，情愿推还与原业主乐清安与张大镛，自开仍邀同各行主公盘公算，物货价值抵消外，实亏欠银八万四千三百九十六两三钱八分。除原亏银八万零五百四十两外，实新亏市平银三千八百五十六两三钱八分，今董启泰一时不能措偿，情愿立有亲笔欠票一张，交与原业主收存，以便将来陆续归还。

仰仗执著的信仰，公雅的理想，勤奋的行为，终于在道光二十三年，同仁堂经过几十年的外姓经营，重新回到乐家手中。至此，乐平泉用了十几年的时间力挽颓势，中兴祖业，后人尊称他为"印川公"。这是按照中

国古时的习惯，长辈可以直呼晚辈大名；可是晚辈不可以称呼长辈的名字，只可呼其"别号"。"公"字是对先生的尊称，乐平泉号印川，故而晚辈人礼貌地称他为"印川公"，以示对德高望重先辈的敬仰。乐平泉平时则自称乐清安。

这时同仁堂的经营模式是传统的"前店后厂、店厂不分"，由铺东自掌自管店里的所有事务，不免费使用"徒弟"，不准再由外姓代理经营。乐印川规定，同仁堂的大事要"事事由东"——大事的决定权在铺东手中，不聘请"掌柜"，只聘请"查柜"。因为当时北京普遍存在"坑东害伙"现象，就是掌柜坑害东家，伤害伙计。同仁堂的制度和家规控制了同仁堂所有的重要环节，从配药、制药、售药铺东都必须亲自监督。

同仁堂还规定，乐家的家属，女眷们都要参加药品包装劳动，且没有报酬。许夫人自己就身体力行带头参加女眷"包金裹药"，"大房"的家属坚持这项工作近上百年。

亲身经历

我自儿时就看到母亲和长房长孙的家属们每个月都有几天日夜加班地"包金裹药"。所谓"包金裹药"就是用金箔将几种贵重的药丸包起来，即是众人所说的"金丹"。金丹外面再包一层棉纸保护金箔。"包金裹药"所用的金箔是由纯金锤打而成，既薄又轻。稍有气流金箔就会被吹乱，因此必须用两层棉纸中间夹着一层金箔，以防粘连。手指只能接触棉纸，不能接触"金箔"，因此很难控制。操作时，要屏住呼吸，戴上口罩。由于金箔与手接触会黏在手上，所以需要用一种特别的手法才能把金箔包到药丸上。最艰苦的季节是盛夏。那时没有空调，每包好二三十副药后，就得起身擦汗、扇风、喝水，未经训练的人很难胜任此项工作。我和姐妹们自小时起，经常看着家中女眷"包金裹药"（口语简称"裹药"），我们知道各种手势和手法。长大后，我们课余时间也参加"裹药"。由于我们从小经过旁观实习，再动手实践，已经可以达到专业要求。今天回想起来，作为中药世家的后代，我们自幼也曾经是掌握了"包金裹药"特种工艺的行家里手，专业性的"劳动锻炼"使人感觉到别有一番亲切的滋味。到现在，只有我们这一代才会具有此种亲身操作的体验。

6.印川公虽大力经商，却依然持续新药研究

印川公擅长经营，精于公关，能抓住商机不放手。但他的主要精力依然放在制药上。

印川公研究新药不遗余力，锐意创新，他深知创制新药对于未来持续发展的重要意义。他研制出来的药品，包括上百种新药极大地丰富了同仁堂原有的药目。不仅如此，现今同仁堂的"招牌药"中至今还保有原来《药目》中的名药。可见，多数同仁堂的招牌药大多经过印川公亲自钻研与调制，包含有印川公独到的心计。

事实上，乐家先辈早有集中精力经营药业，不沾染恶习的先例。

故事大意

吾家先辈大多集中精力经营药业，有着不涉足花街

柳巷的禁忌。

当时社会流行一种恶作剧，喜欢拿循规蹈矩的老实人开玩笑。有一次，乐家某辈人与朋友在饭庄吃饭饮酒，被朋友灌醉后不省人事。夜半，乐某在梦中闻到浓烈香气，发现自己处于一陌生之地，臂弯中睡有一年轻女子，脂粉香气刺鼻，令人窒息。忙问道："这是何地？"

女子起身说："这是饭庄隔壁的一家有名的妓馆。"

乐某口渴舌干，喝了一杯茶水，酒意未减，仍感困乏，又继续休息。

待醒来时，天已大亮，发现该女子上身只穿一条红绸锈金兜肚，下身只在脚上穿有一双红色缠足小睡鞋，一面扭捏作态，一面艳语挑逗。

乐某起身又喝了一盏茶水，拿出一块银子放在桌上，准备离开。女子见男方付钱后，反而穿衣整理，十分不解。

乐某则目不斜视，坦言自己是事业有成的正经人，家中有贤妻爱子，从来不野游嫖宿。今夜喝醉了，该女子陪同照顾一晚，付点银子是应该的事。自己一向洁身自好，不会上朋友们的圈套，不会借机与粉头苟欢，糟蹋了自己一贯的好品德。

女子闻言十分感慨，因为她始终以为男人见了美女就会变成软骨头，不能自制，从来没有见过这样忠厚顾家的好男人。自己虽然流落风尘，但是总期盼有一天能遇到一个这样有情又钟情的硬汉，感动之下由衷产生爱慕之情。这个红尘女子在目送乐某离开时，居然黯然泪下，依依不舍。

次日众朋友们聚集一起等着看乐某的笑话，结果发现他竟然衣冠楚楚，早早走出门来。众人心服口服，异口同声地承认乐大哥果真是正人君子之辈。

该女子见到众朋友，赞叹乐某是一条"坐怀不乱"的好汉，是鹤立鸡群的首领人才，众友之中无人可比。

据说，这是乐家"凤字辈老四房"中老二房乐梧岗（乐凤鸣别号）集中精力创建同仁堂时的花边轶闻。

二、乐家的内顾与社交

1.乐氏家族的家规祖训

乐家是由平民起家，为保持家业兴旺，自印川公起，乐家立有书面家规，且代代相传。乐家多年保存的这份家规原件，在"十年浩劫"期间流失。其内容经多方查证，归纳如下：

（1）同仁堂字号只允许用于北京前门外大栅栏同仁堂发祥地的一家铺面，此外任何地点不得使用，用同仁堂的字号——正是"只此一家，并无分号"。另一商标，"乐家老铺"的行书匾也只允许乐姓嫡系字号使用，旁系、外姓使用视为非法，应付诸官府解决。

（2）同仁堂日常事务，四大房轮流掌管，大房牵头。重大事务四大房应共同协商来决定。例如，细料房的大铁柜要设四把锁，提取细料时，四个房头要同时出席开锁。

（3）乐家子孙开设药铺应以"济世养生唯医药"为宗旨，如想牟取高利，只应从事其他行业，不得通过同仁堂牟求高利。即使从事其他行业也应有选择，不应放高利贷（损人利己，乘人之危），不应开饭庄（因杀牲太多）。

（4）同仁堂遵照"公而雅"的原则，十分关注"德、行"。不收免费徒弟，只聘请有能力、有经验的药工师傅，所有雇员一律派发工薪（旧时的徒弟在学徒期间无工薪，只免费提供衣食住），不应有劳无薪；所有高级职员一律按"先生"称呼，职员受聘时要经过考试定职、定薪。家中保姆、佣人同样月月发薪，家中不得购买丫鬟、使女，不得无偿使用劳力。

（5）家中女眷不可饱食终日坐享其成，也要参加制药和"包金裹药"等劳动，通过辛勤劳动知道富裕生活来之不易。

（6）长房长孙不可做大官，不可掌握军、政大权，以便集中精力悉心经营祖业。

（7）勤俭持家，杜绝奢侈。守业的后人不可享受安逸，必须珍视祖先创业的艰辛，勤恳守业，坚守家规祖训。北京前门外打磨场大宅有三间祖先堂，按时按节祭拜祖先。

（八）有人归纳了同仁堂的制药要求，收集到下列祖训：

一是遵肘后，辨地产。

炮制虽繁必不敢省人工，
品味虽贵必不敢减物力。

二是只求药料真实，不惜重赏。

三是炮制之术必求其精。

四是修合无人见，存心有天知。

长辈们常说：凡制药，你就必须"对得起天、对得起地、对得起祖先和个人良心、对得起平民大众"。你问心无愧，自可昂首挺立于天地、百姓间。

2.咸丰年间，乐平泉广开财源，进行原始积累

乐平泉收回同仁堂之后，棘手的事很多。同仁堂所有的债务要偿还，日常经营要维持，这许多事务都需用大笔流动现金。乐平泉有很好的信誉，可以先赊购药材，等待药品卖出后再还钱。例如乐平泉可以从北京四大药行：天成、天汇、隆盛、汇丰四大行中赊购各种药材原料；从"杜盛兴"可先取用麝香，然后付款。同仁堂至今仍保存多件当时的借据，其中乐平泉亲笔所书的借据最多，并且都附有相应的按时结清手续的文件。借据井井有条，其诚信态度非一般商号可比。虽然如此，这也只能解一时之急，终归不是长远之计。

史料记载

咸丰八年（公元1858年）有一文件保存至今，有如下文字：

外满洲火器营翼长穆，为知照事，今奉王爷面喻，现在本广通钱铺中一切事务，著准其广亨钱铺之掌柜乐印川兼行照管等因，相应知照广亨钱铺可也。

该文说明，清朝的火器营为发军队财，而以军队为背景开办的钱庄，这时被乐平泉利用，用以缓解同仁堂的财政压力，应该说是很有效的集资方法。

此外，同仁堂还秘密投资文玩行业，低调收集古玩字画以及金银首饰和贵重药材以广开财源。我幼年看到

家中的字画、古玩以及古式家具都属精品、真品。不仅如此，我家还愿出高额润笔费，请著名画家为家人画像。我曾亲眼见过"扬州八怪"之一的罗聘（罗两峰）为我祖先乐毓秀所画的水墨白描全身像。由于儿时观赏过不少字画真迹，因而对国画精品便有感性认识。待我发现清代乾隆年间祖先的画像时，则兴奋异常。

我很小就知道宋、明、清等朝代的名书法家和名画家的名字，以及历代一些精品名画、名帖、名版书的出处等。每当看到同学家中陈列的文玩古物，与自家的比起来则逊色很多。家里大人告诉我说，我家这些收藏品都是真品，原来都是清代皇族收藏的。八旗子弟在皇家停付官饷后没有了收入，便拿出传家宝去典当换钱。这些皇族身无一技之长，无法自立，因此非常贵重的古玩只得低价出售。我看惯了真品，因而遇到赝品便可辨别出哪是冒仿的假古玩。

乐家从不涉足餐饮业，不放高利贷。乐家祖先认为，餐饮业杀牲多，高利贷缺乏人道，都与"济世"的宗旨相矛盾。医药之家应多做善事，上天自会主持公道，善有善报。

我父亲曾多次告诫我们："年轻人自幼必须懂得'自立'，不能光依靠自己家中的老财底，要靠自己的能力'自立'成人，这样将来才会有前途。至于父母的责任，第一是保证你们的身体充分发育，第二是保证你们能够学有所成。你们不要指望家里会留给你们多少钱财。钱财不可靠，尤其兵荒马乱时，一夜之间钱财会无影无踪。学有所成在身，别人抢不走。"至今我仍然感谢父母给我这两件十分珍贵的礼物。他们没有说空话，尽力兑现他们的保证，给子女两件礼物：一是健康体魄，二是教育成才。

我在"十年动乱"期间，工作之余的大部时间都用于阅读"红宝书"的英文版，真可谓是怀揣红宝书走天涯。出差办事的路上，"红宝书"、语法手册、字典是我的贴身读物。人们发现我在读"红宝书"，大都不来打搅我，因此我得以安静地学习。20世纪80年代初，改革开放后我参加教育部主持的联合国留学资格的外语考试，当时所凭借的就是英文版"红宝书"的基础。

我不仅被派出国深造，还得到了中国驻外使馆的信任，担任留学生代表团团长，率领300位学者赴美学习。我下定决心，学成后一定及早回国，以所学的学识报效祖国。

那时中国银行还未在美设立金融机构，于是外事司找我谈话，委任我将留学生的零用钱，随机带往美国。我出色地完成了组织交给的任务。

1983年赴美留学时，我参加了圣保罗超高建筑哥提尔大厦的设计（图6-1），美国明尼阿波利斯市的建设设计师还邀请我在著名老餐馆品尝正宗欧式西餐（图6-2）。

回国后，在一次清华大学校友聚会上，主持人希望大家多谈一些改革开放的新气象。我要求重点发言，因为改革开放政策对我的影响是很大的，我能够在学历资格、写作出版、工程设计、进出口创汇、教学科研等方面成果居班级同学前列，都是受益于改革开放政策。

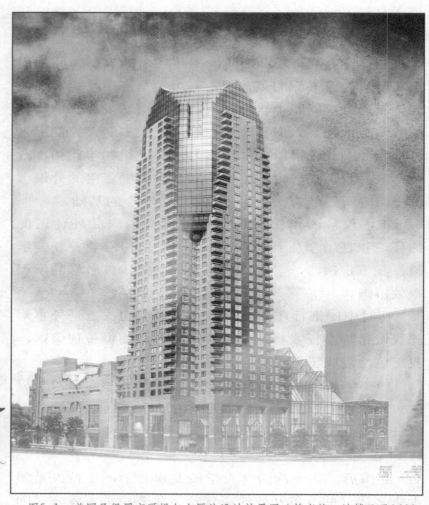

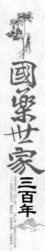

图6-1　美国圣保罗市哥提尔大厦的设计效果图（笔者绘，该楼已于1988
年建成）

3.印川公捐官二品，广交各界朋友，建立同仁堂的
社会公关条件

乐平泉深知先祖乐显扬在康熙八年辞官从医，但自
己在咸丰年间却积极捐官，似乎很矛盾。无奈之下，印

川公道出其中难言之隐，他曾坦然地说："印川做官为的只是同仁堂。"

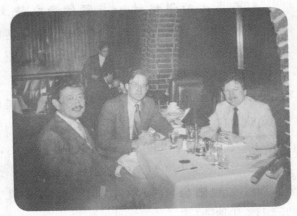

图6-2　美国建筑设计师请我（左一）品尝欧式西餐

文献记载

从同仁堂现存为数不多的信件中发现，乐平泉社交之广泛令人吃惊。信件中涉及的官府衙门有18处，涉及官员239人。由此推测，其总数远远不止这些，同仁堂的交际网络实际已深入到社会的各个层面。

为了提高社会地位，乐平泉在大力交结官府和宫廷亲贵的同时，还自己捐官两次，由四品官至二品官。

咸丰四年（公元1854年）乐平泉"捐官至四品候补道"官衔。至光绪四年（公元1878年）再捐米86石，银票432两，"捐官至二品封典"。因为清政府规定，捐官补课一律不准入纳二品及二品官衔以上，所以此次乐家捐官至二品实属破例之举。

清朝宫廷笃信同仁堂供奉的高质量御药，从而给同仁堂特殊的照顾，清政府甚至公开出面干预，庇护同仁堂在社会上的纠纷。可以说，清廷对同仁堂真是恩泽有加。这种广交各界朋友的传统，一直持续到20世纪中叶。

4. 军界大腕僧格林沁与同仁堂交情至深

僧格林沁（公元1811～1865年）是成吉思汗胞弟哈撒尔的26代孙，嘉庆皇帝的嗣外孙，原本是蒙古科尔沁左翼后旗人。道光五年奉命"御前行走"，戴三眼花翎，赏穿黄马褂，认领侍卫内大臣、镶蓝旗满洲都统、镶黄旗领待卫内大臣、正白旗领待卫内大臣等重要职务。道光皇帝赏"四团正龙补服"穿用，功名极盛。此时恰逢乐平泉与僧格林沁年纪相差不多，二人谈吐投机，因此僧格林沁与乐家掌门人乐平泉交往甚密。我曾听到这几则故事。

故事之一 咸丰九年（公元1854年）乐平泉的姻弟王应昌曾经通过乐家向清朝军界的大将军僧格林沁谋职，送礼黄金150两，顺利谋得官职。由此可见，乐平泉与僧王交情至深，无话不谈，无事不通。

故事之二 传说咸丰年间，有流氓绑匪扬言，准备要挟乐家支付保金，不然要下手绑架乐家亲友。乐家亲友很多，散居北京各处，防不胜防，这时只好请军界来设法保护。乐平泉当即告诉僧王，僧格林沁闻讯后大为震怒，遂下令他的马队大量拘捕嫌疑人。马队在前门外同仁堂及乐家宅邸周围巡逻示威，还故意让马队保护乐家的女眷外出购物。此种由骑士保驾名门佳丽上街的出行场面很有戏剧性。"铁骑护红颜"轰动一时，爆现广告效应。另外还公告社会：涉及此绑架案有知情不报者，按同罪处置；自动坦白、告密者有重赏。于是匪徒内部开始分化，在嫌疑人中出现告密人，此案遂迅速告破。

当时社会上人人都知道同仁堂家属上街有骑兵保驾，认为同仁堂不好惹，有军队撑腰。僧格林沁闻后哈哈大笑，说："那本来是件绑票案，同仁堂竟然趁机把它反过来，变成有利生意的大宣传。真是'心机用尽抓商机，无所不用其极'！"

故事之三 僧格林沁还准许同仁堂组织自己的"护院团"，仅限保卫内宅。护院团员统称为"团勇"（即今天的保安）。他们身穿团服，拥有"火铳"（即装有铁沙的猎枪），日夜巡逻，大造声势。

我小时候曾见堂兄使用过"团勇"留下来的火铳去北京郊外猎取野鸭。猎枪枪筒很长，上面刻有精细的花纹，似乎很有威力。因此，我确信乐家曾经有过"护院团"。

故事之四 另传说，有一个人找到"护院团"的统领，交代自己准备越墙入院偷盗，为的是盗窃一点银两做点小买卖谋生。但他自知身手很差，恐怕从墙上掉下来时遭枪击，于是干脆上门乞求赐赏些生意钱。结果被"团勇"劈头盖脸打了一顿，饿了他一天。第三天发给他一笔生意钱，明白地告诉他说：这是刚柔相济之术。弄得这个人哭笑不得，最后拿了钱高兴而去。

故事之五 同仁堂的外伤药很有名。僧格林沁奉命长期驻防天津。军营对刀伤药、外伤药的需要量很大，而这些药都由同仁堂供给。传说同仁堂为清军特制的刀伤药有奇效，伤口敷上药散后，一个时辰便可止血，三天便可愈合。

5.英法联军之战，僧王军力遭遇科技危机

19世纪60年代，以英国和法国两国为主，假借交换《天津条约》文本的名义，组织联军入侵中国。

历史故事

此时，僧格林沁是清室的王牌军，王牌军的主力是军中的蒙古骑兵。几次国内重要战役表明，僧格林沁的骑兵训练有素，强悍迅猛，几秒钟可突破百米防线，飞驰的骑兵所向披靡，使对方来不及还手。当时的曾国藩就曾认为，成败之关键："在人而不在器"。咸丰皇帝也深信，僧王手下有火器营做后盾，仰仗他著名的骑兵马队，可以歼灭任何外国侵略军。

1860年8月21日，英法联军两万余人自渤海湾的北塘登陆，咸丰坐在北京，在没有任何可靠信息的情况下，竟然企图在北京亲自指挥僧格林沁与英法联军作战。事实上，咸丰根本不懂军事，对外交等知识也所知甚少。他昏庸地以为采取"先礼后兵"的策略可以感化对方。如果对方实在蛮不讲理，大清国依然可以仰仗自己强大的兵力，全歼敌人于北京近郊。咸丰命令僧格林沁班师回京，不必顾虑京城以外的地盘，只需保住皇帝所在的京城，这是唯一的任务。这个荒诞的决定打乱了僧格林沁原有的作战计划，昏庸的咸丰此时还不知道英法联军的潜在目标就是生擒咸丰自己。

众所周知，军队由舰船上岸登陆时的战斗力最弱，敌人登陆之时如趁机进攻可以事半功倍；但是咸丰却制止了清军抢占进攻的宝贵时机，使英法联军顺利登陆成

功，仅仅三天就占领了大沽口。8月24日英法联军占领天津，8月31日（农历七月十五日）清帝派大学士桂良为钦差大臣会同直隶总督恒福到天津向英法联军乞和。9月7日谈判破裂，英法联军开始进攻北京，9月18日攻占通州。然而，多日以来僧格林沁始终是以逸待劳，按兵不动，直等到兵临京城近郊的通州八里桥，僧王才于9月21日下令马队7000人、步兵万余人排开阵势迎敌。令人料想不到的是，僧王在交火的前几分钟还以为英法联军会在清军神速的骑兵前面土崩瓦解，但结果是清军骑兵不堪一击，清军火器的射程远远不及英法联军的新式快枪。

清军步兵只配有长矛、弓箭、大刀，所谓的火器营也不过是落后的"火统"而已。而联军的火力可以在几百米外，一两秒钟内便可命中骑兵的坐骑。再加上新式的大炮，僧格林沁的马队根本无法抵挡英法联军的前进势头。

清帝只知道在"冷兵器时代"，骑兵优势是可在十几秒钟内突破百米外的防线；但是"热兵器时代"的新式"来复枪"更有能力在几秒钟内击溃几百米外的马队冲锋，具有几倍于"冷兵器"的威力。清兵"冷兵器"的传统战斗力敌不过英法"热兵器"的新生强势。果然，僧王骑兵的几次冲锋不能接近侵略军，伤不到敌军毫发。在此悬殊的局势面前，清军马队的心理战线自动崩溃，骑兵和马匹一见到枪炮就望而生畏，有些马匹竟然转过头来回头狂奔。这次战斗中，清军精锐马队的残余只能全线溃退。1860年10月5日，英法联军从八里桥分成两翼，直达北京城下。

为了尽快从圆明园生擒咸丰皇帝，英军没有进城，法军仅在国子监歇宿一晚，次日清晨便出城直捣圆明园。僧格林沁计划在城门以北阻截敌人，结果依旧是不堪一击，败下阵来。

英法联军侵入圆明园后，他们像强盗一样抢夺珍宝。英军为了迫胁清廷早签条约，决定烧毁圆明园一带的皇家园林（据最新史学家考证，清廷因为一时找不到英语翻译，无法与侵略军沟通；但英国人知道清朝皇帝一年中的大半时间消磨在圆明园，超过了住在紫禁城的时间。英军遂以破坏皇家园林为手段，逼胁清廷签约投降；法军没有参加这次的烧毁活动），3500名英军骑兵团的疯狂行动使北京西北郊变为一片火海，圆明园、静宜园等皇家园林被全部焚毁。

咸丰无心抵抗，提前逃往热河的避暑山庄。咸丰听说圆明园被烧，只会流泪啼哭，束手无策。他恐怕下一个要轮到烧掉紫禁城了，于是只有低头蒙辱，甘心签订《北京条约》。这说明，皇室教育出来的统治者，只懂得线装书里的一套权谋手腕，没有起码的现代知识。在与西方对峙的现实面前，只能做个卑躬屈膝、卖国求生的可怜虫。因经受不起屈辱，咸丰卧床不起，再没有回到京城。大清王朝自此一蹶不振。

对于蒙辱的《北京条约》的签订，清廷的反映只能是拿部下泄愤，僧格林沁和瑞麟被撤去官衔，仅仅是职责未变。从此僧格林沁威风大减。

事态表明，没有科技的军队根本不能战胜用科技武装的敌人。清廷的主导思想严重落后于时代文明，造成清朝的全面落后。清军的军事装备落后于对方达百年之久，因此损失是对方的几十倍。更具讽刺意味的是，中国原本是世界上首先发明火药的国家，几百年来却没有突破性进展，致使自己败在以火药为主要技术的热兵器之下。这说明不思进取，只能导致自己处于被动挨打的地位。

由于乐家对僧格林沁的军力一向极其钦佩，故而对此次战役甚感惋惜。我的叔祖父反复向我们这些孩子讲述清兵与英法联军之间的差距。这差距不在官兵是否果敢彪勇，而在于新知识和新装备威力方面的差距。同仁堂上下众人对僧王这次失败原因有深刻理解。

6. 婚庆照片中所见到乐家的社交倾向

这里有一张乐家大房，长孙女乐钟瑗（我的大姑母）与彭志云先生的西式婚礼照片（由旅美堂弟乐伯勋先生提供，西式典礼对应于社交，中式婚礼对应于家庭，中式婚礼照没有找到）。此照片大约摄于1923年（图6-3）。照片中穿中式长袍马褂者为商界及远房亲戚，穿西装者为近亲及使馆人员。三教九流相间集聚，蔚为大观，说明那时思想的多样化，也很能说明乐家历来的社交倾向。

乐家是资深的商家，也是思想最活跃的商界代表。照片中可明显地看到乐家的西式婚纱相当正统，新娘的礼服是浅色的。早在80年前已经对浅色不忌讳，这在当时十分少见，说明乐家是见过大世面的。

照片的背景是北京打磨场新开路大宅的北大房，参加婚礼的有多位名人。如革命前辈李大钊，这表明乐家愿意接近思想先进的人士，尊思想先进人士为智者，并奉为上宾。还有国际知名活动家李石曾，李氏思想开放，力主赴法勤工俭学，汲取西方现代文明。此外还有许多外国人，其中大多是法国驻北京使馆的官员和夫人们，还有其他国家的使馆官员。

根据家人回忆，照片二排左起第9人穿婚纱者为新娘乐钟瑗，右侧为新郎彭志云（曾任政府要员）。新郎右侧蓄须留长发打黑色领带的是李石曾。最后一排右起第6人高出周围的是我的父亲乐佑申，第三排右起第6人，有一蓄须且头略向右斜者是革命先辈李大钊。

照片中新娘左侧第二人是二姑母乐钟萱（伴娘）。六祖父乐达庄蓄短须站在二姑母身后，右边是六叔父乐益卿，第一排第6人戴红花、穿浅色短裤的少年是乐洪滋，第一排的小孩中，左数第五个头顶蝴蝶结的女孩是大堂姐；在最后排的二婶母（乐西园夫人），站在六叔父乐益卿身后，身穿西式女装，参与使馆夫人行列。第一排五、六两人，均穿白衣者是乐西园及另一位叔父，我大哥乐钰是站在第一排小孩中的左数第1人。

辛亥革命使得中国摆脱封建帝国制度后，国情变化很快。各国使馆都争相与中国主流社会的上层交往，积极参加各种官方与民间的社会活动，密切注视中国社会发展动向。这次是九叔父的大姐结婚，因为九叔父在留学生中有较高威信，公认为是为留学生中的领袖，结识了很多外国名流，因此参加乐家婚礼的人中有不少使馆人员和专家，他们积极与北京上层人士接触。

从乐家人的社会活动也反映出乐家的社会交往范围。例如，同仁堂经理乐松生的九妹乐倩文，曾经加入"抗日除奸团"，后来被日军抓捕，受尽折磨，几经周折才被赎出来。

〔注〕

李石曾（1881～1973年）原名李煜瀛，字石僧，河北高阳人。出生于晚清显宦之家，其父李鸿藻曾任清同治年间的军机大臣，是素以保守著称的"清流派"的代表人物。李石曾是其第三子。李石曾6岁从师名家学习汉学，国学功底很深，后来成为国民党四大元老之一。早年曾发起组织青年赴法国的勤工俭学运动，为中法两国的文化交流作出了很大贡献。

六叔祖父乐达庄，与我父亲共同开办乐仁堂，乐寿堂的大房叔侄投资合伙人。

另一说法认为六叔父乐益卿所在位置是九叔父乐夑。

堂叔父乐洪滋是大姑母乐钟瑗之弟。

李大钊（1889～1927年）字守常，河北省乐亭县人，是中国共产党主要创建人之一，中国早年的马克思主义和共产主义者，也曾是中国国民党第一届中央执委。于1907年在天津北洋法政专门学校毕业，1913年东渡日本，考入早稻田大学政治系，后在北京大学任教授，组织成立马克思学说研究会、共产主义小组。1921年中国共产党成立当选三届中央委员，参加领导中国共产党革命，指导北方的革命工作。有很高社会声望，1927年遇害。

五叔父乐笃周（记忆中另一说法是九叔父乐夑）。紧接着站在后面一排的女士，戴草帽者是二叔父乐西园的夫人刘梦钧。

二叔父乐西园及九叔父乐夔（凭记忆另一说法，是二叔父乐西园及五叔父乐笃周）。

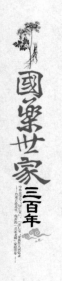

第七章
清末、民国时期的同仁堂

一、许叶芬夫人掌管同仁堂

1.许叶芬夫人与四大房

乐氏家族的"房头排列"从第36世（京11代）开始，根据印川公的四个儿子又有了四个房头，依次为乐孟繁（大房）、乐仲繁（二房）、乐叔繁（三房）和乐季繁（四房）。这就是后来所谓的"四大房"，即电视剧里面所说的"繁字辈四大房"。乐孟繁有两个儿子，乐达亨和乐达庄。我父亲乐佑申是乐达亨的长子，也就是乐孟繁的长孙。因乐达亨体弱多病，且其孙辈乐佑申年纪尚小，均不合适接替祖业掌管同仁堂。于是便由既有能力，又有魄力的女铺东，即印川公之继配许叶芬夫人来掌管同仁堂。

许叶芬有四个儿子和四个女儿，按照辈分许叶芬夫人应是我高曾祖母，高曾祖母也就是我祖父的祖母。她生于道光丁亥十二月十一日（1827年，卒于1907年）。在高曾祖父乐平泉去世之后，高曾祖母许叶芬夫人成为乐家最长者，从而主持乐家全族事务。

许夫人出身于京都名门世家，名叶芬，号少雀，读书识字，能文会写。那时封建社会的妇女很少有人取名字，更少人有别号。许夫人读过10年私塾，故而既有名，又有号。她文墨颇深，见多识广，思路敏捷，心计周密。最可贵之处是善于和亲朋好友相处。遇有难题总能集思广益找出一条可行的途径。她从不独断专行，深得众人信赖，因此主持同仁堂和乐家家务长达27年之久，享年80岁。可以说，许夫人是中国历史上一位成功的女企业家，是研究中国商业历史颇值得关注的女强人。许夫人对事务的处理细致冷静，事必躬亲。对账房各位先生（同仁堂对高级职员尊称为先生）都很尊重，账房各位先生的膳食配制，每顿不论荤、素、冷、热许夫人都要过目查看。每次账房先生报送账本，老夫人一律起身致意；在上层职员上下班时她也亲自迎来送往，从而赢得上层职员的一致爱戴。

许老夫人威望高，一言九鼎，而且勤劳朴实，严于律己。在事业上，知人善任，具备创业者的风范。据说，老夫人卧房的陈设很简单，房中除了储衣柜和字画外，只有一张普通的炕，炕边镶有简单的硬木框，还有两张榆木擦漆的桌子和四个方凳，十分简朴。

2.百年前留影，"四世同堂——全家福"

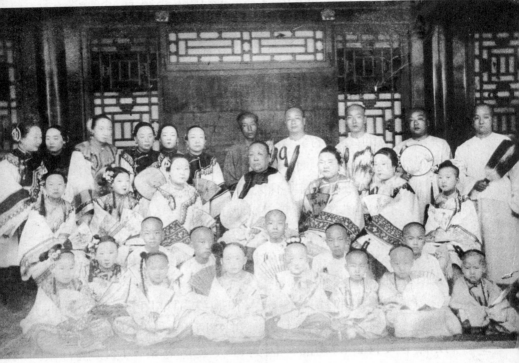

图7-1　四世同堂——全家福

　　"四世同堂——全家福"照中从左至右排序为：

　　第四排：四曾祖母、姨曾祖母、三曾祖母、二曾祖母、我的祖母、曾祖母、曾祖父乐孟繁、二曾祖父乐仲繁、三曾祖父乐叔繁、四曾祖父乐季繁、祖父乐达亨。

　　第三排：四姑祖、三姑祖、四曾姑祖、高曾祖母许叶芬夫人、三曾姑祖、大姑祖、五姑祖。

　　第二排：九祖父乐达璋、六祖父乐达庄、四祖父乐达聪、七祖父乐达仁、亲戚王某某。

　　第一排：九姑祖、十姑祖、八姑祖、七姑祖、六姑祖、十一祖父乐达康、十祖父乐达义、父亲乐佑申。

这是摄于1893年的一张老照片，是乐家的一张"四世同堂"照片（见图7-1）。照片的背景是北京前门外打磨场新开路乐家大宅的祖先堂。许夫人位于第三排右起第四人，四个儿子含笑恭立于背后，第四排右起第五、第四、第三、第二人，依次为乐孟繁、乐仲繁、乐叔繁、乐季繁，其中乐孟繁最长，乐季繁最小。第四排右起第一人是我的祖父乐达亨（许夫人的长孙）。第一排最右边的是我的父亲乐佑申，许夫人的大重孙（即排行最大的重孙子）。那年我父亲4岁（生于1889年）。当时摄影术进入中国不久，国内对摄影术的认识还很幼稚，传说摄影就是从人体吸取血液，因此对身体有害处。冲洗底片时出现的红色药水足以证明就是血液。但是许夫人不信传言，相信摄影是一门新技术，所以从容地拍了好几张照片。

同时拍摄的还有许夫人和胞妹（见图7-2）。那时拍照片可称得上是件大事，讲求拍出个性，所以茶几上摆着个人喜好的物品。因为许夫人喜喝茶，所以摆有茶杯。许夫人的胞妹吸水烟，所以茶几上摆有水烟。从照片中我们还可看到当时清朝中年妇女时装的时尚款式。

电视剧《大宅门》中"二奶奶"的原型，显然就是来自乐家精明强干的许夫人。许夫人的素质并不是与生俱来的，而是来自家庭，来自所受的教育，来自门庭传统和社会环境。另一部电视剧《大清药王》中的"徐瑞珍"夫人的原型也来自许夫人。不过，上面两剧本里的男主角却很难在乐家家史中找出原型人物，《大宅门》中的白景琦、《大清药王》中的乐宏达似乎带有一点乐印川的影子，但在人品上完全不同。白景琦和乐宏达都先后与几个女子纠缠不清，生活轻浮，贪恋女色，而且经常涉足烟花柳巷。但实际生活中的乐印川则完全不同。家中人常说："印川公一生洁身自好"，堂堂正正，没有绯闻。因此我不同意说印川公就是影视剧男主角的人物原型。剧中人的原型有可能是借鉴三房长子乐达聪（三房排大，京12代，大排行第四），也有可能是综合创造出来的一个想象中的人物，与历史人物无直接的联系。

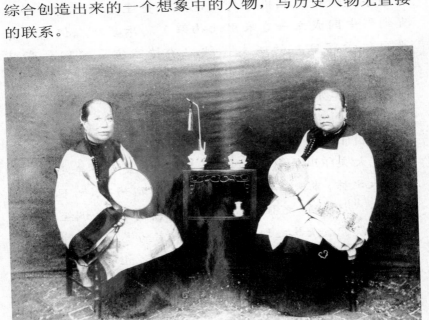

图7-2　许叶芬夫人（右）与胞妹（左，摄于1893年）

3.许夫人重刻药典，再版《同仁堂药目》

文献记载

光绪十一年（公元1885年）乐平泉的继配许叶芬夫

人亲手抄录《同仁堂丸散膏丹配方》，存于太医院。

光绪十五年（公元1889年）许夫人接管同仁堂后，为重振同仁堂名声，再版了乐平泉与夫人许叶芬共同整理的《同仁堂药目》，药目封面由许叶芬签署。此次再版主要是为了增加新药品种，也因为乾隆版的《同仁堂药目》中有的文字经多年印刷已模糊不清，作为药目必须字字清晰；药品排序构架也做了整理（同仁堂百年来直到新中国成立一直采用此构架）。乐家现在仍保存有《同仁堂药目》的版本，被视为传家宝。《同仁堂药目》的再版本通常被称为光绪版，共有药品16门，495种之多，比原来的乾隆版多100多种（见第四章）。

序言中用许夫人的口气写有：

先大夫印川公司职兵曹，情殷济世，更于公余之暇，广求活人之方，前此品备，愈家精炼，所赠药目，殆下数十百种。如："虎骨酒"之强壮筋骨，"安坤赞育丸"之调经养血，"益仙救苦金丹"之培养血气，"八宝药墨"之消肿败毒，"五味槟榔"之健脾和胃，"定喘丸"之止咳定喘，"参茸酒"之治五劳七伤，"如意长生酒"之治气血两亏、夜不成寐诸症。凡此等类，皆系先大夫印川公虔诚创造，屡奏奇功，实古方所未备，用弥密而不授人者也。

《同仁堂药目》署名，是"许叶芬亲选"。书中通篇用宋体字印刷，唯此序言采用手写楷体，以示其为亲笔的纲领性文字。序言中除了回顾29世祖乐显扬及30世祖乐凤鸣的功绩之外，还提到供奉御药的概况。

同仁堂丸散诸药品一贯真材实料，不分患者的贫富、高低。今天看来最难得的是，同仁堂对每位患者都一视"同仁",供奉皇帝的御药房药品只不过是另室存放,药物本身与平民所用药物无异。

在《同仁堂药目》里载有一篇"求嗣说",叙述的是生儿育女的经验之谈(见第八章)。

再版《同仁堂药目》中特别提到的药剂,诸如:虎骨酒、再造丸、安宫牛黄丸、如意长生酒、白凤丸、安坤赞育丸、益仙救苦金丹、八宝药墨、五味槟榔、定喘丸、参茸酒等都是当时同仁堂的新药和名药。

另有几种名称奇特的药品,如以太神针(凤痰门)、白龙粉(伤寒门)、五味姜(伤寒门)、金钥匙(瘟疫门)、黄花油(疮科门)、秘制一笔钩(疮科门)等。

4.乐氏铜人——形象化的同仁堂招牌

清代有许多不识字的老百姓,他们寻找同仁堂药铺不是找招牌,而是寻找一个在店堂内摆有铜人的药铺。诚然是"不识'同仁',只认铜人"。当时不少不识字的人误以为"同仁堂"就是因为店内有铜人,所以命名"铜人堂"。

原来同仁堂店堂之中果真摆有一尊比成人略小的铜人(图7-3,图7-4),铜人按照古代男子形象铸造,由黄铜浇铸打磨而成。铜人周身精确地刻着人体360多个穴位,其外壳可自由开合分为前后两半。人体内部器官一概俱全,一目了然(见《同仁堂史》)。

我国记载的最早的五脏经络铜人是在北宋(约公元1026年)。北宋医学家王惟一奉宋仁宗之命,完成了一部《新铸铜人腧穴针灸图经》。第二年,由他主持铸造

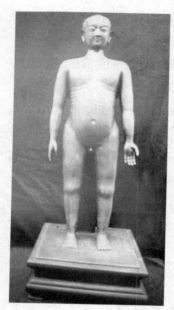

图7-3 清代同仁堂铸造的
铜人正面

了两尊针灸铜人，医界称之为天圣铜人。百年之后金兵入侵，铜人被掠走。之后几经周折转到了元世祖忽必烈手上，重加修复。又过了百年，至明朝正统九年，明王朝仿照天圣铜人铸成正统铜人。不过原来的天圣铜人却神秘地失踪了，其去向至今仍是一个谜。然而，明朝的正统铜人在八国联军入侵时被掠走，至今摆放在俄罗斯圣彼得堡的东宫中。

世代行医的同仁堂乐氏家族有幸在八国联军入侵之前早已得见正统铜人全貌。在正统铜人的基础上，乐家按照针灸穴位，融入行医的经验，铸造了乐氏铜人，其穴位之精准，可以当作医学教具使用。清廷得知此讯，遂下令仿制了乾隆铜人和光绪铜人。所以说，乐氏铜人有着承前启后的重要作用。据说，在穴位考试时，在铜人身上遍涂融化的蜡液，白蜡凝固后遮住穴位。应试人如

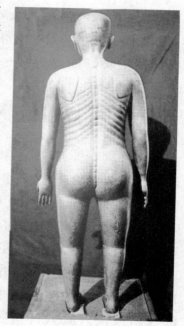

图7-4 清代同仁堂铸造的铜
人背面

能隔着蜡皮用针准确刺入该穴位的孔中，则视为考试合格。

乐氏铜人现藏于北京同仁堂药店。

5.躲避战乱，许夫人带领乐氏一家往山西避难

光绪二十六年（公元1900年）庚子之乱骤起，义和团与八国联军对峙于北京。形势极为严峻，乐家见状只有聚众商议对策。最后决定由许叶芬夫人率领全家，携带细软往山西逃避，静观变化。同仁堂交由大查柜刘辅庭驻京，全权代管。

关于刘辅庭的身世，在《国宝·同仁堂》一书的第一篇中有以下的说法，大意是：当年同仁堂的对门有家药店家叫育宁堂……育宁堂的大掌柜叫刘永泉，在他经营之下，育宁堂的买卖越做越好。乐平泉看到刘永泉品端术精，很想把他挖过来帮自己经营同仁堂，曾表示愿意出高薪聘请。刘永泉考虑育宁堂对他有知遇之恩，不愿有负于育宁堂，于是就婉言谢绝了乐平泉的好意……而刘辅庭则是刘永泉之子，后来乐平泉重用刘辅庭作为同仁堂的查柜。

二、清末战乱中的同仁堂

1.庚子之乱，义和团大闹乐氏宅门

故事大意

1900年，义和团借口前门外"老德记大药房"（原名老德记洋药房，店东为德国人。后因"洋"字太扎眼

而改名）内有人信教，便声称要抓捕里通外国的"二毛子"（即鲁迅笔下的假洋鬼子）。"二毛子"闻风逃走，于是义和团又蓄意纵火焚烧"老德记"铺号。然而纵火焚烧民房总是一件不光彩的事，于是义和团又想出了一个掩人耳目的主意，利用占卜算命作幌子，散布谣言，假借天意以此来达到目的。他们在前门外摆摊卜卦，收取很少卦费，而且卜卦时还附送礼品。赠送的礼品是红枣、鸭梨和大火烧（北京人称烧饼为"火烧"）。因为枣、梨、大火烧的谐音是"早离大火烧"，借此暗示当地住户早早离开，不然会有大火波及。开始的两三天，没有人明白其中的含意，义和团的外围还有个女子义和团组织，取名"红灯照"，专门做妇女的工作。她们就从侧面放风说：要"枣（早）、梨（离）、大火烧"，赶快收拾细软投奔亲友，早早离开免于大火。这样一来，前门外谣言四起，局势大乱。于是义和团便趁机纵火焚烧了大栅栏的"老德记大药房"。由于火势太大，难以控制，致使前门外大街西面20余条胡同变为一片火海，民房、店铺共3000多家被烧毁，差一点儿烧到同仁堂。由于纵火者事先大造舆论，似乎大火蔓延是必然的结果，所以无人责难义和团。

同仁堂侥幸只被烧毁外铺面，老账房先生张祔亭虽然见到火势蔓延，形势失控，但他仍然临危不乱。他静下心来思索片刻，认为最重要的是由孙岳颁题字的同仁堂金字招牌，也就是同仁堂百年之前传世的牌匾。于是他一面组织人救火，一面搬来高梯，自己奋力爬上梯子摘下牌匾。"同仁堂"三个大字的牌匾被老账房张祔亭先生抢出火海。

史料记载

外强中干的清室危机重重，继1860年遭英法联军入侵之后，时隔不到40年又发生了庚子之乱。同仁堂的大查柜刘辅庭老先生在一年之前去祁州药市时就有预感，他曾在他的《众难奇闻》中有所记载：

光绪二十五年（公元1899年）冬季，刘辅庭在祁州闻有义和拳在河间府闹教，商民人等日日惊恐。

面对此种情况，刘辅庭洞察其中的问题，他认为清廷原来应该压制会道门的嚣张气势，但目前却放纵会道门，任凭他们胡作非为，这样做自有清廷暗中的目的。其目的是一方面抵御外国入侵，另一方面借此压制民间的"反清"情绪。刘辅庭预料清廷此举定会引起社会大乱，他便使用"种杏老人"的笔名将此时北京的磨难，以日记的形式写成《众难奇闻》（见《同仁堂史》）一书（图7-5），共抄录两册。这是一本珍贵的史料，他以耳闻目睹的事实，逐日记述了北京前门外的民众所受义和拳与八国联军双重折磨的事实。

义和团进驻北京后，北京前门外成为中外对抗的重灾区，同仁堂的药坊、刀房、药材库都被义和团占领。由于义和团运动是一场农民自发的反帝爱国运动，在客观上粉碎了列强瓜分中国的计划，更加速了清王朝的垮台，有其反帝爱国积极的一面，但是其封建迷信和缺乏指导的致命弱点导致其最终的失败，这便是历史上有名的"庚子之乱"。

义和团有许多派别，各派均以"天师"或"大师兄"为首。成员非常复杂，主要成员是农民、手工业

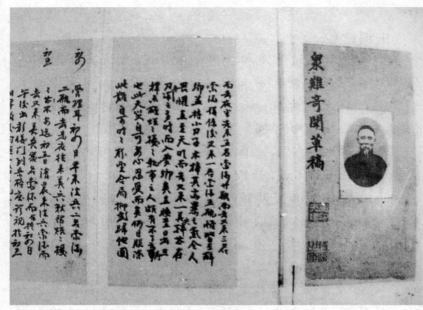

图7-5 《众难奇闻草稿》

者，及一些无业游民，不少人来自文化水平很低的社会底层。他们时常设坛祭祀，要求周围的居民一起参加，同仁堂的职工们也不例外。义和团头裹红巾，身穿白布衫，口号为"扶清灭洋"。有一天，大师兄手下的二师兄通知同仁堂查柜说，再过一两天就开坛祭祀，这次是要考验同仁堂是不是诚心诚意相信义和团。如果同仁堂笃信义和团，那么祭坛上点燃的黄表就会腾空飞起来。黄表腾空代表同仁堂心诚。如果黄表飞不起来，同仁堂就得出一二十人和义跟团一起去攻打洋人。

这令大查柜刘辅庭十分为难，哪里去找20个人去打仗呢？这时，有明白内幕的人相机建议，同仁堂可以直接与二师兄（大师兄的副手）接触，他肯定会告诉你一个有效的办法。于是刘辅庭派人备上财礼，秘密拜见了二师兄。

二师兄告诉来人一个方法，就是派三四个人抢先占领祭坛的第一排，在离祭坛最近的地方叩头礼拜。他们每人手中要各握一把扇子隐藏在胸前，在点燃黄表的时刻用身体做遮掩，利用叩头的机会，用扇子沿地皮朝黄表底盘下的夹缝里扇风，风力要不大不小，这样黄表就会腾空飞起。并嘱咐要事先演练几次。

到了开坛之日，大师兄气喘嘘嘘，等候神仙"附体"。这次是哪吒三太子"附体"上身。大师兄两眼半睁半闭，呼吸急促，鼻眼乱动，泪涕横飞，口中念念有词。黄表点燃后，同仁堂的人按二师兄说的办法使黄表一下子飞得很高。周围的孩子们也跟着起哄，一边跑一边大声喊："三太子的风火轮把黄表带上天啦！"一时间群情激奋，围观群众齐声喝彩。同仁堂查柜不等大师兄神态还原，便马上递去银子。大师兄见到白花花的银两十分高兴，随即宣布：同仁堂有诚心、有诚意，三太子肯定会保佑乐家同仁堂。至此，大查柜刘辅庭才终于重重地舒了一口气，总算是虎口逃生，平安渡过了这一难关。但是同仁堂的生意，却已经荒废多时。同仁堂大门因被抢占，药品和药材被人盗走许多。

一部分百姓见到众神仙可以在凡人身上"附体"现身，便认为与洋人交战可以"刀枪不入"，打败洋人已有把握，于是欢欣鼓舞，奔走相告。对此有识之士见状却十分痛心，认为打败洋人根本无望。因为清王朝已依赖"会道门"执行国防职务，说明清室气数已尽，不必奢望"会道门"能战胜入侵外敌。同仁堂历来是现实主义者，头脑清楚，众人通过"黄表"的事了解到内情，因而情绪受到很大打击，大家认为："只靠民间力量不能挽救中国"。此时，同仁堂上上下下忧心忡忡，每当提起庚子之变，同仁堂的人总会连连摇头，十分惋惜。

2.《众难奇闻》记述庚子之乱

同仁堂大查柜刘辅庭在《众难奇闻》一书中写道：

"光绪二十七年（公元1901年）新正月初一日，且看中国过新年的景况，唯兵燹之余，残败之秋，与太平盛世大不相同，以致祀神供品、诸人饮食衣服，皆聊聊草草应点而矣"。

意思是："光绪二十七年大年初一，看看过年的'景况'吧！市面上很萧条，与太平盛世相比大不一样。祭神、祭祖的仪式和大家所穿的衣服都只是潦草应付一下而矣。"

1900年8月25日的日记中写道：

"午后来美兵二人进西院，逢人搜腰，在屋搜罗一遍，拿去'如意长生酒'几瓶，少刻又来美兵索酒几瓶而去。""是夜二更来美兵五名，饮酒而去，四更时复来，搜来皮袄两件，女皮袄一件，男坎肩一件，褥子一条。"

1900年9月8日的日记中写道：

"是夜来美兵五名，又来四名，索酒饮，每人携带两瓶而去。少刻又回两个，已酊酊醉矣。有一老一少，在刀房大唱，老者索褥就枕，少者横跳代身段大唱通宵。天明时又来三个一同去矣。初九日早，来美兵三人索酒三瓶而去，少刻又来一名饮三盅而走。"

《众难奇闻》文字生动，语言尖刻，描写入微，是随笔记录当时北京人民被八国联军欺辱、掠夺的第一手记述，是不可多得的史料，弥足珍贵，字里行间充满了忧国忧民的情怀。书中写到：

"……若不再改法仍守旧，是弊不能除，士大夫仍处优养尊，再不知卧薪尝胆，鼓励精神，则难以复矣！"

"当择通达时务之君子，逐除愚滞之小人，上下一心，百年后可望强盛矣。若仍守旧法，胶滞愚蒙，知进而不知退，有勇无谋，知己不知彼，以邪术符咒要破利炮，以虚而破实，以孤而伤众，以顽钝而攻灵巧，以理正为偏，以无理为有理，淆乱朝纲，再用无知小人理政，不数年则归他人所有矣，呜呼！"

面对官府袖手旁观，让百姓受害的无奈，刘辅庭在《众难奇闻》中又写出了对后人的寄语：

"……礼仪之邦受此欺辱，皆因国家失计之故，仰望少年子弟他年当学格致，更应鼓励精神，忠国爱民，众人一心，50年后此仇不难报也！"

"……劝后生子弟别忘毁都之仇，自要谨慎勤学机器悟格致（即科学技术，笔者注），50年后能持驾游历海面，枪炮击远能命中，并到各国海口一游，彼等自不敢轻视……"

意思是说：如果不变法，一味地守旧下去，这种种弊端绝不可能消除。官员们如果仍饱食终日盛气凌人，不懂得卧薪尝胆，鼓起精神，如此下去国家就难以恢复了！国家应当挑选通达时务的优秀人才，排除低能无用又心胸狭窄的小人，上下一条心，100年后国家有望强盛。如果仍然保守护旧，只知好大喜功，不通晓大局，且迷信会道门的法术符咒，企图用虚假的迷信来打败强大的外敌是不可能的。如此下去，国家很快就要归属别人了，其后果不堪设想。

他认为，一个泱泱大国、文化礼仪之邦，受到如此的欺辱，是因为国政失误所致。今后青年应当学习科学技术，更要振作精神，忠于国家，热爱人民，50年后能靠自己的力量驰骋在公海上，远程枪炮能命中目标，还可以到世界各国的海港访问，那时他们就不会轻视我们。

刘辅庭只读过旧式私塾，然而他在事实面前已能够清楚地悟出这些，实属难能可贵。纵观通篇《众难奇闻》，所说的无外两个要点，也就是20年后"五四运动"所提出的两个拟人化口号："德先生和赛先生"——民主（Democracy 德摩可来希）和科学（Science 赛因斯）。由此可见，同仁堂高级职员的文化水平和觉悟颇具现代意识。今天，"种杏老人"感言中的理想都实现了。

事实上，他也代表了乐氏家族对时局和政治体制的总体看法，也是同仁堂采取开明政策的潜在内因。

3.德军进驻新开路乐家，同仁堂施计护百姓

八国联军侵入北京后，乱占民房，查阅乐家庚子年账本，其中记有乐宅供养德国军官的费用。他们每天享用同仁堂供给的精美早餐，丰富的午、晚餐，开销很大。

德军抢占前门外打磨场新开路的乐家宅院后，不仅破坏家具、书籍，还无耻地勒令乐宅负责德军军官一切饮食起居。大查柜刘辅庭见状非常生气，与德军据理谈判，提出条件，只有在保护房屋、家具、陈设不再被

破坏的情况下，才可能提供生活服务。德国军官因受不了德军自己供应的粗糙饮食，无奈之下只有答应同仁堂提出的条件，允诺德军不再野蛮行事。德军此举曾遭到其他国家军队的讥讽，说德国军官是"贪图中国人的恩赐"。可见，八国之间也是矛盾重重。

八国联军司令瓦德西也要享受美食、烈酒和女人，于是他便四处打听同仁堂附近的妓院。不久他与石头胡同（北京旧时前门外的红灯区）著名的"金花班"班主赛金花相交甚密。瓦德西并不是贪图赛金花的娇艳貌美，而是因为赛金花曾经随同清朝官员洪钧出使俄罗斯、荷兰、德国和奥地利，头脑比较聪明，会讲一点德语，彼此能够沟通。赛金花虽是妓院班主，但也通过瓦德西做了一些有益百姓的事，使北京平民少受欺凌。

药酒制敌的故事

乐家老铺"冬设粥厂，夏送暑药，周济贫民，捐资办学"都是史实。同仁堂众人见八国联军终日滥饮，摧残百姓十分气愤，于是群策群力，想出了一条制敌的妙计。

他们选择了一个节日，假作赈酒庆祝，以此对付八国联军的无道。那天大查柜对坐堂的刘大夫说："现在是你献出家传本领的时候了！你家祖传的'宁神安眠酒'今天可以上场大显身手。"

刘大夫迟疑了一下说："这酒就是贵了些，不然可以多配。"

大查柜不假思索地说道："这不用你自己掏钱，柜上出钱。你不用缩手缩脚地那么小家子气，这种事我就可以做主。东家的心气，我知道。"

喝了刘大夫的"宁神安眠酒"不会撒酒疯，反会安然入睡，可睡上两个对时（一天一夜）。一觉醒来，自觉手足乏力，四肢绵软，但是酒香犹在，还思再饮。同仁堂故意在街头摆出八仙桌，桌上放上十几个大碗，五碗是普通药酒，其余碗里是"宁神安眠酒"，另备下酒的干果，专等大兵们自投罗网。八国联军的士兵见众人联欢饮酒，不知是计，他们毫无顾忌，大口饮用。饮后走了不到一里路，有的倒地便睡，只能让人抬回营地。因此而减少了滋事扰民事端。后来此事被传为以柔克刚、以药酒制敌的佳话，充分体现了同仁堂人的聪明才智。

4.许叶芬返京，重整同仁堂

1901年冬，义和团所谓"神仙附体"的"包装"被事实戳穿。清廷无能，走投无路，只得签订《辛丑条约》。这使入侵中国的八国联军摇身一变成了所谓"受害者"，中国反要"赔偿"八国侵略者白银四亿五千万两，即每个中国人赔偿一两白银，年息四厘，分39年还清。直到八国联军撤兵回国，北京城才恢复正常秩序。

慈禧那拉氏与光绪由西安返京后，许叶芬夫人带领乐氏全家也自山西返回京都，计划重整同仁堂，开拓新局面。

由于中断供奉御药多时，所以要立即向宫廷御药房申请继续供奉御药事宜。

对于内部事务，许夫人首先给予同仁堂全体留守人员以物质奖励与公开表扬，向大家当众表示铺东诚挚的感谢。特别是对刘辅庭、张祠亭等有功之臣给予了特别奖励。刘辅庭执意不肯接受物质奖励，同仁堂只好先在账目上寄存。众人都说："东家通情达理，知恩感德，我们这辈子就都交给同仁堂了！"同仁堂东家、查柜、伙计上下同心同德，显现出空前的团结。

战乱后的同仁堂铺面需要立即翻修，并且要新添置柜台、药架、家具等。一天晚上，许夫人把乐家几房的领头人召集在一起，讲述了刘辅庭、张祠亭人的事，谈到动人之处几次哽咽："他们都是外姓，尚且如此热爱同仁堂，我们乐家人岂不更应加倍爱护吗？"言罢，许夫人自己拿出私房财物（首饰）放在桌子上，各房人见状也随即献出自己的私房财物，支持同仁堂重振旗鼓。第一件事是要把张祠亭从大火中抢出来的同仁堂老匾高悬中央，把"乐家老铺"的牌匾粉饰一新，作为第二进牌匾。同时在两侧增加"灵兰密授"和"琼藻新裁"两块新匾额。接下来便是增添柜台、药架和家具。新的格局使堂内更添生气，该格局一直延续到上世纪60年代。店堂之中最引人注目的是那尊乐氏铜人。铜人栩栩如生，通体布满穴位，颇令人震撼。

这些年来不断有人问我："灵兰密授"和"琼藻新裁"是什么意思？2006年互联网上有两篇解释这副对联的文章，分别署名为"同仁堂"和"未名"。此二文说："灵兰密授"中的"灵"即灵台，"兰"是兰室，灵台和兰室都是黄帝藏书之地。挂在药店里就说明同仁堂的医理和方书均来自于黄帝的灵台与兰室的正规藏书，或者是从著名药学家亲传而来。"琼藻新裁"中的"琼"字是美玉的意思，表示珍奇、名贵（如琼浆、琼楼等）。"琼"字的另一解释是指方士炼丹的"八琼"——即朱砂、雄黄、空青、硫黄、云母、戎盐、硝石、雌黄等矿物。"藻"是海藻的总称，这里代表新鲜的草本植物。所以"琼藻新裁"意即这里的药材都是珍贵的、新鲜的。这种解释颇有水平。

有关书写这三块配匾——"乐家老铺"、"灵兰密授"和"琼藻新裁"的书法家，署名"同仁堂"的文章说："据考证，此配匾是清朝八大铁帽子王之一的克勒郡王，爱新觉罗·寿岂于辛丑（1901年）所书"。这三块匾都是用行书书写，匾的上款写的是辛丑年。"乐家老铺"四个字的落款是"寿弟子"，这是爱新觉罗·寿岂的自称。这种字体被书法界称之为"十七帖"。爱新觉罗·寿岂的字丰满而有力，潇洒大方，别具一格。于是这三块行书匾便成为乐家店铺自清末以来的"第二商标"（见图7-6）。

同仁堂重新开张之日，张灯结彩，周围各商号都前来祝贺。重新开张的3天里，同仁堂赠给所有前来的顾客养身酒和平安药。可见同仁堂早在百年前就已采用现

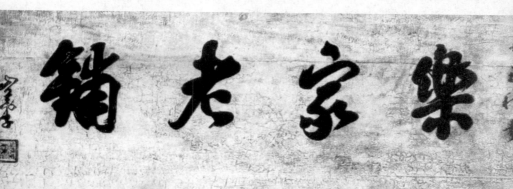

图7-6 "乐家老铺"匾

代馈赠礼包的方式。

许叶芬主持的同仁堂最重要的一项是在工资上作了很大改革。工资改革不仅是一项大革新，也是实质性的改革，表现出许夫人做事的魄力。

许夫人非常尊重有知识、有见解的智者，经与亲友中的有识之士研究分析后，发现原有工资确有不公平之处。也就是说，多劳者并不多得，少劳者也不少得。于是这位远见灼识的老太太，集思广益，提出了一种新的工资制度：基本工资 + 售货提成零钱的"复合工资"方案。同仁堂称这种售货提成的钱为"零钱"。它是按工作成绩，每天计算工资，日工资甚至可每日一发，每个月的工资不过是日工资的零存整取。每天以中午的"午炮"为准，由查柜监督结账，计算出前一天下午至当天中午的"零钱"。当时，同仁堂并不知道这是国际上惯用的日工资支付方式。

此时许叶芬还制定了生产定额，这在当时是相当先进的理念。凡是不能保质保量完成定额的药工不能上岗，不能领工资。

有些人心灵手巧，不但能达到定额，而且还能超额，这样一来难免会遭人嫉妒。许氏闻讯很高兴，忙告诉大家，这件事并不是坏事，它说明定额中还有余地，众人可以迎头赶上去，不要灰心。凡事只要有人能做到，其他人一定也能做得到。例如"吊蜡丸"的定额是每天400副，这个定额是可以突破的。"吊蜡丸"工序的半成品是制作蜡皮（像个小乒乓球，药丸装在其内），蜡皮起着密封包装的作用，类似现在的铝箔密封装。"吊蜡丸"的工序是从融化的蜡锅里提出蜡丸模具，蜡丸模具为圆形木球，上面有小柄，可持小柄将圆球从蜡锅中取出，融化的蜡附着在球形的模具上，取出后的蜡皮在空中自然冷却，变硬后把蜡皮剥下来。"吊蜡丸"的工人用锋利的小刀把蜡皮一分两半，蜡皮从模具上完整剥下来就可做包装使用。这项工作的关键是切口必须平整，要一次完成，这样将来才能密合完好。因此"吊蜡丸"工人的手指要十分灵巧，有人首创把小刀套在手指上，另采用一个小刀架完成切割，速度快，质量好，不仅能达标，甚至还能超额。经验告诉大家，不要拼体力，要动脑筋，想办法。许夫人答应定额在两三年内不会变，于是"零钱"工资制度改革得以顺利实施，而且一直实施到上个世纪40年代末，持续了半个世纪。

对于没有定额的工作则主要看质量。其标准要求非常高。例如，同仁堂制药的水井供应各项用水。我听说在上世纪20年代，同仁堂给管水师傅定的工资是每月银洋40元，以至管水井的王师傅自己都认为工资太高了，提出要降低自己的工资。但同仁堂坚持工资不变，要求是，必须保证水井的清洁，水中无飞尘，井壁光滑无青苔，每天要擦洗，从井底擦洗到井台面，夜间要上盖、上锁，并且风雨无阻。此外，还要保证所有用水，保证用水不出现问题。一旦供水中断或发生水质问题，唯管水人是问。这位王师傅管水多年，直到1950年还念念不忘，十分赞赏同仁堂这项工资原则。

值得关注的是，同仁堂在光绪年间已经用预算控制财务收支。预算的分配精确到了百分之一以内，其中最超前的措施有两点：

一是对10年以上工龄的职工有特别提成，对其他职工也考虑工龄和业务能力方面的因素。这说明同仁堂在百年前就已经考虑企业的持久发展，并且与职工福利挂钩。

二是预算中明确了"社会公益费"的比例，表明同仁堂早就意识到企业应承担社会责任。乐家人坚信，善有善报，社会义务应该在企业预算中占有一定比例（具体预算分配见《同仁堂史》）。

三、许叶芬整顿家务，规范乐家的饮食生活

1.许叶芬提倡简朴的日常饮食

庚子之乱后，我的高曾祖母许叶芬夫人从勤俭持家入手，开始整顿家务。

首先规定每个房头每个月的日常支出以及佣人数量，并且坚持家属应参加劳动。又重申不许吸食鸦片，不许赌钱，不许以同仁堂名义另开分号等。许夫人要求各房捐献出金银、首饰，为同仁堂"公中"，添置制药设备，例如，制药用金锅、银铲、银杓等贵重工具。

我儿时有个印象，常听佣人议论我家里的饭菜太简单。总有人说，这样的一个大宅门竟然天天吃白菜萝卜熬豆腐，真是令人难以相信。

其实，外人并不知道这其中的内情，原因是许夫人整顿家务时有个口头要求：乐家祖上传下来的惯例是勤俭持家，乐家许多代每餐的传家菜肴是一盏大海碗的"一锅鲜儿"。那"一锅鲜儿"是什么菜品呢？就是白菜萝卜熬豆腐。这样的一大碗菜，有肉、有菜、有汤，

口味多变且可调换内容，可加海米、腐竹、面筋、油豆腐、粉丝、海带、淡菜、雪里蕻、鸡蛋等。此外，还可以用肉丸、烧肉、羊肉代替猪肉；做法既可以是清炖，也可以是红炖。我想，自乐家26世祖来京之日起，很可能百余年来都是吃着这样既简单又健康的饮食。传家菜肴使得乐家人的身体一直都很健康。

用现代的观点看，"一锅鲜儿"这个炖菜，不炸不炒，营养全面，能提供足够的蛋白质，且富含纤维素。我儿时的记忆中每年过冬几乎天天都吃这种标准的"一锅鲜儿"，并未感到厌倦。直到今天，每当过春节吃年饭或是吃火锅时，我倍感亲切，马上会回忆起儿时吃猪肉炖白菜、炖冻豆腐的情景，回想起儿时的口味，我吃得特别多。时至今日，我自己还常常用粤式的烤猪肉来炖白菜，另加西红柿和冻豆腐，口味至美，营养至佳。

不过，并不是每个房头都严格遵守这个规定，有的房头喜吃高档菜肴，如鸡鸭鱼翅、山珍海味。但又怕高曾祖母在饭口时突然查房，于是便早早准备一碗"一锅鲜儿"作为"道具"，只要见老太太一进大门，就会撤去桌上的好菜，换上"道具菜"——"一锅鲜儿"。然而，高曾祖母并不傻，因为房间里肯定会留有余香，一旦让老太太闻出来，那是瞒不过去的。何况高曾祖母查房时常有我曾祖母（许夫人的儿媳）陪同，作为"稽查参谋"，查出来后并不斥责，只是盯着他们打量，等他们认了错，才坐下一起吃好菜。我父亲就常说："一锅鲜儿其实没有什么不好吃，我们大房能长期坚持下来，就证明这是可行的。有些人总是天天想吃昂贵的东西，遮遮掩掩，实在没有必要。"

2.我父亲的"饮食起居养生术"和养生哲学

继承许夫人的治家之道，我父亲乐佑申总结了他自己的"饮食起居观"：对饮食起居控制严格，每顿食有定量，从来不吃零食，戒烟酒，使肠胃得以按时休息。菜肴中少油腻，无肥肉，桌上常有的菜是炖菜"一锅鲜儿"。他经常说："顺口的不宜多吃；不顺口的也不要少吃。自己要管住自己。"70岁以后，他每天的食谱是一碗豆浆，一碗牛奶，青菜萝卜顿顿有，每天至少吃一个玉米窝头，两个水果。北方早点的炸油条、油酥烧饼等油腻、油炸食品基本不吃；干发食品基本不吃；腌制食品不吃；烟熏食品不吃；只吃新鲜的。凭着他自己的判断，生病有时看中医，有时看西医，不存偏见。父亲到75岁才不上班，生活规律，直到90多岁。退休前，父亲每天早上6点晨练后，搭坐有轨电车上班，每天自己打扫办公室。

父亲的养生哲学
主要有三点：

一是"饮食起居要守恒"，坚持规律生活，管住自己。该做的事坚持做，几十年不变，如坚持有规律的作息时间，安排健康的定量食谱，每天的晨练、晚练，每晚睡一大觉，中午、傍晚各睡一小觉。不饮酒，不吸烟。他每顿饭后坚持刷牙漱口，不厌其烦，且心情保持愉快。即使在"十年浩劫"期间，父亲的心情也一直不错。他对红卫兵说："我是自愿按照国家领导人的指示留在了国内，我心安理得，问心无愧。"他认为，正常的饮食起居就是最好的补品；生病一定要早看医生，不要拖延。要保持一口好牙齿，有好牙齿才能使各种食物入口都能下咽吸收，这就是最大的滋补。父亲强调："滋补一定要依照自然之势，自然形成"。那么什么是"自然之势"呢？"父亲解释说：人吃进的食物要能百分之百地被消化，然后自然地排出体外，体内不留有沉积。"自然之势"就是不能有不消化的食物留存在体内，不能有不健康的东西沉积在体内，吃、消化、吸收、排出必须自然平衡。看一看大军阀袁世凯，他白天鲍参翅肚不断，晚上吃整只烤鸭，配精粉荷叶饼，这些食物都不能及时消化、排出，所以他到晚年胖得像个皮球，体内多余的蛋白、油脂大量沉积排不出去，最后导致肝肾"高营养中毒"，只活了50余年。

二是"凡是不该做的事，坚决不做"，不要放纵自己，要做到几十年不懈怠。像熬夜打牌、夜出野游不归、暴饮暴食等都是不良习惯，都要自控不去做。良好的生活起居胜过服药。他认为，一定不要"为七情所侵，不为六欲所动"。父亲总说：能够做到自控并与良好的饮食习惯结合起来那威力可就大了！饮食起居中，要保持"自然"，不要偏爱。有人认为，吃药越多越好。殊不知，"凡药三分毒"，吃药多，中毒也可能多。所以不是必须吃药时，就不要吃药。他每年四季合着时令，在三伏大暑、三九严寒、春转夏、秋转冬之际，才从"柜上（药店）"拿药，与家人一起服上几副；平时有些药，如西洋参、黄芪、阿胶等，吃一点会有好处；可是如果天天吃、大量吃就会起反作用。

父亲只相信一味药，说这味药可以天天吃，它有百利而无害，那就是蜂蜜。蜂蜜润肠、润肺、止咳、解毒、止血（外用）、解酒、益气，素有"朝朝盐水，晚晚蜂蜜"之说。父亲曾与名医交流过，除糖尿病外，他的观点均得到名医认可。所以他每天坚持食用三四钱纯蜂蜜，盛赞蜂蜜功效全面。

三是药不可胡乱吃，乐家人规定："年少限食大山参"。如果少年就养成食参的习惯，那么一旦遇事急救，该怎么办？尤其是熬夜打麻将时用人参汤提神，不仅补不了身体，反而会大伤元气。乐家虽然自己有药铺，但绝不大量吃药，因为他们知道其中的利害关系。

至于养生配方和补品，我家有条件收集皇帝后妃、王公国戚服用的养生长寿配方，但没有发现有效的成方。虽然他们天天补养气血，但效果十分一般，一般药界的行家是很少长期服药的。

上世纪70年代末，我在天津大学工作时，每天在单位食堂买玉米面窝头。有一次食堂管理员问我："你不至于生活拮据到天天吃窝头吧！"我说这是给父亲买的。管理员听后很是反感，认为我虐待老人。我连忙解释说：老人要求每天吃一点儿粗粮，有利健康。食堂管理员这才恍然大悟。

记得1946年的一天，北京有两位亲戚到天津，母亲为了招待亲戚想改一改食谱，由"一锅鲜儿"改为鸡汤鲜肉荠菜云吞，佐以天津烧饼夹素鸡和素什锦。那两位亲戚看到我家的餐厅很气派，有吊灯、酒柜和大餐台，他们想象一定会有高档菜肴上桌。岂不料，端上来的却是大众化食品，烧饼和云吞，故而极为失望。两人只吃了一点儿，便借故找饭庄吃大餐去了。我父母看他们走后，相视一笑，知道他们已经习惯顿顿大鱼大肉，清淡食品难以下咽。于是告诫我们小孩子说，这种饮食方式不是好习惯，不要学他们。他们的生活方式没有大家族的气质，是暴发户的行径。上层社会讲究的是吃喝清淡，少油腻，讲营养，重卫生。

我在深圳大学工作时，与香港的豪富有所接触。我发现他们对饮食起居都很有分寸，不仅有利于健康，而且卫生节约。例如，在与李嘉诚、霍英东等人一起吃午餐时，菜品就很简单，且清淡，素菜居多。两三个人的工作餐不过100港元。此外，他们每天坚持锻炼，有的游泳，有的跑步。我也从没有看见他们吸烟、打牌、酗酒。言谈中，他们大多把奢侈浪费看作道德上的缺陷，把挥霍看作是无聊的低俗之举，认为"挥霍无度是一种浅薄的生活态度"。

有一次在国外的中国餐厅吃"砂锅黄芽菜（即大白菜）"时，我不由地回想起童年时的生活场景，思乡之念油然而生。亲友见状不知何故。我解释了原因后，他们深感诧异，没想到同仁堂这样的人家居然天天吃豆腐萝卜熬白菜。当然，这不过是平时的日常饮食。在我的记忆里，乐家过年、过节时的饭菜也的确丰盛考究；吃过几天盛宴后，反而觉得假如天天都像过年一样，顿顿都是盛宴，那么节假日的饮食又有什么令人惊喜之处呢？殷实富户与暴发户之间的区别就是：前者保持的是正常的理家度日，后者是小人乍富的胡作非为。

一位美容院的医生曾告诉我，对人类来说，盐分、油脂、肉类和蛋白补品吃得过多，皮肤会越显粗糙，肤色会更深。蔬菜、水果吃得多，适度饮水（每天八杯白开水，茶水要少些）皮肤就细嫩，肤色就越显白皙。普通女子如果注意饮水，每天早、午、晚餐都吃蔬菜、水果的话，一年下来全身肌肤会水灵、柔嫩。正常人不必吃补品，只要注意饮食起居规律，营养均衡就能够保证身体健康。

3.儿童步入社会前的必修课——勤俭自律，谦恭知礼

作为一个有几百年历史的大家族，非常注重孩子的礼仪教育。乐家要求孩儿拜见客人时要大方庄重，彬彬有礼，但偶尔也会闹出一些笑话。

孩童趣事

我家有位家庭教师姓吴，家人通称他"吴老师"。他相貌古怪，屡屡不能考取功名。他的前额很大，于是学生们给他取了一个滑稽的绰号，叫"老倭瓜"。吴老师在年节之日都会来我家给孩子上课，有一定的权威。但许多小孩都在背后称他"老倭瓜"。

有一段时间吴老师没有来，一天他突然来到教室。教室进门处坐着一个新来的小孩，个子很小，但说话的嗓门却很大。当门房老赵头把吴老师领进门时，朝着这个小孩子说："快叫人呀！"小孩子一时不知所措，起立鞠躬，大声喊道："人……"引得满堂大笑。

老赵头也笑了，马上又说："你只管叫人，'人'也得有名字呀！"话音未落，小孩子又站起来，一边鞠躬，一边大声喊道："老倭瓜！"此时教室里鸦雀无声，无人敢笑，生怕吴老师发火。不过吴老师心胸足够宽，不跟小孩一般见识，只装作没听见。

又过了几周，吴老师再次来教室，这次不是老赵头

带路，是另外一个门房。进教室后，他仍旧向那个小孩子说："快叫人呀！"。我那时只有三四岁，朦胧地记得，我自以为高明，不加思索地大喊："不要再让他叫了，不要再和上次一样又叫老倭瓜！知不知道？"我自作聪明反而做了傻事，不由得又引起满堂大笑。

我家的家规比较严，吃饭、会客、待人接物都很讲究礼数。

比如：吃饭时，不可随便说话，手臂、肘关节不得上桌。咀嚼不得出声，不能露齿，喝汤不得咂嘴。双手要放在桌边，半握拳。不可玩弄餐具、碗筷，不得朝着桌上咳嗽、打喷嚏。鱼刺、碎骨杂物不得吐在桌上，要吐在纸上。桌面必须保持干净，碗里不可留有剩饭剩菜，米饭和馒头的碎渣掉在地上要自己捡起来。凡是遇到杯盘狼藉的宴席，长辈总会说，这桌上的人没有"家教"，够不上大户人家。

在会客时，衣着要整齐干净，头发要梳理整齐，一律穿新衣、新鞋。见客时要行礼，打招呼。双手侧垂在身体两侧，坐时双手要放在膝盖上。绝对不可当着客人的面搔痒、挖鼻子。要恭敬地回答大人的问话，回答时双目要注视对方；绝不可打断大人之间的谈话。

在待人接物上，不可随意收受礼物；大人同意小孩接受礼物时，小孩要大声道谢，鞠躬退席。

家中富裕的子弟尤其不可自觉高人一等，在学校不可多讲家里的事。

平时举止要率真大度，不可矫揉造作，不可扭捏作态。清朝末年，女孩子讲话流行"齿尖音"。家里告诉小孩，这种发音不好，是小家碧玉的"娇音嗲气"。现在仍记得大人举出的几句话，嘲笑讽刺"齿尖音"的低俗。这四句话是："酒就青椒酱，虾蟹真正鲜，靴细嫌窄小，鞋紧挤脚尖"。用齿尖音来读，ziū ziū cīng ziǎo ziāng，siā siē zēn zèng siān；suē sī xián zaī siāo，siē zīn zǐ ziāo ziān。我家对生硬造作出来的"齿尖音"十分反感。

那时封建豪门富户都有自己的持家理念。这些理念中仅有部分合理成分被乐家接受，大多数的理念都不被乐家所接受。

4.远离富家子弟腐败恶习是延续家业的根本

豪门富户认为：

（一）赌博一定要禁止，因为赌博可以在一夜之间输掉百万家产；吸鸦片的花费却有限度，每天吸食鸦片的支出是固定的；只要收支平衡，吸上几十年鸦片，家境也不见得败落。为了保持经济实力，避免风险，他们允许子弟在家吸鸦片，认为这样可以避开其他更大的风险。然而对身体健康则基本不考虑。

（二）不得沉溺花烟柳巷，因为这种花费无穷无尽，而且容易感染疾病。不过，不反对多妻，这种花费有一定限度，身体不会染病，也不会影响经济大局。

（三）信奉"女子无才便是德"，认为大家闺秀没有才干、不干预家中大事是有教养的表现。有才干的女子难免做出不道德的出格事。

这些理念有的乐家赞同，如禁止赌博、嫖娼；有的则不赞同，如"女子无才便是德"。乐家讲究无论男女均要接受良好的教育。乐家的女强人许夫人就是例证。

另外，商家子弟不宜涉足政治，特别是长房、长孙、掌门人绝不可做大官，不可掌握军政大权，不可卷入黑社会等。这些富豪之家的持家理念乐家也是接受的，且乐家300多年来也是这样做的。

亲身经历

我父亲曾经把我和大妹带到某个亲戚家里，"参观"其吸食鸦片的情景。这是一次直观的"情景教育课"。

有一天傍晚，我和大妹随父亲来到一个亲戚家。在大街上，老远就能闻到他家鸦片烟的味道。那是一种很特别的气味，像烤红薯，又像烤烟叶，外加一点咖啡的香味，略带甜意。这个味道让你的鼻腔里突然有如一个小拳头打下去，压入气管中，使人不得不深深地吸一口气。我不由自主地脱口而出说："哎呀！这味可真嗆人呀！"父亲点头微笑，表示颇有同感，遂说："一旦上瘾，毒性进入大脑，整天就靠这毒性刺激生命力。离开它就像丢了魂，整日六神无主。我们进去看一看，马上出来，这次就是让你们看看他家吸鸦片后的颓废状况，我们可不要呆太长时间，以免中了鸦片烟的毒。"

进到屋里，果然家中凌乱不堪，光线昏暗，四壁满是烟熏的气味。只见夫妻二人面对面团卧在烟榻上（专门用来吸食鸦片用的卧榻，可以侧身半躺半卧地吸食鸦片），面色苍白，体质虚弱。二人之间有一盏"大烟灯"（专用的酒精灯），手持一杆"大烟枪"，二人轮流使用（北京人称鸦片为"大烟"）。大烟枪约一尺多长，粗细不到一寸，不能完全放入口内，只能放在门齿外面，用嘴唇包住大烟枪的烟嘴来吸。吸鸦片时，嘴唇和牙齿之间会发出"嘶……嘶"的声音。大烟枪前方有一个烟斗，先把鸦片烟膏（黑色膏状物，大约葡萄干大小）放到烟斗的斗口上，然后把头靠在烟枕上（一个高约三寸的大方枕头），侧过身来在大烟灯上翻烤烟膏。烤后的烟膏会发出强烈的气味。然后每人每次吸两三分钟，再休息片刻。因为他家向我们借钱买鸦片，所以并不拒绝我们前来"检查参观"。最令人惊奇的是，他家的猫、狗也围坐在床头。猫、狗伸长脖颈吸着二手鸦片烟，其情景蔚为奇观。就连老鼠也从洞里出来了。猫、狗沉醉在烟瘾中，见了老鼠竟然无动于衷。这说明，鸦片烟十分厉害，人畜都会上瘾。这次的"参观检查"，使我对吸食鸦片的人印象很坏，从而对鸦片产生了"防范"心理，认为鸦片恐怖而邪恶，会使人变得畸形。

19世纪末和20世纪上半叶，开设烟馆是很赚钱的买卖。有人新开了一个烟馆，计划在门前挂一副对联，馆主要求对联一定要请名人来写，但都遭拒绝。原因是开烟馆是不道德的事，损人利己，是为文人所不齿。后来这家烟馆找到一位名人叫孟广稽。他思索数日，提笔写了一副对联，堪称"绝对"。对联的内容很切题，同时很得体，暗含劝人及早醒悟、回头是岸的道理。

上联：因火生烟若不撇开终是苦
下联：官舍为馆入能回头乃成人
横批：茫途知返

这副对联对帐工整，用词巧妙，超过一般水平。

"卫生陈列所"留给我的记忆

我的父亲对子女可谓认真负责，他曾领我和大姐、大妹到北京中山公园的"卫生陈列所"参观，目的是让我们了解传染病、性病对人体健康的危害。这个"卫生陈列所"是当时北京唯一的卫生普及场所，里面陈列着各种蜡质的标本，很直观，但是很吓人。父亲告诉我们说："舞场的舞女和三陪女大多患有传染病，这些病叫梅毒、花柳和淋病。"卫生陈列所"里都有标本陈列，你们必须知道街上有些地方很危险，不应该去，传染上这些病，就会像"卫生陈列所"陈列的标本一样，很可怕的。"参观后，父亲原本打算到中山公园的"来今雨轩"餐厅请我们大吃一顿，但我们都说看完陈列吃不下饭。以后很长一段时间，我们几个孩子都认为"卫生陈列所"是最吓人的地方，而且每次路过舞场门口都快步走过，害怕有传染。至今我都认为，乐家让小孩子们早些知道社会上的恶习，及时得到正反两方面的教育，这是可取的。

我的一个同学，他可说是个天生的"顽童"。他父亲听说北京中山公园的"卫生陈列所"有标本展览，教育青少年远离传染病，所以也让这个同学去参观。这个同学参观后也很害怕，告诉我们说，她的母亲禁止他父亲去舞场。他的妈妈告诉他，搂抱舞女就能得梅毒。梅毒患者身上有臭味，难闻得很。"顽童"一向见多识广，我们那时很相信他的话，时常注意别人身上有没有臭味。有一天，这个"顽童"和我们一起去看电影，前排有一对男女，在电影放映时连连大声说话，并且吃了大蒜，很臭。幕间休息时，"顽童"走到他们面前故意说："哈！我以为是有人吃蒜发出的臭味，原来是梅毒身上发出来的梅毒臭，两位快去医院治吧！听见没有，这可是好话。"那一对男女脸都被气白了，起身就离开了影院。"顽童"自以为很有卫生常识，逢人就说他能判断会不会得传染病。转眼几十年过去了，一次我们在美国纽约市近郊的法拉盛（Flushing）见面，谈到儿时的往事无限感慨。他回忆说：那时看了"卫生陈列所"展出的标本后非常害怕被传染，就像中了魔似的恐惧。

5.乐家宅门在过年、过节、宴客时的特色佳肴

由于乐家自浙江来京已有300年，浙江的饮食习惯已不复保留，所以过年、过节、宴客时的菜肴大多以北京菜为主。又因为宫廷菜是以鲁菜为主，所以北京菜多半效仿宫廷菜，大多是鲁菜的改良。过年、过节宴客时我家的菜肴大多以北京菜为主，也夹杂有一些南式菜肴。

例如：黄焖鱼翅，其源于鲁菜。烹饪鱼翅的关键是要上好的原料，一定要用没有添加物的大排翅，要保留翅根。这样做出的菜肴滑酥香浓，肥嫩很富弹性，没有多余水分，且毫不黏腻。每当大年三十除夕，我们几个小孩就要求吃这样等级的一盘鱼翅。我们向大人申明，大年三十只吃这一道菜就够了。吃饭时，我们把鱼翅和米饭搅拌在一起，狼吞虎咽地吃下去，真是美味无穷。后来我在香港见到一位名厨，我们谈起味道浓郁的"香焖天九长针大翅"。这位名厨是见过大世面的，他大笑说："你所说的乃是鱼翅菜肴中的极品，现在没有餐厅愿意供应这种鱼翅，也没有多少顾客有如此高的美食水

平。我们不是不会做，是老板不让做，没钱赚呢！"

香港厨师的一席话使我明白了一个道理。那就是，为什么我家（包括上层社会大多数）只在宴请普通客人时才去饭庄、餐馆；凡遇到高宾贵客都在家里摆宴。过去我弄不清这是为什么。是为了保密？还是为了安全？为了节约？其实都不是。原因是：那时有些大饭庄、大餐馆，他们赚钱的环节主要是在原材料上做手脚。高位菜价，以次代好，以粗代精；厨房只要调好口感，鱼目混珠，从中赚钱。

所以乐家宴请特殊贵宾时，一律在家里设宴。请外面名厨"掌勺"（加送红包），原材料由名厨开单，再由乐家账房采购上好材料备用。家里有大厨房，也有多个帮厨，外来厨师有助手，在备餐时只需指挥，无需自己动手；与外面的餐馆相比，在这样的条件之下，名厨不厌其烹调工艺繁琐，用上好材料由名厨烹出来的菜肴怎能不出众？

我家的餐厅和厨房很大，餐厅放下两张大餐台还有余。厨房更大，容得下肉案、菜案、面案和蒸、炸、烹、烤等炉灶。然而，用这种考究的方式举办酒宴，花费未必高；相反，菜肴的烹制水平却要高得多。当时社会上凡听说某宅门自办酒宴时，多数会有地道而出色的佳肴上台。

我记得，请来的大厨大都携带自己常用的厨具。厨具由助手们推车或挑担，有的甚至自带炉灶。他们排着长长的队伍在街上走，可谓声势浩大。孩子们可以从二楼的小窗户看到名厨们的操作，爆炒时的火苗高达数尺，厨师把锅里炒的菜抛到空中，就像表演杂技一般。

当时大受贵宾欢迎的菜肴有：黄焖长针大翅、糟烩鸭胰、云腿浓汁煨裙边（甲鱼身体肥嫩之周边）、女儿红二冬蒸鲥鱼、干贝鱿鱼烩全鸭、干煸大对虾、葱烧虾子梅花参、酒糟蒸鸭肝、川贝秋梨酱野鸭等。其中有些是正宗鲁菜，有些名菜则来自南方。

乐家还自己配置"药膳"，例如枸杞、川贝、当归、半夏、豆蔻等均入菜入汤，而且口味很好。按家人的说法："吃药膳是全家一起小补祛火，图个团圆平安"，不以治病为目的。何况一桌人，男女老少，胖瘦虚实，各药味不可能同时适合每个人。当时有人建议同仁堂开个"同仁药膳"，可是家训中有不得开餐馆之规定，故而作罢。

鱼翅是中国宴席的代表，明朝末年以来就有所谓的"无翅不成席"之说。鱼翅烹饪起来极不容易，需要足够的经验。上等鱼翅有"天九翅"、"海虎翅"等（姥鲨的背鳍，鱼翅中的极品）。这类鱼翅的翅针（即翅筋）烹调后直径在两三毫米以上，比龙须面还粗，吃起来柔中带弹，很像五花肉，但不油腻。普通百姓对鱼翅了解不多，一次我问某饭庄有没有"天九翅"，服务员说没有听说过"天九翅"，他们这儿的"金钩翅"和"金针翅"是"最好的鱼翅"。其实，"金针翅"只是一般货品，因翅针不纯，略带黄色，故称之为"金针"。据说"天九翅"和"海虎翅"目前在上海和广州仍可以找到。

谈到鱼翅，乐家有自己的看法，在乐氏家宴上很少出现鱼翅之类的菜品。历来乐家认为，一切"干发"后的山珍海味，如海参、鱼肚、鲍鱼、燕窝、鱼翅、熊掌、鹿筋等（即需要用水"发开"浸泡的山珍海味）都要小心食用，因为这些食物在"干发"过程中很可能添加了不利于健康的东西。我家长辈常告诫子女要吃新鲜食品，不要热衷"干发货"，偶尔吃一次，解一解嘴馋就够了，过多食用鲍、参、翅、肚等物对于身体有害。

乐家还特别喜爱在北京露天进餐。秋季是吃"银鱼紫蟹菊花锅"的季节，冬季是吃京式烤肉的季节。"银鱼紫蟹菊花锅"与广东的"打边炉"差不多。银鱼是一种小鱼，约五寸长，是天津子牙河、永定河口的特产，无鳞、软骨、味鲜美。紫蟹是一种小蟹，肥美饱满，适合煲汤。中国品种的秋菊花瓣可以食用，取新鲜的菊花瓣撒入火锅的汤中，既代替一部分青菜，也可提高自然的清香味道。火锅中除了银鱼、紫蟹外，还可放火腿、牛百叶、鸡、鱼、虾、蛋饺等。因为火锅和"一锅鲜儿"相近，故我家人亲切地称之为"菊花一锅鲜"。

北京人爱吃烤肉（蒙古式的烤肉），各种肉类先拌上调料，再用"铁支子盘"在炭火上烤，牛、羊、鹿肉片均可烤食（那时北京有名的烤肉饭庄是"烤肉季"和"烤肉宛"，均可以在露天进餐），冬季下小雪时，乘着飞舞的雪花，架起明火进餐别有一番情趣，这种情调在《红楼梦》中有细致的描写。

孩子们的最爱是第二天吃前一天鱼翅宴的"折箩（高级剩菜）烩饭"，那可是好吃得很哪！第二天有这个入口，我们宁可放弃前一天在宴会桌边呆坐的两个小时，不愿看大人喝酒侃谈时的无聊。这"烩饭"的口味，恰恰与香港菜"鱼翅烩饭"的品味相同。听说香港百年来就是因为看到鱼翅汤汁经常被当作脏水倒掉，十分可惜，所以才开始用鱼翅汤汁来烹烩米饭，创造出十分可口的翅汁浇饭，且大受欢迎。"鱼翅捞饭"渐渐成为正规的港式名菜，从而享誉全球。

6.乐家的特色甜品

著名的北京甜食是小孩子们最爱的一道"甜菜"（酒席上的甜点，为解油腻、调和口感而设）。

乐家有几种特别口味的点心和糖食：

一是乐家腊八粥：这是乐家独有的腊八粥。中国北方在腊月初八（农历十二月）有煮粥迎新春的习俗。乐家所熬制的腊八粥原料讲究，工艺复杂，口感滑爽，细腻香醇，味道难以形容，老人、小孩不用细嚼，几口就吞下吃光。其原料有手剥枣泥、莲子泥、红澄沙（过细箩的红豆沙）、糯米、黄糯米、糯高粱碎仁、板栗碎仁，再加上冰糖煮成深藕荷色浓粥，又称"八珍腊八粥"。吃之前，撒上一层山核桃碎仁味道真是美极了。我走南闯北，吃过不少粥品，但我相信，只有乐家才能做出这种粥。回想我第一次到广东时，吃到海鲜粥、生鱼粥、艇仔粥等，就想起了八珍腊八粥。我认为甜粥中，非我家八珍腊八粥莫属；咸粥之中，唯闽粤的咸粥最佳。

二是核桃酪——酒宴上的高档甜菜。核桃酪是用山核桃仁炒熟后去皮，用五寸的小石磨加水慢慢磨成黏糊状，再加一点淀粉和冰糖煮成稠稠的粥状酪糊，随磨随煮，香味扑鼻，使童叟均难抗拒。几十年前，核桃酪曾是丰泽园饭庄的招牌甜菜，大多是在宴会中途休息的时候，端上滚热的新磨出来的核桃酪作为清口的甜菜。接着便会送上主要荤菜。宴会上每次核桃酪出现时，都能听到孩子们的惊叹声。至今我每每谈到核桃酪时，依然情不自禁。不过今天吃的核桃酪已不是现磨出来的了，多是冰箱中的半成品加热而成，核桃香已经很少，喝起来也没有儿时的浓稠，更没有儿时的香醇。

三是下午的甜食——奶卷。据说这是由蒙古传到北京的高蛋白甜食。奶卷用奶油皮制成。方法是用大锅文火熬煮加糖的纯牛奶，稍冷却，牛奶表面会结一层奶油皮，然后用工具捞出，工艺类似做腐竹（腐竹的原料是豆浆）。当奶皮饼积到有五分之一寸的厚度时，在奶皮饼中间放黑芝麻、花生碎仁、白糖，然后卷成卷儿，即成奶卷儿。奶卷儿必须立刻入冰箱，冷藏保鲜。奶卷儿的卫生要求十分严格，成本高，一斤牛奶做不出一两奶皮。奶卷儿有大小两种，小奶卷儿直径不到一寸；大奶卷儿直径两寸多，奶皮有三分之一寸厚，卷成螺旋形。大奶卷儿更好吃，是蒙古甜食中的佳品。

四是荷叶粥，一款幽香满口的半流质粥品。它是用鲜荷叶盖在砂锅上来煮制的白米粥。煮出来的粥有极浓郁的荷叶香，可以加白糖或者佐以酱菜食用。粥是过去北京人高级酒宴的最后一道暖腹平胃的主食（北京用高级酱菜上酒席，就是为了喝粥）。有时里面还加各种小料，如银杏、百合、芝麻、核桃仁等。不过我只欣赏纯正的白米荷叶粥。

五是我家独有的"四喜核仁"汤圆和"四喜核仁"年糕。"四喜核仁"的原料有花生碎仁、核桃碎仁、瓜子碎仁、芝麻碎，外加冰糖、桂花和微量精盐（碎仁是放在捣药的铜臼中用铜杵轻轻捣碎，使其成为粗细混合

国乐世家三百年

的小碎末。这是诀窍所在，全部磨细反而没有爆香），把碎末混合均匀压成厚饼，再切成"骰子块"，包在加枣泥的糯米粉中做成汤圆，或者裹在糯米饭里，再压入木模中做成蒸糕。一句话，除了我家的"四喜核仁"汤圆，我一生中再没有吃过比这更好的汤圆了。我和大妹乐静珠只要看见厨房在准备汤圆，我们就会准备上小瓶，趁大家吃饭的时候，从桌子后面溜过去，拿几块"骰子块"装在瓶中，这比任何麻糖都好吃。直到六十几年后，在美国旧金山，我问大妹是不是还记得小时候吃汤圆馅的事，她回答说："哪能不记得！那是一辈子也忘不了的事，是一辈子也忘不了的好味道。"

六是柿饼如意糕。这种糕只在大年时才做。方法是先把核桃烤干去壳，剥出核桃仁，再加热水浸泡，剥去内衣（薄皮），用白糖翻炒一遍（注意保持核桃仁的完整形状）。然后把柿饼洗净，擀平，压薄，上面放两个加工好的核桃仁，然后再用摊平的柿饼把核桃仁卷起来，洒上山楂、青梅碎末作点缀。食用之前，用刀横向切成片，从切口处看上去就像是个如意（图7-7）。年节时用它待客，不甜不腻，很不一般。我年长后，踏遍大江南北，除在自己家里吃过这种柿饼如意糕，在别处尚未见过这种吃法。

七是果脯萝卜合。顾名思义可知是水果和萝卜制作的甜品。果脯是北京特产，果脯有苹果脯、杏脯、桃脯、西瓜脯、葡萄干等许多种，味道浓郁，较甜腻。春节的时候，由于北京冬季的萝卜很好吃，白萝卜、青萝卜、"心里美（绿皮红心）"，各种萝卜多汁香脆，爽口去火，且有"萝卜赛过梨"的美誉。乐家在过年时，把萝卜切成连刀片（每厚片中间再加上一刀，成为相连的两个薄片），把果脯夹在中间。这种萝卜夹果脯被称为"果脯萝卜合"（图7-7）。把各种口味的"萝卜合"交替穿在竹签上（类似糖葫芦，但不挂糖皮），吃起来一口一种味道，而且相当爽口。冬季室内干燥，清凉的小吃很受欢迎，常有客人一吃就是两三串。

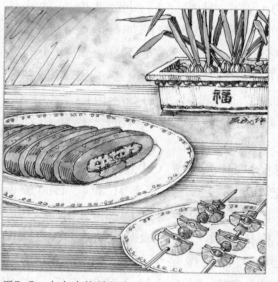

图7-7　左上为柿饼如意羔，右下为果脯萝卜合
　　　（笔者绘）

7.小九爷节约缩食，表演皇上吃奶酪

乐家家长常告诫众人：

（一）持家要靠勤俭，勤俭要靠自制、自律。

（二）勤俭虽不能发大财，但是浪费却可以导致败家。

（三）只在一件事上有浪费，并无甚大碍；但是各个环节都浪费，就足以败家。

做事提倡勤俭这是乐家几百年积累的成功经验。

乐氏家族，特别是我们"大房"，对小孩子的要求更为严格。除了经常教育要勤俭之外，每人的零用钱都有限制，不得超出规定。

小九爷吃奶酪的故事

乐家第37世传人乐达庄的长子乐夔，大排行第九，被称为小九爷（成年后被称九爷）。小九爷年少时活泼好动，饮食爱好之一就是喜食奶酪。

说到奶酪，这是北京传统的风味小吃之一，据说是由蒙古传至关外，后又传到京城的一种冷食。奶酪在北京民间简称为"酪"，外观酷似鸡蛋羹或是豆腐脑，是放在碗中的白色冻胶状的半流质，由牛奶发酵后加热制成，再放在冰箱中保存。有强烈的奶制品口味，制作程序较复杂，保存条件也讲究，可称为"京式奶油木司"，价格比牛奶贵几倍，适宜在夏季的下午食用。北京制作"酪"的店铺有多家，那时最有名的老字号叫"丰盛公"。

如果要吃一碗奶酪，小九爷每每要三天不吃早餐，靠三天省下来的早餐费才够买一碗奶酪。

一天，他又想起吃奶酪的事，这时正好走到大门的门房前。见萧师父当班看门，随即问道："老萧头，你说说，皇帝吃奶酪想吃几碗就让吃几碗吗？"

门房萧五见问得天真，就回答："皇上要吃奶酪，那可不就是想吃几碗，就吃几碗嘛！"

"那，吃五碗行不行？"

萧五爷大笑，说："别说五碗，十碗也行！"

小九爷心中暗想："我一定要当一次皇帝，放量大吃他十碗；只是钱不够，怎么办？总不能30天不吃早餐呀！"

自此，小九爷乐夔经常筹划，如何攒钱当一次皇帝。有一次终于想到了过年时的压岁钱，压岁钱足够吃十几碗奶酪。只要不买鞭炮，不买灯笼，就足够用。因此他就开始积蓄，为当一次"皇帝"而积极筹备。

寒假一过，春暖花开，小九爷随即向同学们宣布，他要当"皇帝"了，要实现自己当"皇帝"大吃奶酪的"宏伟计划"。小朋友闻言，个个都愿亲眼看一看乐姓同学如何当"皇帝"，看一看"皇帝"是如何吃奶酪。大家簇拥着小九爷去了"丰盛公"，都想看这场独出心裁的"表演"。

"丰盛公"的店员以为是小孩们大家一起吃奶酪，就一下子拿出了十碗奶酪；没想到是一个人独吃，其他人观看。小九爷看到眼前摆出十碗奶酪的大场面，自然十分兴奋，这显然是"皇帝"的待遇！一时间也顾不得保持"皇帝"的举止尊严，俯下身来，一口气连吃了三碗。三碗下肚之后，感觉非常好。心想："当'皇上'可真不错！"小朋友们也看得十分羡慕，大家都想效仿着也当一次"皇帝"。岂不料，在吃到第四碗的时候，小九爷突感胃口不适。努力坚持，勉强吃到第五碗。到了第六碗时，实在吃不下去了，只好歇一歇。吃到第七碗时，已头晕目眩，面色苍白，恶心难忍，赶忙去了厕所。随后，小朋友们连搀带扶地把小九爷送回家中。

喝了一碗热乎乎的"焦三仙"（成品汤药）之后，小九爷躺在床上感觉好多了，自言自语地说："这皇上可真没有什么可当的，花了那么多的钱，真不值，下次再也不当了。"小朋友们见到如此情景，也颇扫兴，知道当了"皇上"也不可能吃下十碗奶酪，并不值得羡慕。

自从当了一次"皇上"之后，小九爷吃奶酪吃伤了，见了奶酪就恶心，从此再也不想吃奶酪了。

这个故事说明，乐氏家族历来对子女的花钱消费相当有节制，并不允许子女们想花多少就花多少。吃奶酪并花不了多少钱，但节约的严格要求足以使孩子们绞尽脑汁，把放手花钱当成做皇帝。

8.菊花螃蟹宴不只是为吃蟹赏花，也是一场"餐饮符号"

在新中国成立以前，普通人初次参加上层社会活动时，存在着一种无形的屏障。上层社会有一种所谓的非成规的屏障，随时考验试图加入上层社会人士的文明水平和素质。菊花螃蟹宴就是一场严峻的考验，如果你不能习惯这种上层社会的生活方式，你该有自知之明，自动退出上层社会的圈子。要想坚持留在上层社会的圈子内，你就要设法努力学习各种礼仪和规矩，而且要习惯其"潜规则"。

菊花螃蟹宴的故事

据我所知，当有的亲友不愿交结某人时，就请他一家吃一顿螃蟹宴。这是从清朝的皇亲国戚那里学来的办法，目的是故意刁难他，叫他一家在宴席上出丑。然后使他自知，自己不是这个圈子的材料，不必强行挤进来。

上层社会的人（如皇亲国戚）怎样在菊花大宴上吃螃蟹呢？文明吃蟹有什么规矩？现在已很少有人知道。不过，我却知道其中的详情。我家的小孩从小就接受吃螃蟹的训练，使长到成人时能在大众面前体面地剥食螃蟹。这是一种符号，说明自己出生于上层社会。同时这也形成了一种屏蔽，阻拦不合格的人加入到上层社会圈中来。我的前辈常说："没有教养的人吃螃蟹，就像猫狗吃蟹一样，乱嚼乱吐，餐桌上一片狼藉，真叫人恶心。"

我具备吃蟹的功底，平时从来没有机会展示，即使展示出来也没有人能看懂。不过，几年前在香港，有客人请吃清蒸大闸蟹，大闸蟹是从江苏的阳澄湖空运来港的，价格很贵。进餐时，其中一位港人朋友发现我具有吃蟹基本功，马上指出说我一定是有来历的人。因为我会正确使用吃蟹工具，在吃蟹时，食法文明，桌面清洁，蟹皮完整，很有教养。这个客人建议酒店把我吃蟹的过程用摄像记录下来，反复在店堂中放映，教给香港顾客如何文明地吃螃蟹。

中国市面上出售的吃蟹用具很复杂，有槌子、板砧、叉子、月牙铲、凿子等，笨重而不适用。清廷皇族中有所谓"蟹八件"——食蟹工具，在槌、砧、碟、铲、凿之外还有剪刀、镊子、钎子等，共八件。其中最有用的是短头剪刀、圆头镊子、平头钎子，占"蟹八件"中的三件，其余五件属于虚张声势，用处不大。香港的某些高级酒店也懂得清朝贵族如何吃蟹，他们提供的食蟹工具跟皇家的一样，只保留上述三种基本工具。

这里，把吃蟹的步骤和方法叙述一下：

① 首先把两只蟹螯和八条腿从蟹身上分离出来。

② 用剪刀剪下两个钳尖、八个爪尖，剪断大小腿，用羹匙的细柄把腿里的肉捅出来，蘸调料食用（见图7-8）。

③ 剥开脐壳，再掀开背壳，除去蟹鳃（左右两排灰

绿色羽毛状排列物）。蘸调料吃蟹体当中的蟹黄（广东叫蟹膏），雄蟹有白色的蟹黄（精巢），雌蟹有橘红色的蟹黄（卵巢），其余的是肝、胆等内脏也可以食用。背上正中的浅色六角形器官是心脏，要除去。如果剥开蟹嘴后面胃囊的外壳，在胃囊当中可找到一个褐色的端坐的小小"法海和尚"。胃囊的下方有一段肠子，呈黑色长条形，都要除去，不可食用。

④ 把蟹体分为四份，用剪刀水平切开蟹体的竖隔，然后用小羹匙和镊子顺竖隔方向捡食里面的蟹肉。这种剥食方法可将蟹体吃得很干净。

⑤ 食蟹之时最宜佐以黄酒，因为以前的上层社会认为，白酒属于社会下层喜爱的烈酒，为保持个人尊严，在严肃的酒宴上不饮用白酒，一律饮绍兴和山东黄酒（妇女饮用时可加青红梅、冰糖）。在家里吃饭才以高粱酒佐蟹。

⑥ 食蟹之前常常吃适量汤面、云吞，然后再吃螃蟹，这样更为鲜美。因为食蟹后，口中的鲜味太重，不宜再吃任何食物；但如不吃主食，进餐的热量又不足够。

⑦ 吃蟹时所蘸的调味料配方是：优质米醋1份，绍兴酒1/3，酱油1/10，白糖1/10，以及鲜姜细末、极少蒜末，也有人加一点花椒水。

⑧ 每人份为大蟹两三只（每只半斤），数量太多会感觉疲倦。

⑨ 一般的"蟹宴"历时两小时。宴席上一般准备围胸、袖套，以防止弄脏上衣和袖口（现今香港的大酒店均备有）。有小孩的话，则另开一桌，以免干扰大人就

餐。

⑩ 宴会席旁一般摆设多盆菊花，宴会结束，用紫苏叶、菊花瓣擦手去腥，同时喝一盏开水冲开的菊花瓣、

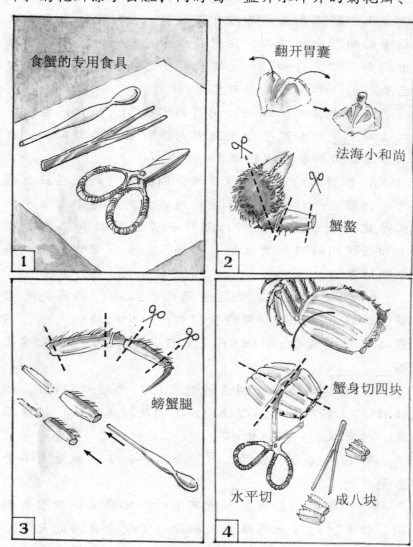

图7-8　仿宫廷用的食蟹工具（笔者绘）

食蟹的专用食具

翻开胃囊

法海小和尚

蟹螯

螃蟹腿

蟹身切四块

水平切

成八块

鲜姜片、紫苏、红糖水暖胃。

可以说，具备文明吃蟹的基本功是名门世家的符号。

在那个时代，不仅螃蟹宴可用来作为社会阶层间的符号。其他方面，如衣着、礼仪、谈吐、学识各方面都可反映一个人的教养程度和社会地位。作为社交考验，约邀螃蟹宴是最为刁钻苛刻的一种。

9.膏粱厚味的酒宴与牛黄清心丸

不论古今中外，药品的研制都需要很长时间。现代的西药研制时间一般需20年左右，以前的中药研制则费时更多。牛黄清心丸和安宫牛黄丸的处方渊源久远，是由乐凤鸣参照百年以来的各种处方，精心比较，多年服用逐渐改进后制出的，被认为是名药中的佼佼者，都是同仁堂的招牌药。乐平泉曾说：他的父辈"广求活人之方，前此品汇，愈加精炼，所增药目，殆不下数十百种"。

清朝末年的经济在列强入侵的间隙，一度繁荣，北京的饭庄酒楼云集于北京东、西、南、北城的商业区，暴饮暴食成为商界的时尚。饮食问题就像古代罗马王朝后期一样，人们想方设法解决饮食过度所带来的消化负担。罗马人举办宴会可以长达七八个小时，他们克服暴食的办法是生硬的。古罗马人无论男女，在过量进食后，用一根鹅毛刷喉咙，引起食道痉挛，将浓烈油腻的食物呕吐出来，休息片刻再继续宴饮。不过这个方法对于中国人来说，太过激烈、太野蛮。中国人选用服药的办法来清心消火，公认为饭后服用牛黄清心丸效果最好，美食家们亲切地称之为清心。可是真正用牛黄制作的清心丸售价不低，约计每丸两银元以上，但仍旧广受欢迎。

于是那时北京的大饭庄多代售上好的牛黄清心丸。许多酒席宴请之间，常赠给宾客牛黄清心丸解酒消火。更有药铺接到通知，将药送到饭庄，因而牛黄清心丸的销量大增，牛黄清心丸甚至成为馈送亲友的保健礼品。我就曾亲自得见，众人在盛大酒宴之后，每人各服一粒"清心"的场面。可见，中成药已经成为奢侈品，深入到人们的日常生活。

中药里的牛黄（Bezoar）是牛的胆结石，中药使用牛黄的历史已有两千多年，一直是中药里的重要成分之一。我听细料房的管事说过，世界最好的牛黄是印度北方黄牛的胆结石。其疗效最好，但是价格也最贵，售价最高时可达黄金价格的两倍。水牛的牛黄质量一般，效果不及黄牛牛黄好。

牛黄清心丸的处方可追溯至汉朝张仲景《金匮要略方论》中的薯蓣圆方，后来经过宋代几百年名医的几度改进，称为"牛黄清心圆"，其处方收于《太平惠民和剂局方》中。同仁堂供奉清廷御药之始，牛黄清心丸的处方和制作工艺同仁堂才拿到手。此后同仁堂的牛黄清心丸始终是按照同仁堂供奉宫廷的处方进行生产的，始终保持其御药原有的高质量标准。牛黄清心丸属温润共济补散同方，辛凉协调不寒不燥，为治疗虚火上炎兼治风痰的首选方剂。

东北亚的日本、韩国，东南亚的新加坡、马来西亚、泰国等国的民众的体质很接近中国人，因而这些国家的民众服用牛黄清心丸后的普遍效果和中国人一样好。例如在中成药正式由国家批准出口前，在这些国家的市场上，只要见到同仁堂的牛黄清心丸，顾客便不问价格，争相购买。为此，30年前日本厚生省经调查研究，专门化验，特别批准进口中国的牛黄清心丸，每年订购数量以十万丸计。同时反馈回来种种改良建议。据说，亚洲的大部分国家，不论男女老少都能接受中药的调理。中药一方面是药品，一方面又是保健品，不仅可以提高美味的感受，消除肠胃负担，减缓心脏紧张，也可使身心调理，身畅神怡。

四、民国以来的同仁堂

1.四房共管经营同仁堂

同仁堂由四个房头共管是一种无奈的选择，这是"四大房"之间长期争斗毫无结果之后，执行利益均沾政策的无奈之举。它不仅不会给同仁堂带来好处，反而会加剧"四大房"之间的矛盾。

辛亥革命前夕（1910年），许夫人已经辞世3年余。乐平泉的四个儿子（即乐孟繁、乐仲繁、乐叔繁、乐季繁）中作为长孙的乐达亨因体弱多病不适合繁重的管理事务，故同仁堂由二房主持。然而却发现了诸多弊端，之后转由三房管理，但是三房也暴露出诸多问题。既然二房、三房都出了些事，于是四房便提出了"四个房头共管"的建议，主张同仁堂的各项大事必须由四个房头共同议定。以轮流执政的方式，每个房头轮流掌管一段时间。

四房还建议：首先由大房开头，出人管理，四个房头表示同意。

我父亲是大房的老大，因此有一个特殊的身份——即长房长孙。按中国传统惯例，如无特别情况，长房长孙可以无条件接替祖业，于是我父亲乐佑申便代表大房接管同仁堂，六祖父乐达庄辅佐。接管后事态一直平稳，大家少有异议。直到大房的乐仁堂在天津开始发展，日常事务繁多，京津两地难以全面照顾；又因"寄卖"之事，又见遗失黄金，故众见不一。于是乐佑申代表大房表态，大房经管时间已有20余年，时间过长，不宜再经管下去。经过四个房头协商，同意交由四房管理。四房长子乐达仁当时在上海开办达仁堂，无暇他顾。四房的次子乐达义原来任北京警察局督察长，刚刚退下来，乐达义有能力也有社会经验来接手同仁堂事务，于是同仁堂就交由乐达义接管。

乐达义为了缓解四个房头的矛盾冲突，提出：集体决策，由一人负责的方案。即由每个房头各出一个代表，四个房头同时出席监管账目，同时监管细料房，大事由乐达义具体负责，各房头协商，取得共同意见后各房盖章形成决议。

自从四个房头共管同仁堂以来，大房乐佑申和四房乐达义主管的时间较长，二房和三房主管的时间较短。也就是说，辛亥革命以后的同仁堂主要是在大房和四房掌管之下经营发展。大房和四房的共同特点都是比较注重文化教育，而且有相当于大学水平的学历。例如：大房的乐达庄是科举秀才出身。乐佑申也曾就读于天津南开中学（乐佑申和曾任清华大学校长的梅贻琦是同窗、同座位的同学），后来留学法国商业学院。四房乐达仁、乐达义都曾就读于新式学堂，游学英、德等国。故而他们的眼光开阔，看问题较为超前，同仁堂由这两房头的人掌管是历史的必然。同仁堂的企业文化层次因而得到提升，职工的水平自然也高于一般普通商铺。

在中英《北京条约》签订之前，清政府不允许老百姓出国考察学习。条约签订后，不许中国人出国的禁令被撤销，这年乐达仁刚满20岁，他有意到欧洲去。故而向祖母许夫人讲了他的想法。许夫人并不守旧，很支持孙辈们出国考察学习，增长见识。那时的中国人对外国所知甚少，也毫无门路。许夫人找到清政府驻德国公使吕海寰，委托吕公使以他的随员身份带乐达仁出国。于是1897年，乐达仁便赴欧洲考察，从上海踏上了开往德国的商船"巴彦号"。乐达仁回国之后，给祖母汇报了他在欧洲的所见所闻，特别介绍了德国人做事认真及其严格的工作态度和制度。许夫人认为，外国人严格做事、一丝不苟的作风进一步验证了乐家祖训的正确性。古今中外都是一个道理，德国只不过做得更严格、更制度化、更规模化，德国的工业进程给乐家留下了深刻的印象。

2.华北沦陷后的同仁堂

"九一八"事变之后，华北沦陷之前，乐家为防止意外，在美商花旗银行存了40个保险箱。保险箱中存放了7种珍贵细料：野山参、毛黄茸、西牛黄、麝香、犀角、羚羊角、珍珠。其中麝香至少占了10箱，在百斤以上！这大约是乐氏家族药材的全部精华所在。太平洋战事爆发之后，花旗银行突然被查封，为了赎回这40箱细料，乐家倾其全力，估计至少花费了几十万银元。

卢沟桥事变（1937年7月7日）之后，北京处于侵略者的铁蹄之下，共达8年之久。侵略者和敌伪汉奸走狗，敲诈勒索同仁堂及各商家，无所不用其极。

这一时期（1934～1947年）主持同仁堂事务的是乐氏家族第37世乐达义（京12代）。乐达义是"繁字辈"四房乐季繁的次子，当时通称为"二老爷"（四房排行第二）。乐达义估计傀儡政府会安排同仁堂去做药行商会的理事长，如果同仁堂同意的话，便会一步一步地把同仁堂拖下水去为侵略者服务。于是乐达义就设法躲避，处处提防。此时，恰好北京中药业名人刘某愿意出来作药行商会理事长，乐达义顺水推舟便把这个职位让给了刘某。刘某自是非常满意。傀儡政府见此计不成，就再施一计，决定让北京商会会长邹泉荪找刘某去说服乐达义，让乐氏家族和在京的日本军部共同经营同仁堂。对此乐达义非常着急，经过一夜的苦思冥想，终于想到了商界有一个人，叫王荫泰。王的妻子是德国人，属于亲德、亲日派，与日本人有深交，可以通过他与日本人周旋。次日邹泉荪携带重礼去拜访王荫泰。王荫泰突然得知此事，心里没底，但又不敢得罪日本人，故而也如法炮制，也携了重礼去找日军军部的朋友，说服日本人不必和同仁堂共同经营。理由是因为同仁堂外强中干，只有产业，没有现金，不会有多大盈利。果然，此举收到效果，日本军方放弃了共同经营的想法。但是王荫泰因此向乐达义索取了高价酬金，数额竟高达黄金数十两！

8年间，为保持乐氏家族的民族气节，为了避免日本人染指祖业同仁堂，乐达义前前后后究竟花了多少钱财疏通，已难估算。"国土沦陷，寄人篱下。你要想干干净净做中国人，干干净净做中国药，花不花钱那可由不得你，你不得不花！"无奈之下乐达义一声长叹，感慨万千。

附：同仁堂中兴以来（1830～1956年）掌管业务的主要负责人

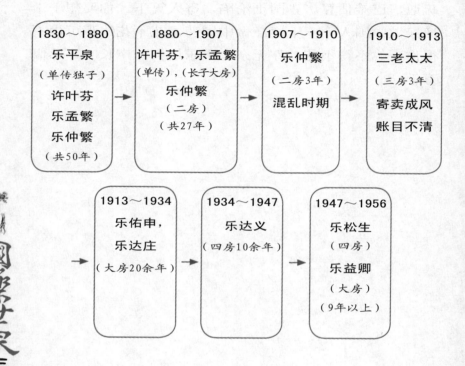

[注]

1. 第二行以下的人名表示副职、协助人或行政助理。

2. 乐平泉与许叶芬系单传独子，已不必要区分房次，乐平泉与夫人掌管同仁堂，前后达77年。

第八章
同仁堂乐家老药铺掌故（上）

　　同仁堂的故事和传说相当多，其中有可信的，也有不大可信的。但我认为，这些故事总归是言之有因，无风不起浪，只是难免因夸大而引起了变形。我们姑且择其可信者，称之为"传说"，虽然不能完全肯定其故事的精准度，但也不否定类似事实的历史可能性。

　　先说乐氏家族二十九世传人乐显扬（京4代）于康熙八年（公元1669年）秋季创办了"同仁堂药室"，后来他把"同仁堂药室"传给他的第二个儿子乐凤鸣（京5代）。过了大约33年，乐凤鸣把"同仁堂药室"迁至北京前门外大栅栏路南的现在店址，扩充规模后改名为"同仁堂药铺"，时在康熙四十一年（公元1702年），这是有证据的史实。

一、康熙皇帝扶持同仁堂重修铺面的故事

康熙皇帝扶持同仁堂重修铺面的事早就有所耳闻，而且类似的故事也曾刊登于国内报刊，故事颇有戏剧性。

故事传奇

此事发生于康熙年间，其中道出了同仁堂与清廷之间的微妙联系。

众所周知，大清皇帝康熙素来有微服私访的习惯，常常与随从人员私服外出，且有很多微服私访的传说。

某年某夏，康熙帝微服私访来到前门外，感到有点疲劳，想找个地方歇脚。路人说："前面的药铺搭有凉棚，还有坐凳，可前去歇息。"

康熙帝私访百姓，正不愿去茶馆雅座独处，不愿远离众人，遂继续前行找到所说的药铺。康熙看见路人不断饮用大缸中的水，随即问道："缸中是水还是茶？"。不曾想，此时药铺的铺东正在一旁，听到问话，虽不识此君为何许人，只知是一位体面的财主在发问，即顺口答道："此缸中为祛暑之凉茶，客官可一试。"随即进店取出几盏洁白的细瓷茶碗，将茶递上。康熙饮毕，甚感舒畅。遂说道："真好茶！真解暑！"铺东遂又斟上一盏，康熙再称解暑。

铺东说："敢问，尊驾贵姓？"

"敝人姓黄（用皇帝的谐音），一介书生。"康熙不愿披露自己的身份。

皇帝令随从支付茶钱，铺东闻言笑道："实不相瞒，此茶是我自配的药茶，多年来在暑天以此布施路

人，已成惯例。此茶不必付钱，君不见没有人付钱吗？"

康熙想不到竟有此等事情，遂反问："照你这样经营，岂不变成了亏本生意？"

铺东确信自己今天遇到了知音，随即口吐肺腑之言："客官说到这茶，其实不值多少钱，是我按自己独家处方配制的。小的可见到众人在三伏之日，畅饮我的药茶祛暑，众人个个精神焕发；而自己能在一旁从容观看，实乃人生一大快事！"又坦然地说："我深知经营这样一个小药铺肯定发不了大财。君不见我店房舍急需大修，但无力进行吗？既然如此，何必不敞开心扉，做些自己力所能及的好事呢？何不济世救贫，赚得金钱买不到的心中安详，赢得买不到的德行上的快乐呢？"又情不自禁地说："常言道'凡事，切不可因恶小而为之，亦不可因善小而不为'。鄙人自认识到'择其善而从之'的道理之后，经营此间小药铺，便得到一种人生少有的快慰，从而心满意足了。"

康熙帝被这番出自肺腑的语言深深打动，双指捋须，连连点头赞许铺东的良好心态和崇高境界。

皇帝又说道："君言极是，很是佩服！佩服！想来你博览群书，很有见识，又有治病的丰富经验。请你来给我看看，这是何缘故？"康熙挽袖伸出手臂，只见胳膊上散布一些小红点，且时时感到奇痒，服药亦不见效。

经仔细观察后，这位很懂医道的铺东说："客官不必介意，这还谈不上是病。我有草药，可加水十斤，煮汤搽洗，一日两次。不过，有一事请君注意，日后务必多吃五谷杂粮，远离膏粱厚味，人参补品也要酌量少服，不久即可见效。"又连忙说："此种廉价草药，请君不必付款。"

康熙大喜，马上说："后会有期，有情后补了！"他转身在众随从簇拥之下离开前门外。

康熙帝回到宫内，传太医上殿，拿出草药。太医们说："此即普通的大黄，不是什么细料奇方。陛下不必蘸药搽洗，可取一大水缸，注满大黄汤，陛下入缸洗浴则更为方便。"皇帝心中想："你们这些太医只知道讲排场，说大话，可是竟然连这样简单的药方都开不出，真是一大群只会说风凉话的废物。"康熙洗完了大黄浴，再用清水净身一遍，倍感轻松。日常饮食注意多杂粮，少山珍，去海味，限用参茸，果然见效。

不期几日后，有一骑马信使给乐家药铺送来一个大信封。信封内另有一密封的信封和一张信纸，信纸上寥寥数字："持函至内务府衙门"。密封的信封上写有内务府衙门字样。药铺铺东大为不解，因为他与内务府从来没有来往，也不会有亲友或客户花钱雇信使来送快信。

突然某天，他似乎有所感悟，他手持此信来到了内务府衙门。衙门的衙役禁止他入内，只同意将信呈送进府中，让他在门外等候。于是他只好在衙门外伫立等待。不消片刻，有官员全副朝服出门来迎接，并且连声道歉：有失迎迓。

铺东见状颇为不解，及至入内坐定，官员突然发问："大人需用多少银子？您尽管吩咐下官去办。"这位铺东一时不知如何应对，瞠目结舌，支支吾吾，官员见状随即说："立地重修铺面有三万白银够不够？如不够可再支两万出来。请大人隔日派人来取三万两银票。"此时的药铺掌柜完全想不到会发生这等事情，宛如身在梦中。他步出衙门，神情恍惚，步履蹒跚地回到他自己的小药铺。

回忆起那天的情况，他想起来，那位财主举止威风，谈吐不凡，难道真是皇上吗？皇帝所赞赏的难道就是济世救众的经营吗？药铺的东家悟出了一个大道理，他下定决心把济世救众的诚信方针坚持下去，并且要传及子孙。

这个故事充满了传奇色彩，其中夸张之处在所难免，我在开始时也是将信将疑。不过，想到清朝皇廷确实有过朱批每年几万两白银预付同仁堂药费的事，在时间上也与乐显扬公父子创建同仁堂的时间大体一致，所以从大的层面上说，这个故事并非无中生有。人们对朝廷每年预付同仁堂几万两的巨款肯定会有诸多联想，传说中所具有的戏剧性，听起来更是生动惊奇，为此再为大家讲一下这个传说下来的故事。

我从事的专业是建筑设计学，因此完全能鉴别出大栅栏同仁堂店面的制式。这个店面是按照《清式营造则例》建造的少数几个北京正规店面之一。我的恩师，著名的建筑史学家梁思成教授（梁思成是梁启超之子）就曾说过："要看清代铺面建筑，就去看乐家前门外大栅栏同仁堂好了。该铺面的用料、制式和整体比例尺寸，可说是最标准、最工整的清式建筑。"这个说法许多专业人士均认同，现在又有实物为证。按理说，仅凭乐家当时的实力是不可能筹措如此大笔的款项重修店面的，一定是有一笔充裕的额外资金支持，才有可能建造出如此正规的店铺。故事中的这位铺东有可能是乐凤鸣，或者是乐凤鸣的姓赵的表兄。但无论如何，同仁堂创始人确实是曾额外得到过一笔款项，支持了乐家开办同仁堂。这则传说也揭开了同仁堂资金来源的一个秘密。

我儿时总听人家说："同仁堂的房子有几百年了，进门不是上台阶而是要下台阶！同仁堂下洼地势能聚财"。我也记得进同仁堂门要下几步台阶，同仁堂门口的街道表面跟北京其他老宅院一样，经几百年车来车往所带来的泥土，使街面高过院内。

二、乐氏家族热心公益事业

香港著名企业家李嘉诚说过，他不赞成向公众施舍的观念，不赞成使用"慈善事业"这个词。他认为应该称作公益事业。李嘉诚的理念很超前，很有道理。

同仁堂历来倡导举办公益事业：在严冬，同仁堂常搭暖棚，开设施粥铺，免费布施热粥，救济贫民度过严冬。在盛夏之日，常免费供应避暑药，在铺面外搭凉棚，设大板凳及装满大缸的凉茶让人免费饮用，不仅供给贫民，也免费供应在烈日下行走的路人，广受行路者欢迎；施舍义棺给社会的最底层民众，让公益事业深入到最贫苦的阶层。这些都被认为是"义举"，它也使同仁堂成为整个社会不可缺少的成员。

为扩大同仁堂的影响力，同仁堂自建立之初，便在"会试（科举考试）"之期，免费向各地来京的"举子"赠送平安药。乐平泉考虑到参加会试的举人来自全国各地，特别是江南、西南各省的人，来京后常常水土不服，再加上酷暑疲劳，难免病倒不起。如果耽误考期，便会影响一生的功名。所以每到考期，同仁堂就根据考生的实际需要，把一包包的"平安药"放在同仁堂精美的药盒里，盒子上工整地写上考生的名字，然后让伙计分送到各会馆的应考举人手中。在著名旧小说《二十年目睹官场之怪现状》一书中，就谈到江南举人赶考回乡，把同仁堂的"万应锭"作为珍贵礼品相赠送的故事。乐平泉当然不仅要继承这个传统，还要在各种"善举"方面下工夫。

"益仙救苦金丹"治病的故事

有位由四川来的赶考举人刘某，因腹部受寒，连续几天腹痛难忍。乐平泉得知后，忙令人送去四瓶"益仙救苦金丹"，并亲眼看举人将药服下才离去。睡过一夜后，第二天刘某的病势解除，精神饱满，如期参加了会试。最后，道光帝御笔钦点刘某为"四川后补道台"。刘道台在离京时，不忘赠药之缘，身穿朝服亲自到同仁堂拜访，说："同仁堂仁义有嘉，下官回乡赴任一定告知乡里有关同仁堂的仁德和奇异药效。"此事一时传遍京城各省的会馆。

史料记载

除上述的公益事业外，乐平泉还做了几件其他史无前例的公益事业：

（一）以同仁堂字号设立路边的公共"沟灯"，为市民夜间安全出行提供照明条件。北京每年春季都要清污开挖污水沟。当时的污水沟很浅，积淤很快。开挖污水沟时，满地污泥臭气熏天，且水沟纵横，一不小心就会跌倒，弄得满身污秽不堪。为此，每到挖沟时节，在没有月光的时候，夜晚出行就心惊胆战。当时有个顺口溜是这样说的："黑泥，亮水，灰实地"。告诉人们看见的黑色物是泥泞，有反光发亮的地方是水洼，只有灰色的物体才是实地。乐平泉了解到市民的苦衷，便决定在挖开的污水沟旁边架立"沟灯"，作为大众公用的路灯。所以在没有月光的夜晚，"同仁堂"三个大字的红灯笼格外醒目，灯光照亮满地污泥的路面，路人看见"同仁堂"三个大字就会有一种信任感。这种济世方式，比"抽奖酬宾大礼包"更具风范。

（二）由乐平泉筹资创办"同仁堂普善水会"——私立消防队。"普善"两字意在表达"普济众生，乐施善事"。可能是同仁堂几次受到失火的威胁，所以特别重视消防。那时同仁堂举办的公益事业大多以"普"字开头。如"普善水会"、"普励小学"等。在同治六年（公元1867年），"同仁堂普善水会"向德国购买了新式高压水车以及消防用具。一旦前门外同仁堂附近遇有火警，便立即派消防车前去扑救。光绪十四年（公元1888年）十二月十五日，紫禁城贞度门发生火灾，火势殃及太和门和周围库房。当时皇宫和王府的水车的水压均达不到门头屋脊的高度，无法控制火势。就在此关键时刻，同仁堂"普善水会"的新式水车自告奋勇，由乐孟繁亲自率众，身先士卒，冲到前面，用高压水龙头喷射。众人眼前只见一条水流直达屋顶大脊的最高点，很快将火压了下去。之后，群情激动，同声欢呼，场面立刻沸腾起来。这一消息马上报告朝廷，慈禧闻讯甚喜，乘兴谕封同仁堂的"普善水会"为"小白龙"。由此同仁堂的公益事业誉满京都。

（三）在医药界，每逢药王生日（农历四月二十八日），同仁堂都要邀请名角名伶举办"堂会"，宴请社会名流、名医、各大药铺铺东，以及街坊四邻。参加演出的戏剧名角都知道是为了庆祝药王圣诞，所以很用心地演唱，以表示对药王的尊敬。当时有这样的说法：乐家的"堂会"要比戏园子的演出更精彩。戏迷们来同仁堂"堂会"听戏更过瘾。来听戏的戏迷们有些人是同仁堂的朋友，有些人则是专程来听戏过瘾的。即使是从不相识的人，乐家对这些戏迷们也是热情接待。一时间被传为佳话。渐渐地乐家老铺庆祝药王诞辰的日子也就成了定期以同仁堂为中心的社交活动日。同仁堂铺东乐平泉也成为了药界的领袖，社会声誉日渐高升。

在乾隆年间，北京国药行会已经初见雏形，行会会址设在南城的药王庙内。嘉庆十九年夏（1814年），因遭雷击起火，行会便失去了活动地点。此时正值乐百龄（乐凤鸣孙子的孙子）当"会首"，于是乐百龄便集合北京几家知名药铺的铺东在一起，商议修建新会馆事宜。最后由乐百龄牵头兴建的新会馆于嘉庆二十二年（1817年）落成。这样同仁堂便毫无疑问地成为北京药店中的领衔店铺。

（四）兴办平民学校举办义学，供普通百姓和贫民子女读书识字。

同仁堂曾出资在北京前门外打磨场，乐家大宅的后门附近，以"普"字开头，办过一所"普励小学"，校门对着乐家的南门。打磨场一带原来没有学校，"普励小学"的建立大大方便了附近居民子弟就近读书。据说，著名剧作家张永和（《大清药王》编剧）、影视剧编导郭宝昌（《大宅门》影视剧编导）均毕业于此校。校内传诵着许多乐家同仁堂的故事，所以他们的作品里也都弥漫着乐氏家族特有的气息。影视作品中的人物虽不姓乐，但可感觉到剧情的描写近似乐家第三房的情况。可见剧作者颇为熟悉乐家第三房；但是对于长期主导乐家经营权的大房、四房则描写不多。

到民国初年，乐达仁又在天津兴办了"达仁学校"。这所学校在天津当地也颇有名气。

我家一向认为：药品的商业广告与公益事业相距甚远，虽然广告本身不是坏事；但是广告不宜过度夸张。我们不要轻信某些发达国家的"广告理论"，这些所谓"理论"并不见得公正，不见得合理，不见得有良心，更不见得符合这些国家的道德与信仰准则。在外国，就有许多人不同意宾夕法尼亚大学商学院的某些广告理论。

我家老职工常说："好药成天做还不够卖的呢！再做广告可不成了没事添乱吗？"

七祖父乐达仁常说："我们不要自说自话，要让良药来叫人。"良药花在广告上的钱不如转用于提高药品质量上。

三、同仁堂炮制的名药名酒

1.同仁堂传统古方名药：再造丸、活络丹、白凤丸、苏合丸、牛黄清心丸

先说再造丸。宫廷御用再造丸的处方源自清太医院李德昌，他为清室要人治病时开出的通络、活血、祛风的丸药，取名为再造丸。后来，同仁堂在为清宫御药房代制此药时，对原处方进行了一些改进，遂成为治疗中风、瘫痪等症的有效良药（图8-1）。

再说活络丹。该活络丹是同仁堂采用明朝张时彻《摄生众妙方》卷三的大神效活络丹处方调整而成的。此后一直称活络丹，是治疗风寒湿痹症的良药。

白凤丸的处方来源于明代龚廷贤的《寿世保元·妇人科·带下篇》中的白凤丹、《虚劳篇》中的白凤丹和《调经诸方》中的乌鸡丸三个处方，是综合三个处方各取所长调节而成。白凤丸药性平和，不寒不燥，适用于妇女气血两亏引起的诸症。

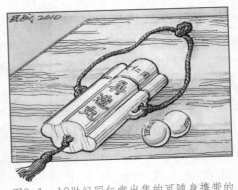

图8-1 19世纪同仁堂出售的可随身携带的"再造丸"，急救用的药品盒（笔者绘）

牛黄清心丸参见第六章中膏粱厚味的酒宴与牛黄清心丸。

改进的特色古方还有苏合香丸、换骨丹、医痫无双丸和脐风散等。

2.乐家老铺的虎骨药酒举世闻名

同仁堂的药除丸散膏丹外，另一重要剂型就是药酒。同仁堂最著名的药酒是虎骨酒，另外国公酒和如意长生酒也很有名。同仁堂的虎骨酒在1924年莱比锡国际博览会（现在通称为"世博会"）上获过大奖。同仁堂的虎骨酒远销港、澳、台和东南亚、日本、美国、加拿大等地。

同仁堂的虎骨酒制作精细，药量准确，工艺精湛。新买来的虎骨要经两年晾除暴气后，用文火蒸馏4天成为虎骨胶，再连同100多味药材一起投入制酒。牵涉的工艺有搅拌、热浸、冷泡、回流、蒸馏、过滤、封存等，而且还要入缸搁置封存一年，才可上市销售。

虎骨酒的故事

虎骨酒的传说很多，我亲耳所闻、亲眼所见的也不少。北京的夏天有时很热，白天万里无云，夜晚也无一丝风意，人们躺在床上往往难以入睡。同仁堂有一位老门房，因暑天气温太高，夜不能寐，便铺上草席睡了在了方砖地上。次日醒来，半边身子已经不能动弹了。于是人们拿来虎骨酒，先让他饮下一盅，然后用酒搽拭全身两遍。午后再饮一盅，再搽拭一遍。到了傍晚时分，身体便完全恢复了。又如：20世纪初，北京通州区有人因风湿病而丧失了劳动能力。他的亲戚到同仁堂买了虎骨酒，只让他喝了几盅，次日午睡后便可下地干活了。这在当时，一时间被传为奇谈。

还有一则故事：上世纪50年代，我家邻居一老者跌了一跤，从此以后长期关节疼痛，行走困难。一天，父亲发现家中藏有一瓶30年前的虎骨酒。酒已呈琥珀色黏稠状，殷红浓郁，香醇扑鼻。父亲建议邻居喝一盅看看疗效。邻居一眼看去就知道此酒非同一般，喝下去不到半天时间，就能站起来快步前行，于是口中连连称赞："同仁堂虎骨酒真乃神酒，第一神酒呀！"兴奋之余，他找到原来给他治病的大夫，跟他讲述虎骨酒的疗效。

他对医生说："乐仁堂东家请我喝了两盅几十年前的'虎骨酒'，您猜怎样？"激动之余，这位邻居加上了粗话："神酒下肚，我ta-ma-de能走了！"

医生也同样凑趣地回答粗话："这酒千金难买，您ta-ma-de走运，恭喜恭喜！"

医生告诉他，一般的虎骨酒没有如此明显的疗效，他所喝的是30年前同仁堂真正地道的虎骨酒，所以有如此奇效。他称之为"神酒"并不为过。

3. 收购虎骨，深山遇虎。情急生智，"虎口余生"

虎骨来源始终奇缺，故而需要到老虎繁殖的地方去购买。同仁堂在东北山林中产虎的地区与老猎户有多年关系，每年冬季都派人到猎户家中收购虎骨。

"虎口余生"的故事

据说有一年，派出收购虎骨的两个人差一点儿没能回来。因为他们在山中遇到了老虎，上演了一出"虎口余生记"。

这两个人由北京出发，要走好几天才能到长白山。山区一带正值下雪，路很不好走。到了深山里，又正巧赶上猎户手中没有整架虎骨，只收集到几块陈年散骨。猎户很抱歉，隆冬时节山中没有游玩的去处，只好请这两个人在家中喝酒消遣，后又找来年轻女子陪饮，饮到午夜才罢。这样一来，两人酒喝多了，直到次日中午才醒过来。醒来后即匆匆上路，本来猎户的儿子准备送两人一程，不料他的马出了问题，马的前掌裂开一条缝，不能走雪路。两人只好步行出山。

万万想不到，在快出山口的树林边，他们看到前面草丛里有异样。他们真遇到了一只老虎，老虎蹲着不动正在注视着他们。这下把两人昨晚的酒意完全惊醒。老虎的体形虽然不很大，但是很强壮。他们二人马上停下脚步，原地不动，一方面先看一看老虎的意向，另一方面商议应如何应对。人与虎双方相持了十多分钟，老虎首先按捺不住，发出低低的吼声。两人知道不妙，不能再相持下去了，便情急生智，想用雨伞遮住身体，慢慢往前面移动。没有想到，当他们两人把红油布雨伞撑开的时候，老虎大吃一惊。老虎因从来没有看见过雨伞，突然间看到两个人一下子变成了两个大红圆圈，不知是何怪兽长了如此大的双眼，不由自主向后退了几步。两人一看，知道逃生的机会来了，于是他们每走一段路就把雨伞合起来。再走一段路，又突然把雨伞撑起来，老虎见状便又后退几步。这样反反复复了几次，两人和老虎的距离越来越远。于是他们二人扛起伞来，撒腿就跑，一口气跑了十几里，终于摆脱了老虎。

这个故事告诉人们，虎骨如何难寻。看样子，同仁堂长年不断要想获得优质的虎骨，还得另找可行的出路。如何另辟蹊径呢？

4.乐家老铺曾经试验驯养野生动物

同仁堂的虎骨酒疗效显著，誉满中西，然而优质虎骨却很难买到。当时一架真虎骨可达到几千银元之多。有时买到的竟然还是其他动物的骨架，例如豹骨、山猫骨、熊骨都能滥竽充数，被当作虎骨来买卖，这样虎骨来源就成为大问题。

乐家一向有养鹿的经验，同仁堂在北京郊区的瑶台建有鹿苑。每年采的鹿茸质量上乘，从来不愁优质鹿茸的来源。由鹿茸的成功饲养联想到虎骨，是不是也可以考虑驯养老虎，从而保证虎骨的来源与质量呢？

百年之前，还没有《野生动物保护法》的限制，所以养虎制药在法律上是允许的。

故事大意

当时的考虑是把虎苑放在北京西郊西山乐家果园里。在山脚下倚靠山势，挖开一个半地下的虎圈，周围是石山峭壁，这样老虎的叫声便不会惊扰四邻。但是养虎不是简单的工作，在当时没有人知道如何人工养老虎，所以首先要摸索出经验，找出规律。不过也知道这事不容易，如果试养工作放在西郊西山，路途太远，不便及时照顾，所以最后决定先在前门外打磨场北官园西边的"马号"里清出一块地方，作为虎圈。由铺东直接派人试验驯养，找出成功规律后，再去西山扩大规模饲养。

记得我小时候，曾亲眼看到"马号"药材堆栈里建造的虎圈（图8-2）。那是几个连在一起的虎房。铁笼子镶在石头墙中间，半围合之中有个最大的笼子，供老虎轮流出来散步。那时我见到的只是几个空的虎笼，没有看到里面有老虎。最早的想法是把小虎喂养成功，虎骨有保证，虎骨酒就可不受限制地大量制作，从而摆脱虎骨酒长年供不应求的局面。

记得我当时看见空空的虎房，曾经好奇地问大人："老虎在哪里？"

回答很明确："老虎气性大，不吃不喝。后来只好放走了"。"又买来两支小虎，同样养不下去"。"最后改为养狗熊，狗熊倒是能养活，但是没有喂养价值。所以在这里不再试验喂养野生动物。"

同仁堂除了自己养鹿之外，就没有其他动物可养了吗？经过仔细思索，发现制作中药所需的蜂蜜用量很大，饲养蜜蜂最为可行。但是早有许多人以养蜂为职

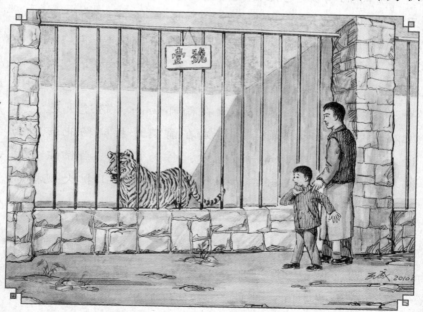

图8-2　我所见到的虎圈笼，笼中为想象中的老虎（笔者绘）

业，同仁堂没有必要亲自去养蜂。于是同仁堂便雇用专业人员承包养蜂，以保证足够的优质蜂蜜的可靠来源。至于药用的小动物，如蝎子、蟾蜍等也经由专业人士饲养，以保证用药需求。

配药所用的鲜活植物也不少，乐家果园里建有玻璃温室，里面种了许多新鲜的草本药物，可以长年为同仁堂提供新鲜的草药，以保证按照"遵肘后、辨地产"的宗旨，按处方用新鲜草药入药。例如：冰镇鲜枇杷叶、鲜石斛、鲜生地、鲜藿香、鲜薄荷、鲜香橼、鲜佛手、佩兰、菖蒲、鲜荷叶等药均可随时保证供应。

温室还开畦种一些其他植物，有的还用盆栽种。走进温室，香气扑鼻而来，清香沁人。正如同仁堂两侧的牌匾上所书"琼藻新栽"，现采现用。凡是来访者往往流连忘返。

十七祖父乐东屏先生，在1957年把自己养殖多年的北方罕见的百年以上的丹桂树和四季桂树共7棵赠给了颐和园。

除了自己种植药材外，乐家人最感兴趣的是养鸽子和金鱼。清朝退出历史舞台后，八旗子弟每月的收入锐减，再没有实力提笼架鸟，也不再有钱喂养动物。于是他们便把从前一些鸽子的新品种提价出售。当时能买得起的人家不多，像乐家肯出高价购买的更不多。因此许多名贵品种被乐家买了回来。这些鸽子中以十七祖父乐东屏所培养的最为珍贵。后来这批鸽子全部赠给了"北京动物园"。其中有的品种还被动物园作为礼品与外国交流。乐家养的金鱼后来捐给了北海公园。北海公园在南门入口处东面的空场有一个很大的金鱼观赏区。其中大多数是乐家从皇族手中买来的金鱼品种。由此乐氏家族家一度成为北海公园的董事。

5.同仁堂各类药酒均出类拔萃，特显优异品牌

有两句话是专门称赞乐家老铺第二种药酒的，即国公酒。

人云：古都同仁国公酒，舒筋活血第一筹。

在明朝《证治准绳》和《景岳全书》两部医书里就已经有对"国公酒"的记载。同仁堂的国公酒，自康熙四十五年（公元1706年）即载入《乐氏世代祖传丸散膏丹下料配方簿》。可见，同仁堂国公酒的生产已经有300多年的历史。传说明朝有一位史姓国公记录下一项曾经治愈无数风湿病患者的药酒处方，他配酿并改进此酒，后人念其功德便称此药酒为"史国公浸酒"。清光绪十一年（公元1885年）六月初四，太医院令同仁堂将"史国公浸酒"配方抄录太医院，审查后赐名为"国公酒"。清宫御药房曾经多次"票传"同仁堂为皇宫配酿"国公酒"。

至于同仁堂的"如意长生酒"在清宫档案中有比较详尽的记录。

史料记载

光绪十三年九月十四日，总管李莲英为慈禧太后由同仁堂传来的如意长生酒的配置方法。应用：陈存捐性加减史国公酒四十斤，陈存捐性加减五加皮酒六十斤，鲜木瓜丝泡酒十斤，外兑木瓜酒一百斤。以上共和一处，蒸淋入缸内，数年捐妥用之。

这是因为慈禧太后那拉氏在光绪十三年（公元1887年）第二次垂帘听政后，政治斗争激化，有感身体疲软、胸膈不爽、元气不足等症。太医建议饮用"如意长生酒"。此后，慈禧对"如意长生酒"情有独钟，有时甚至直接向同仁堂定制。那拉氏饮用"如意长生酒"之后，气血充足，益寿延年，很少生病，活到74岁高龄。从此，"如意长生酒"闻名遐迩，实为老年人通筋骨、益血脉、补元气的佳酿。

由此可见，同仁堂的药酒质地特优，1983年仅仅同仁堂的"国公酒"年产量就已达两千吨。"国公酒"1983年荣获国家银质奖，1988年又一次被评为国家银质奖。因此，同仁堂的药酒也是同仁堂享誉国内外的重要药剂之一。

药酒利润丰厚，只因同仁堂药酒的工序复杂，顾客自己买药材泡酒达不到这些工序要求，因此泡出来的酒与同仁堂药酒相比口感差距很大，故而药酒常年畅销。

1958年北京市药材公司在北京通县专门建立了同仁堂制药厂药酒车间。1971年同仁堂药酒严重脱销，供不应求，遂决定建立同仁堂药酒厂。当时正值"文革"期间，同仁堂招牌被砸，并被取消了一切有关同仁堂字样的标记，药酒厂改名为"中药七厂"。1979年恢复了同仁堂品牌，厂名再次定为"同仁堂药酒厂"。不到几年的工夫，药酒的生产能力便达到1000吨，及至1983年，同仁堂药酒厂的产量增至2800吨，跃居全国药酒生产厂之首。

四、"求嗣说"指点迷津——昔日中国式的"种子术"

第七章《同仁堂药目》中曾提到"求嗣说",也就是中国传统生育术。

人在青壮年时期,对生育子女的事,大多不以为意,过了四十岁就求之即切,得之愈难……今则年及四十,往往已衰或多置妻媵,妄服金石,将以求嗣,不其难乎……欲求嗣者当自慎起居、节饮食始,起居慎而后精力健,饮食节而后神气清,多则一年,少则百日,单身独卧,一意寡管,每月落红五日后已过半夜,将及五更,心肾既交,精力斯足,人之生理实在此时,受孕后唯夫妇分房最为保胎要着……

这段话的意思是说,"人处于青年时对于生育子女的事往往不在意,一旦过了40岁越是希望得子,就越难得。因为到了40岁之后,身体大多渐渐衰老,或娶了大妻小妾,纵欲过度;或为了生育乱吃丹药,这样要生儿育女可就难得多了……要是真想生育子女,就该仔细地注意自己的生活起居,控制饮食。日常起居先要有规律,使精力保持旺盛;再加上饮食得当,精神就更加饱满。要先坚持单身独睡百日以上,一心一意保持清心寡欲。此后夫妻方可同房,每逢女方落净的第5天半夜,在第6天后的五更之时(午夜3点钟前,睡了一小觉之后),心肾相交,双方情欲与精力均旺盛,此刻便是受孕的好时辰。受孕后,保胎的重要措施就是夫妻分房……"

先祖印川公40岁时尚没有一儿半女,初婚的王夫人故去后,便续娶了比他小17岁的许叶芬夫人,后得四子四女。因此,平泉公在《同仁堂药目》之后,写了"求嗣说"。一方面是讲述"传统生育术"的要点，另一方面是介绍符合中国人常态的生育经验。

"求嗣"的故事

早在清朝末年，男性不育是个普遍的传宗接代的难题。那时在北京打磨厂内有一家熟识的邻居，这位韩掌柜已独居两年，年纪将近五十，前妻只生一个女儿，没有儿子。韩家人急切盼望生子接代。他们看到邻家原来无子，在纳妾后，不久生子，极为美慕。有一天一个使女抱着小孩出门游玩，大管家张头连忙上前去搭讪。

"这孩子可真是好！"又问道："你家主人晚年得子一定很高兴吧！"

"可不是吗？我家二太太一进门，第二年就生了个胖娃娃，全家都极其高兴！"名字叫做鑫红的使女回答说。

"真是顺心的事，我家也盼望着有个男孩。"大管家非常美慕。

"其实也真不容易。我家老爷和二太太吃了大概有两个月的丸药和汤药，精心调理，总算怀上这小子。"

大管家连忙追问道："鑫红大姐，有劳你给问一下，老爷和二太太吃的是什么药？嗯……这情后补了！"大管家再次思索一下，又说："哦……这事还是让我们老爷自己上门打听吧，这种事靠传话不易说清楚。"

两天后，韩掌柜亲自上门造访，打听这家人晚年生子的诀窍。

韩掌柜开门见山："我见了贵公子，这孩子可真是可爱！我家十分羡慕。现在我独居一人，很想续弦，所以今天冒昧来府上诚心取经。请兄多多赐教。"

"既然老弟亲自上门，我应实话实说才是。其实也没有什么秘诀，不过是一点经验谈，供您参考。"

接着继续说："我这次之前，听朋友忠告，不要迎娶富家的虚弱女子。女方身体一定要好，甚至可找乡村出来的强壮的姑娘，头脑聪慧者为佳。我现在这位就是通县人，她小时和家人一起下地干农活，身体强壮，能够吃苦耐劳。要请媒婆验明闺女身后，即可娶进家门。她过门以后，身体也有不适，我们一同看了蒲大夫，因她小时很少吃药，所以喝下汤药就很奏效，这处方我还保存着。蒲大夫也让我吃一点同仁堂的丸药'海马补肾丸'。蒲大夫提到《同仁堂药目》中"求嗣说"的日期和时辰，这二者都不可偏废。我们持续半年之后就有了这小子。不过，吃了'海马补肾丸'你可不能放纵无度，只可每逢初一、初十……之日，房中之事每隔八天、十天只一次，其他日子要守规矩，保住你阳刚之势。"

韩掌柜闻言，忙说："正是，正是。您能够真言相告，在下感激不尽。我回去好好考虑一下，改日再访了。"

几天后，韩掌柜备好重礼，再次来访。

韩掌柜把礼品送上，随即说道："您的话我经过反复考量，其中大有道理。可是我家几辈人在京城多年，农村实在没有可靠的人。这次烦您老兄就烦到底。您能不能给物色一个，我愿明媒正娶。拜托老兄成全，拜托！"

对方见到礼盒中有绸缎织锦等贵重礼品，又见有一个小银盒。打开银盒，内用红绸包裹着黄金元宝三个，每个八两（十六两为一斤）摆成品字形。因见此厚礼不同一般，便凝目思索半晌，突然有所醒悟。说道："既然老弟拿我当做自己人，我给您推荐一个好样的，那就是我家的鑫红大姐。她年纪不小了，香河县农民。长相好，又聪明伶俐，通晓大户人家的许多规矩；但是她不愿嫁给一般人家，宁愿单身过一辈子。"

说罢抬头注视韩某，又说："我早就有心要把这个姑娘收在自己房里，可是家母很疼爱这孩子，平日一再说：'不允许有人吃了天鹅肉，反把人家放在二房做小'。我是个孝子，不敢公然违抗母命，不得不另选了一农家姑娘。目前我们正在给鑫红物色合适人家，老弟如有心，我无疑可成全此事。鑫红一家则由我来妥善安排。"

其实，韩掌柜早就看上了鑫红姑娘，带来的礼品中三个金元宝摆成品字形，就是比喻鑫红姓名中的"鑫"字，下面用"红"绸子托住，暗示了鑫红名字中的"红"字（图8-3）。

韩掌柜春风满面，得到邻人的帮助，立刻择吉日，明媒正娶，张灯结彩迎鑫红过门，进门就尊称为韩家的太太。韩掌柜见鑫红果然相貌姣好，端庄娇丽，肤色白皙，真所谓"一白胜百媚，一白遮百丑"。她是细而不弱，健而不粗。韩掌柜大喜过望，于是夫妻也去看了名医蒲大夫。众所周知，中医对调理妇女生理很有把握，何况韩掌柜早已单身多年，再加用药提力，效果很不一般。过门后，按照邻人介绍的"求嗣说"办法，韩掌柜

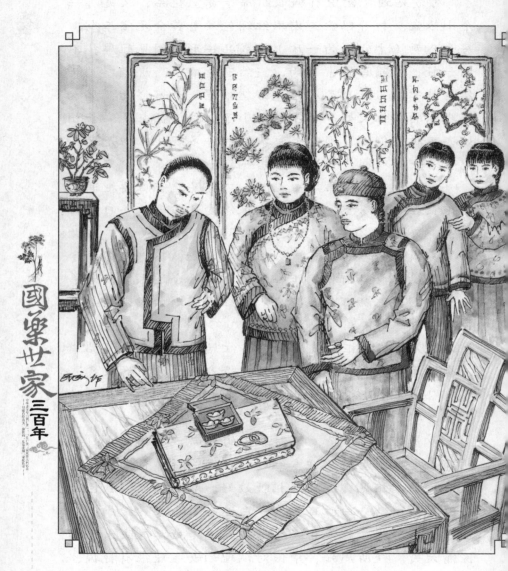

图8-3　韩掌柜以红绸托金元宝做厚礼（笔者绘）

先是单身独睡，鑫红不知原由，误以为自己有什么失误之处。韩掌柜告诉她，这是求嗣之法，是种子之术，请鑫红配合迎奉，计日节欲，按时辰行事……

鑫红闻言羞得掩面伏身而笑，忙说："我懂了，别再说这些碜碜的话了……到时候我会……"

百日后，二人按照"求嗣说"如愿以偿，顺利怀孕并生得一子。

这可算是由邻人的"求嗣说"和"海马丸"结下的生子缘分；但是韩掌柜对海马毫无了解，满以为"这海马必是海中之马也。大海阔无边，海马也必身高力大，所以有此效力"。殊不知海马比雀鸟还小，是海中的精灵。

五、乐家在北京的住房和园囿

1.乐氏家族在北京的居住地——几处"乐家大宅门"

先祖乐毓秀公在画像的题词中谈到，乐家进京后全家住在城南的花市，且历经九代，打磨场新开路的老宅应是印川公时买进的宅邸。

（一）上节讲到乐家前门外打磨场新开路19号的老宅，是乐氏家族中兴后的根据地。过去只要谈到乐氏家宅指的就是前门外打磨场新开路的大宅。这里有一张20世纪初北京前门外打磨厂新开路乐家大宅复原鸟瞰图（图8-4）。图的下方（东侧）街道是南北走向的"新开路"，所以大宅的门实际是东门，黑铁皮大门明显大于一般住户。进门要先上几步磑磜（斜坡），大门左、右两边各有门房，迈过大门槛还要再下坡。正对大门有一小院，走进小院，有三个去向，朝南是南院，朝北是北院，朝前是西院。打磨场新开路的大宅共有大小房间300间之多。

　　大宅正门后的第一进，门上高悬皇帝所赐《文魁》两字牌匾，表明乐氏家族具有官阶地位，这在当时颇有重要的庇护作用。御赐门匾说明，此宅不同于一般，对这所大宅不可轻举妄动。

　　清朝道光二十三年（公元1843年）印川公把同仁堂股份全部盘回自己手中，开始用一部分资金购买了房地产，所以推算乐家打磨场新开路的旧宅是盘回同仁堂以

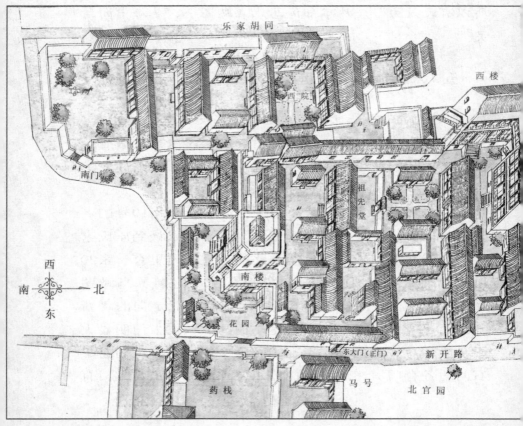

图8-4　北京前门外打磨场新开路乐家老宅，乐氏家族发祥地的空中鸟瞰图（笔者绘）

后买的。估计最初买下来的仅是从大门到祖先堂一带的地方。因为此部分建筑制式比较正规，做工规矩，符合大家宅门的规范，按理说这一带都是同一时期的建筑。这一带的周围，可能是较差的民房，也可能间有空场。所以西院、北楼、西楼得先拆除旧房，打好基地再修建新房。所以说，打磨场新开路老宅是在以祖先堂为核心的基础上逐步建起来的，因而建筑制式不统一。

道光年间，全家"四大房"都住在这里。而后人口越来越多，第四房首先搬出。大房、二房、三房仍旧有人住着。我的父亲因为是长房长孙，所以父亲这一房人一直住在打磨场新开路宅邸中的南厅。

南院是四合院，南房、北房各作为客厅用，共有两个客厅。大客厅坐北朝南（大家通称"北大房"，见图8-5），进深很大，足有三进之多，估计有200平方米；另有小客厅坐南朝北（大家通称"南厅"，以此为通道可达后面的花园），也足有100平方米。四合院中的东房是餐厅，西房是厨房。南厅的后花园有一座中西合璧的二层小楼，作为父亲日常家居的居室和卧室。小楼周围是花园。

大客厅空间很大，很气派，平日家里人基本不用，专为接待客人。因为进深太大，里面需要用几根大柱子支撑着屋顶。全部地面用彩色水泥花砖铺地（19世纪20年代是当时中国最高级的防潮地面），局部铺有地毯。因为房间的进深很大，故而光线较暗，在夏天非常凉快。室内摆放的全部为硬木家具，有黄花梨、紫檀的；也有用大理石镶心、汉白玉镶心、螺钿镶嵌或藤编等其他材质的家具。按款式分，有明式、清式、南式、

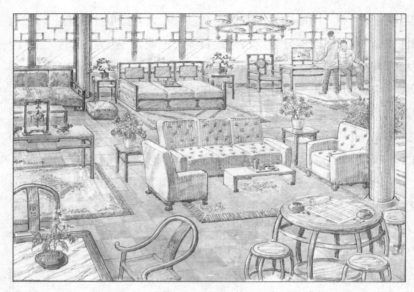

图8-5　北京前门外打磨场新开路老宅中的大客厅内景（笔者绘）

宫廷式、西式等。这些家具依照材料和款式摆成几个组群，每组有桌、椅、坐凳、床榻（后来改为深色皮面的沙发），每组中间铺地毯，可以同时接待几组不同的客人，而且互不干扰。大厅内还备有烟榻，用来招待吸鸦片的客人。这种家具成组布置的方式，犹如到了家具超市。所不同的是，所有家具上都加摆精致的陈设，如字画、木雕、瓷器、漆器、玉雕、象牙雕、景泰蓝等工艺品。

　　大客厅平时少有人进出，再加上光线暗，常常使人有毛骨悚然之感，所以小孩子们很不情愿进去。到了过年和过节有贵客来访时，大客厅灯光通明，这时小孩们倒是愿意进去，因为空间很大，很有气派，桌上又摆有果盒，大人允许时可以吃一点糖果、甜品。

南院西侧有跨院，跨院的北房是祖先堂。乐氏家族对"三祖"（祖先、祖业、祖产）非常恭敬，大家认为，同仁堂家族的一切，都是历代祖先的功德。每逢年节，同仁堂都要祭祖上供，行磕头礼（三叩头，后来讲文明，允许三鞠躬礼）。供品以新鲜瓜果、糕点为主。在节日期间，各房子弟自动轮流拜祭先祖。据说，祖先堂里供奉着乐氏来京后的所有祖先。

记得我的十七祖父乐东屏住在北院里的北楼，十七叔父乐朴荪住西楼（这两座小楼，目前已被保留下来，图8-4）。西楼与北楼之间有两层廊相连，东北角和其他的院落多为作坊、药材堆栈、马号等用房。公私合营后，乐家人口越来越多，因房间不够住便陆续搬出了新开路宅。

宅中最大的院落是西院。西院有五间北厅，很敞亮，厅内装修考究，有一架"落地罩"，做工精致，庄重富贵，是三房椒轩公（平泉公第三子）所建，也是大宅门中最豪华的装修。西院的东侧为东客厅，椒轩公接待近亲挚友时常在此。

相传，新开路的南口有个过街楼，街坊四邻说那楼照顾着乐家的风水，有几次要拆，都被乐家设法阻止了。

新开路的西面，与之平行的一条小胡同（小巷），名为乐家胡同。几年前我到前门外，顺便到那里走了一次，发现乐家胡同的路牌还存在。乐家胡同附近的房子曾大片地被乐家买下来。

据说在极盛时期，乐家在北京各处的房产有两千间之多。因此有人分析说，同仁堂乐家的产业很大，但是

第八章　同仁堂乐家老药铺的掌故（上）

205

现钱不多。乐家人花钱谨慎，处世小心，不敢持有大量现钱，有钱就购置不动产。

19世纪20年代，我的六祖父乐达庄自己建造了一处三合院别墅，取名"北官别墅"，坐落在新开路乐家宅邸的对面路东，大房人通称"东院"。别墅的前门朝东，后门（西门）与乐氏老宅（东门）隔着新开路斜对。用今天的建筑专业观点来看，这座别墅足够现代化。这座别墅采用的是三合院方式，且采用了现代的钢筋水泥结构，坚固而安全耐久。三合院中有北、南、西三个方向的住房，北房朝南，南房朝北，西房朝东，没有西晒的房间。三合院的空间很大，庭院正中有水池、假山、金鱼缸、花圃等。所有正式的住房外侧都有两米的开阔前廊，而且都建在半地下室之上。室内为木地板，四季保持干燥。前廊可以阻挡住夏季阳光的直射，冬季阳光的仰角小，可以透过前廊，直射室内。院内共有卧室五六个，每个卧室均带有卫生间。厨房紧接餐厅，方便且卫生。六祖父给这座几十间的别墅取名为"北官别墅"，故而他本人的堂名也就叫做"北官别墅"。这座别墅是实实在在的中西合璧的建筑物。我作为设计师，从建筑专业的角度看，此幢建筑确是经过专门设计规划之后建造的——以三合院的布局为基础，整体保持北京特色；在细节上以西方现代结构、材料、设备为建筑手段，为居住提供各种近代设备。有设计图纸的三合院，在北京很少见。六祖父的别墅直接反映了他的哲学观点来源于康、梁的新学，反映了洋务派"中学为体，西学为用"的思想。从设计学和科技的角度评价，我认为"北官别墅"应列为北京新住宅中的极品。

二房十五祖父乐咏西的家也在新开路的路东，斜对老宅大门，距六祖父的家很近。我只是路过，没有进去过。出新开路南口就是兴隆街，出口往东走一点路，在路北就是四祖父的豪宅，所以乐家有几家宅邸，大都坐落在老宅的附近。

乐家最有名的一处宅邸地处北京的什刹海，地点是前海西街17号和18号，是为乐家在北京宅第之一，属于北京百余年来的名宅。这是一座大四合院，早在乾隆年间这一带属于大贪官和珅的私宅范围。和珅案发后，嘉庆皇帝把这座宅邸赐给其弟，庆王永璘。及至咸丰帝又把庆王府赐给其六弟，恭亲王奕訢。奕訢的恭王府宅占地100多亩，建筑面积达两三万平方米。恭王府分为前院、府邸、花园和马号几部分。清王朝之后，恭王府的后人把府邸和花园卖给了辅仁大学（现在对社会开放的恭王府只是原恭王府的前院一部分）。民国初年乐氏同仁堂家族的四房，我的七祖父乐达仁把恭王府南面马号买进，七祖父在此修建了一座两进的大四合院（即前后相连的两个四合院），有正房、耳房、厢房及后罩房，作为住宅院落使用。大四合院周围还有零星小院，作为附属用房。四合院的西侧原有一座小楼，现有的三层楼是后来在小楼原址加建，以供蒙古驻华大使馆办公用的。中间建有围墙，与四合院分开。

大宅宅门朝东（北京前海西街18号，门内对面有小山，原有门槛已拆除，汽车可驶入，图8-6）大门外的后海西街的道路对面修有一座"影壁"（至今仍在），按当时的习惯遮挡大门对面的前海水面。进门后有座小土山遮挡，安稳静谧，所以无需建造影壁。小土山以

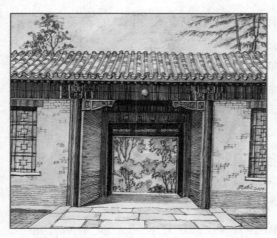

图8-6 乐家什刹海大宅东大门

北有垂花门（图8-7），一座典型的北京民间垂花门作法，进垂花门就是第一进的四合院（图8-8）。虽说是四合院，实际上只在南、东、西三个方向有住房，故意省去了坐南朝北的倒座房。后院第二进只有一排正式的北房（图8-9），为了减少东、西晒，东房

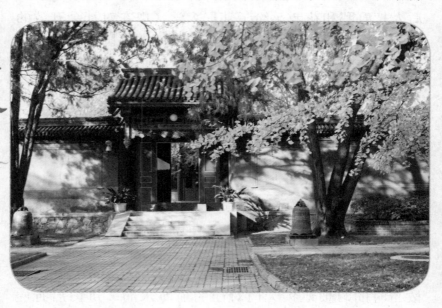

图8-7 垂花门外观，门内是正院

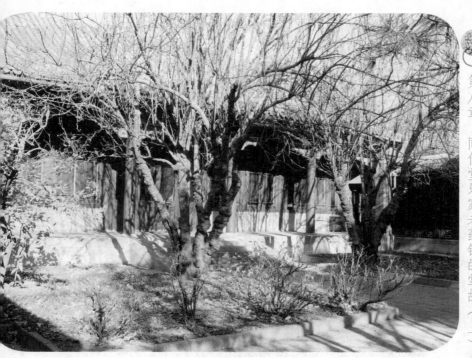

图8-8 "正院"里的正房及冬季房前的西府海棠树

和西房都很短，第二进院四周都是暖廊。这样建造的好处是，通过这周边暖廊可到达宅内大部分的房间，风雨无阻。在上世纪初，乐家已经见识过西式建筑，这两进的大四合院实际是改进型的京式四合院——中西合璧的模式。建筑物的格局仍是中式卷棚，有前廊及后廊（俗称前廊后厦）；内部则为西式木地板、木护墙、吊顶、暖气、玻璃窗等西式做法。这在当时中西合璧模式已是非常超前，乐家上下都把这座"七老爷宅"简称为"什刹海宅"。在前海西街与千秆胡同相交叉处（千秆就是芦苇，千秆胡同的取名显示此处在百余年前还是芦苇

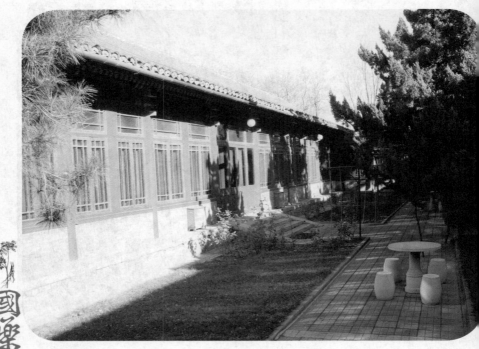

图8-9 "二院"即第二进院落内景

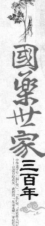

塘），在墙的东南拐角处，时至如今还保留有乐家的界碑。石界碑上刻有"乐达仁堂界"几个楷书大字，可足为这段历史作证。

进垂花门进入第一进院，院落规整，垂花门前方，正房的左右侧各植一株"西府海棠"，是原来的树木，至今已经有七八十年，树干足有大海碗碗口粗细，见到这两棵树的人均赞叹不已（图片系冬季所摄，冬季可拍摄到正房房舍，在夏季海棠树繁茂看不到房舍）。

经考证，垂花门外，东大门进门的西南方有一口水井，是真正恭王府留下的水井，供马号饮马时用，乐家也曾经长期使用过，没有变动。

我以为，电视剧中所描写的大宅门是个综合的想象建筑物。它既不像是打磨场的乐家发祥地——"新开路宅"，也不是精美的"什刹海宅"，更不是"北官别墅"。电视剧中所描写的是个"概念大宅"，未必有原型依据。由于这三座宅院是很有视觉欣赏效果的宅邸形象主题，用于电视摄影很值得大拍；但是电视剧没有体现，很可能是电视剧作者不很了解乐家拥有"什刹海宅"和"北官别墅"之故。

新中国成立初期，抗美援朝"捐献飞机大炮"时，乐氏家族把这座宅邸捐献给国家（新中国成立初期同仁堂尚未"公私合营"，因此并不是后来传说是公私合营的同仁堂捐献的）。随即政府把蒙古人民共和国大使馆安置在这里办公，后来宋庆龄、郭沫若分别在此居住过，故此宅有"郭沫若故居"之称。

大房的四兄弟——佑、西、笃、益，在北京景山以东的什锦花园胡同25号和26号院拥有几个四合院，共约200间房，分别由二弟、六弟居住；五弟乐笃周后来移居天津和上海，在天津和平区河北路462号，四兄弟有一座大别墅，在上海市静安区也有一座楼宅。

乐达仁兄弟在天津有多处房产，乐达仁的侄孙乐肇基在成都道有一所现代化的二层洋楼，很出名，天津人称之为"成都道小白楼"，后来被天津医学图书馆购置作为图书馆。

在极盛时期，乐家房产遍布北京，多达两千余间，以前门外打磨厂新开路、兴隆街、鲜鱼口附近房产为多。

2.同仁堂家族在北京四郊的花园、果园和别墅

乐氏家族在北京四郊有花园和果园多处。在西山山麓有大片果园和墓地，在东郊有"静园"一处，西郊有乐家花园一处，在瑶台有鹿苑。

乐家在北京西郊有一座花园，位于海淀的苏州街，当地人称乐家花园（后成为"八一学校"所在地）。此园源自清末北京东郊清朝铁帽子王爷——"礼亲王代善"的"礼亲王花园"。该园分为前后两部分。前部建有正规的楼阁亭台；后部分为几个景区，用人工建造的假山把各景区分开，分别取名为"怡红院"、"潇湘馆"、"稻香村"等，模仿《红楼梦》一书中的院落。园内还有"猴山"、"金鱼池"、"菊花圃"等。清道光年间以后，礼亲王失宠，礼王府日渐亏空，经朋友介绍向同仁堂逐年借银。至清末时，礼王府欠乐家白银达数万两，礼王府不得已将花园交给乐家抵债，从此成为乐姓的"乡村别墅"。

乐家在东郊的"静园"，又名"敬宜园"，是个典型的乐家别墅。"静园"是乐达璋（号舜慕，京12代，大排行第九）所建。"静园"内有石刻一块，石刻上记载着静园初衷及园林布局。石刻的文章由林纾（即林琴南，清末民初著名文学家、翻译家，中过举人）用文言撰稿，由清末书法家赵世骏用寸方楷体书写（赵世骏为清末书法家，书学钟、王，晚学褚遂良，工寸楷，久居北京），由李月庭刻石。我从久居美国的堂弟乐伯勋处得到此石刻的拓片（图8-10～12），石刻的标题为："静园记"。

静园记
如记于不可得水至是俪然余
明湖焉辛亥乱后不至者之

京师东便门外运河之故
道葭苇丛生明漪绝迤余
苦于不可得水至是俪然余
如记于杭州之西豁济南之
明湖焉辛亥乱后不至者之

图8-10 赵世骏题写（卷首局部）的"静园记"石刻

静园记

林纾先生所写"静园记"为古文，写成白话文，大意如下：

北京东便门外的大运河的旧河道附近，虽然河道中已经芦苇丛生，但水波荡漾，依然呈现一片湖色天光。我因素日缺少临水环境，颇感苦闷；一旦见到水景，如同到了杭州的西湖、济南的大明湖一样。辛亥革命之后，已有十余年无人造访此地。辛酉年（公元1921年）的夏天，我应邀游览静园。静园是大兴的乐舜慕先生为其前辈养心娱兴而造的别墅花园。在一片浓绿的柳树丛中，隐约可见两座红色栏杆的亭子，很为突出。亭子的西面不远有一道白墙，在树丛上方有一座楼房高高耸起，这座楼就是"垂虹阁"。静园主人在"春晖堂"接待了我，主人乐慕舜年方四十有余，对我很敬仰。他告诉我说这座园子是为母亲王夫人建造的。王夫人当年62岁，是高

太夫人药语余是园盖为母太夫人六
茶语余是园盖为母太夫人六王
模舜慕年四十许萧客基
敞窗之后为艺圃结撰雅
阁也主人款余于春晖堂
高耸于群树之上则垂虹

图8-11 "静园记"石刻（卷中）

邮王文简老先生的曾孙女。王老先生是乾隆、嘉庆两代最有名望的经书学者，王夫人秉承祖上学识，同样博学。静园占地有十顷之大，其中尚有荒芜未经开辟的地方。漕运已中断多年，门前没有水运嘈杂的声音，可谓十分安静。王夫人取名曰静园，建造此园可说是诵经养生的缘分所导致。他又说，在这里造园建宅可以瞻仰母亲，这样做很适度，毫不过分。要说静园总共有十顷地，在这样大的地方里面，堂舍楼亭只占了十分之二。乐慕舜说他并不求大，不求全，只求顺其自然，适可而止。在园中母子可尽享天伦，其乐融融，这正好符合庄子的哲理"以全其天"。我这次访问静园，悟到了静园中的玄机。

福建闽侯县林纾撰文

南丰赵世骏书写

李月庭刻石

从"静园记"的字里行间可感觉到园林主人谦逊、高雅的志趣所在。静园主人乐舜慕是乐家三房乐叔繁的次子，他对林纾一再强调造园不求大，也不求全，只求得体。这表明乐家人所遵守的哲学保持着相当的理性，抑制欲望。在大自然中寻找宁静生活，"以全其天"。

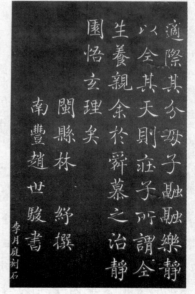

图8-12　"静园记"石刻（卷末）

乐氏从来反对奢侈，不追求豪华；可是也反对庸俗，不肯流于粗浅低俗。乐家人崇尚统筹兼顾、精密细致、实事求是。在居住房舍的要求上，跟乐家日常的饮食标准一样，反映出同样的原则，即提倡简朴的日常饮食。所以静园规模有限，并不足怪，能宽敞舒适就知足了。按大众化的标准，虽然谈不上勤俭节约；不过在上层社会，算是保持了生活的低调。只是偶尔在年节之日，放开手脚，合家欢庆。然而，每逢遇到社会活动，乐家出手一向大方，举凡业务公关、公益事业投资，看不到乐家人有刻薄吝啬之处。

有的电视剧描写某药铺铺东在庆典时用昂贵的药材藏红花铺地，以示豪华。作为电视剧，为了渲染气氛，有所夸张也无可非议，不必认真。不过，谈到历史，就应该认真对待了。用藏红花铺地的事，乐家即使有此经济实力也绝对不会这样做。乐家的原则是为了达到济世的目标会不惜工本；但是这样做，必须有理有据。就拿药材藏红花来说吧，绝对不允许拿贵重药材去铺地，让人随意践踏药材。乐家视此举为暴殄天物，得罪上天。一家著名药店不拿药材治病救人，反而以任意践踏药材取乐，掌门人肯定不容许这种事发生。

北京西郊香山公园内的玉华山庄也曾被乐家买下。香山位于地球"北纬红叶观赏环带"，北京秋季的香山以红、黄二色的秋叶为基调，间杂紫、绿两色陪衬，美不胜收，秀色可餐。香山附近古迹多，作为夏季避暑度假、秋季郊游赏叶之地十分理想。深秋之时，在金帐赤帏般的樱桃沟中，在别墅露台上，点燃紫铜火锅，正像古诗所写的那样："带霜烹紫蟹，煮酒烧红叶"。几位亲朋好友相聚，品尝着"银鱼紫蟹菊花锅"，再佐以西山山脚下的土产牛栏山二锅头酒，实在可谓是北京郊区"西山胜景"中的极好去处。

在乐家家宅和药店的屋檐外廊，通常都摆放二尺来高的盆栽，有鲜石斛、鲜枇杷等。大约在晚清时，大栅栏的同仁堂廊下有一颗盆栽枇杷树，枝繁叶茂。后来药工们把它移植在院中，经过30年，竟长成3米多高，树冠遮盖了半个院落。冬季同仁堂为它搭建临时暖棚，到开春拆除。门市处方中如开出鲜枇杷叶一药，便从大树上取下几片鲜叶子，刷去叶子下面的黄毛，然后切丝供药用。所以我家的盆栽是供观赏兼供药用，一举两得。

3. 新春大年之际，惊现"肥猪拱门"的吉兆

同仁堂店铺位于前门外大栅栏，乐家人发迹主要是在前门外打磨场的新开路。新开路是乐氏家族的发祥地，也就是现在同仁堂制药厂新开路厂址的所在地。

20世纪30年代，正当中国经济暂时好转、同仁堂生意复苏时，有一大肥猪在大年除夕午夜之际，闯入乐家新开路大宅的后宅门。这件事正被我堂叔乐元可看见，被认为是个预示祥瑞的很大吉兆。对此乐氏全家及同仁堂职工们大受鼓舞，有人建议把这头肥猪买下来，养在宅门口。我儿时初次到新开路大宅时就看到这头肥猪，当时很不理解为什么城市人在家门口要养猪。之后家人给我讲了这个"肥猪拱门"的故事。按北京的习俗，"肥猪拱门"被认为是大大的吉兆，一定要把肥猪保护起来，延续这吉祥征兆。在后门路边，经常可以看见不少过路的人引颈向门内张望，意欲目睹"肥猪拱门"的

吉利事。

4.乐家在京郊购置大果园、良田、农舍，为什么在土改中没有被定为地主

乐家历代祖先在北京西山陆续购置了大块土地，作为墓园。在土地改革时，拥有这样大片土地的人肯定会被定为地主，对此家中上下忐忑不安，做好了各种准备。

然而，土改工作组接手乐家时遇到了从未见过的新问题。据群众反映，多年以来土地所有者——老乐家，从未收过地租，也从不收缴农产品，而且有敞亮的农房供守园人免费使用。园地所产的粮食、水果、家禽一律由看守土地的农家自己处理。看守墓园的农家已有几代人受惠于乐家的这种善心，过着小康的生活。他们对此很感过意不去，每年都会挑选一些上好的农产品，按节气分几次送到北京前门外打磨场，请老乐家人尝鲜。为此，乐家不仅不收地租，反而要付给农家送来的农产品一笔辛苦费，表示谢意。土改工作组在开始时并不相信，认为简直是滑天下之大稽了！世界上哪里有这样的地主？土改工作组只好上报北京市，请求派高层工作人员处理。为此政府对乐家进行了很长一段时间的调查，走访了周围乡村，结果大家都说乐家是慈善人家，百年来一向如此，对当地人个个尊重，老乐家守园人所说的完全属实，可不要把好人划为恶霸地主呀！

我小时候曾见过园地看守送来的农产品，多种多样：有应时水果（用手指可以撕皮的水蜜桃、口感甜脆的大蟠桃、大枣、玫瑰香葡萄、小白梨、香蕉苹果、油

栗等），还有新收获的五谷杂粮，家禽和禽蛋，野鸡、野鸭和野兔，有时还送来野猪肉。

　　大量调查的事实说明，乐家不曾剥削过守园农民，因此没有被划定为大地主。乐家上下着实舒了一口气，感谢政府实事求是的英明政策。

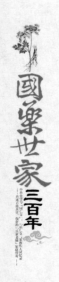

第九章
同仁堂乐家老药铺掌故（下）

一、昔日家人的穿戴方式

1.我记忆中，家人平时与节日的各色穿着

我看过家中存放的祖传衣物，并且通过前辈的讲述，知道从前家人的衣着。

乐家的服饰也跟饮食、居住的原则一样，贯彻实事求是、精致大方且日常尽可能保持低调的原则。

小孩子日常的穿衣很简单，冬季以棉布棉袄为主，夏日以薄棉、精麻为主；节日穿着讲究一些。所以，我

小的时候平日穿着很一般，不过终日要保持整洁。每逢参见贵客，一定要马上更衣，换上好衣服见客。小的时候我弄不明白为什么总要更衣，突击换上好衣服，而好衣服总是硬挺难当，并不舒适。我观察到，客人其实并不注意小孩换上的新衣，他们感兴趣的是让孩子唱歌、舞蹈，特别注意小孩的才艺表现。奇怪的是，家中并不培养我们的才艺表演，所以我们几个孩子认为换新衣服并不令人喜欢，能歌善舞才最受欢迎。

成年人的衣服比较复杂，跟社会上习惯大体一致，只是会客时的衣着颇有讲究，从全家福的照片便可窥视一斑。

成人的冬季服装中，我见过清朝末年祖先穿过的皮袄——叫做"皮大氅"，这是外出时的防寒正装，代表着该人的社会身份。正装的皮袄做工很讲究，"皮筒"的质地极好，常用狐腿、灰背、貂皮皮筒来做皮大氅。这类皮衣轻暖坚固，光滑洁净，不脱落，不板结，外观华美。为了与皮大衣搭配，皮领、皮帽可以选用紫貂、海龙、水獭等外观更显华贵、更耐用的皮草品种。

2.满族传统的"对襟马褂"具有长久的生命力

冬季的室内会客服装是长袍，长袍外加的上装多是短袄、坎肩之类的短装。男式短袄源自满族的对襟马褂。这类上装有薄有厚，有皮有棉。坎肩的样式更多，与长袍搭配，呈现出不同的风格。

平常所穿的棉袄多为布面，以棉絮加丝棉为胎，穿棉袄时多在外面加一层罩衫，称作外褂。节假日所穿的棉袄是绸缎面料的棉袄或丝棉袄。面料选择很考究。据我所知，因为锦缎挺括，颜色多样，富丽而不轻浮，富有丝绸光泽，故被列为首选。图案多选择提花的"秋香色"，因为上流社会服装的选料要精新，选色要求含蓄典雅，不得浮躁刺目。不同于现在影剧中有些服装过于张扬。

关于小皮袄，我印象里，正宗的小皮袄多为对襟马褂的款式。其中以银灰色、灰褐色、灰紫色、褐色、黑色为首选，其颜色和款式符合着装人的社会身份。提花图案普遍比底子差一个色阶，如果面料是银灰色，图案的色调和色相与底色之间会略有微差，用时尚的审美观点来评判，那时所选的颜色跟今天的色彩原则几乎一样。用今天时髦的话说，就是"高级灰"，很像"印象画派的清新灰调"。

这样的对襟马褂上装，可以搭配任何服装，诸如长袍、棉袍、棉裤、西裤，均可获得理想的效果。

对于颜色的选择，完全不同于当今的唐装。今天的短袄多为锦缎团花面料，色彩的纯度很高，相当刺眼，如靛蓝底子上有绛黄团花图案，给人一种粗陋浮躁的感觉。更可笑的是，有的把满族的对襟马褂称作唐装！须知，对襟马褂在北京的出现要晚于唐朝将近七八百年，唐朝的人们不可能穿马褂。满族的马褂，顾名思义是满族男人骑马狩猎的猎装，这种款式有助于上下马的动作更灵活，射箭更顺手，外观也更潇洒。马褂比起唐朝时温文尔雅的偏领大长袍要有活力，更适合时代要求。因此，满族的短袄——对襟马褂能够传承下来，一直到今天是有其道理的。对于历史中的好东西，我们一定要知其然，而又知其所以然，这样才会青出于蓝。我以为，著名动作影星成龙自己设计的夏装很单纯典雅，有文化品味。原因就是他选择了改良式的对襟浅色马褂，既富有中国气质，又不显陈旧，简约概括，富有现代气息。

　　成年妇女的冬装也类似男人的基调，不过不是对襟马褂，而是偏襟的、带有绣花花边的短袄。绣花花边多为手绣，比较鲜艳醒目，花边的手工和材质很讲究。除花边外，大部分面料仍然是较稳定的中性色调（江南称之为"秋香色"），短袄采用丝绸质地或是锦缎质地，

短袄的下面穿裙子，百褶裙、荷叶裙都可以。到了夏季，短袄改为麻纱材料，配棉布裙子、薄纱裙子、绸裙子等。在喜寿婚宴场合，穿红裙子。老年女性喜欢穿深红色、紫红色的裙子。裙子上面很少有花饰，多为素色裙，以便衬托短袄上的花边（图9-1）。

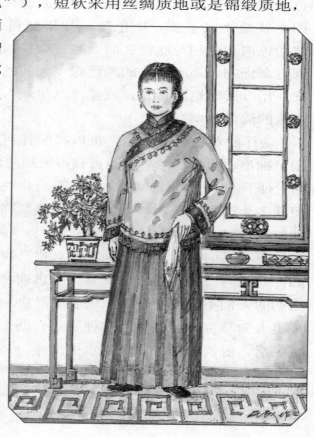

图9-1　家人的春季女便装（笔者绘）

有些剧目的服装为了银幕效果，富户人家的女装大多过于妖艳刺目，这不符合事实。不过，也有些电视剧中的服饰较符合实际，例如，《大宅门》中有一些服装就与我儿时所见的穿着很相近，素色黑裙子上配"秋香色"的绿底提花加黑绣花边短袄，高贵而大度。这符合当时的常规装束。虽然大户人家有经济实力可以缝制艳丽的服装，但是整天穿着颜色过于刺眼的服装，并不是上层社会的着装基调。大户人家主要是以庄重、大度为重，越是富丽越讲求庄重。

3. 乐家冬装——自成一派的镶边小皮袄

乐家的冬装十分有特点，就是乐家独有的镶边小皮袄款式。我家的小皮袄常在袖口、领口、下摆等处镶上一圈窄窄的高级皮草，一方面作为装饰，另一方面增加边缘处的耐磨性。通常用子羔羊皮来镶边，子羔羊皮选的是卷毛的小羊羔皮，毛丛的卷曲度很大，每个卷约红豆大小，紧贴皮板，毛和皮均薄。缝制时，子羔皮要从面料底下翻出来，露出一整圈，大约有两厘米。一眼看上去，好像整件皮袄都是子羔皮。这种搭配使子羔皮和绸缎互相衬托，相得益彰。深灰色的、银灰色的小皮袄选用白色的小子羔皮镶边，最显高贵。做得经验多了，就根据面料的色彩，把子羔皮染成理想的搭配色，使面料与镶边二者更匹配，这样效果更高雅脱俗。乐家把这种款式称为镶边小羔皮袄（图9-2）。

再有就是扣袢的选择，扣袢的装饰性很强，很有寓意。粗糙的扣袢意味着服装也较粗糙。现在有的"唐装"的扣袢多是用同样面料手工打的"疙瘩扣"，这是

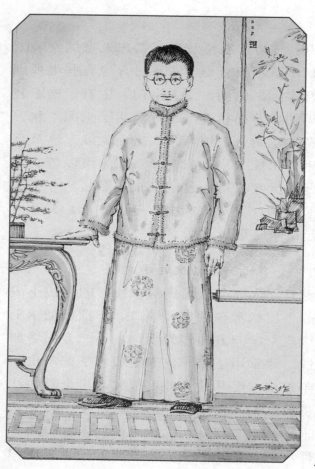

图9-2　乐家对襟镶边小羔皮马褂（笔者绘）

一般化的扣袢，也不耐脏。乐家选用的是水晶扣、铜扣、琥珀扣、景泰蓝扣，有的甚至用金银扣等精致的硬质袢扣。硬袢扣上有孔，把搭袢穿进去，然后固定在衣服上面。这种扣袢比用面料缝制的手编扣袢要耐用，搭扣容易，更富装饰性，更上档次。

　　乐家曾有位少奶奶在参加祝寿宴会时别出心裁，用小电灯泡作为硬袢扣，然后连上电线，通电发光，十分抢眼。不料，老一辈人并不欣赏，责怪她说很像舞场的舞女，招摇过市；于是她不得不忍痛割爱，退席更衣。这件事体现出了乐家人的审美价值观。

　　前面提到成龙设计的自成一派的服装，其实清末民初的夏装大体也就是这样。只是成龙参考后又适度进行了改进，所以显得有气派，有文化品位。

此外，夏季有另外的穿衣法，就是用白色或其他面料做外褂衫，不系中间的一排扣，同时把对襟内衣的袖口翻出，显得很"海派"。一般场合年轻人是可以这样穿的，但遇到正式场合就不合适了，因为正式场合不可以敞怀开襟而不系扣。

"民国"以后，长袍马褂依然流行，但中山装、西装也开始有人穿。我家人分为两类，大房和四房比较维新，这两房有人在国内上新式的中学学堂，有人出国学习，所以常习惯穿中山装和西装。他们只有在过传统节日时才穿长袍马褂。从乐家举办婚礼时的集体照中的穿着上就可以看出，穿着五花八门，中、西杂处，中西合璧，从一个侧面也反映出当时的思想十分活跃。90年前，白色和米色的中山装、西装在春夏两季最受欢迎，清新凉爽，大度高雅。

4.祖母欣然同意我父母自主婚姻

清末民初时期，中国的南北交通已有铁路，人流物流来往也较过去有很大改进，于是南北两地通婚者大有人在。当时中国人已经有了优生的概念，认为"南北合"所生育的子女，貌美聪明，颇有优势。因而那时，北京的富人家迎娶南方女子为妻的很多，乐家自然也不例外。这时再沿用过去所谓的"父母之命，媒妁之言"已不时尚，不过"自主婚姻"也需要家庭的同意才能实现。对乐家来说首先要征得祖父母的同意，在节日、生日家庭团聚的前夕，女方要跟祖辈先见面，待祖辈同意后，新娘才能穿上素色无花的石榴红百褶裙，在众人面前出现。所以在家庭团聚时，凡穿石榴红裙的人就是已经被祖辈认可的新人。这是乐氏家族一种服饰上的独特"语言"，女方穿上石榴红裙作为一种符号表示这桩婚事已取得家庭认可。

那时家庭对"自主婚"的阻碍依然很大，家族中已经由"家主婚"做主的夫妻对"自主婚"又是嫉妒又羡慕。尤其是当"自由婚"和"家主婚"有冲突时，家中常常要爆发出一部小说似的婚姻斗争故事。

我的父母就是自由婚姻。我的母亲宦雪笠是苏州人（图9-3），清秀白皙，光彩照人，亭亭玉立。他们的婚姻能否得到族长的承认呢？母亲是不是能穿上红石榴裙呢？就在祖母生日那天，家人安排母亲跟乐家众人见面。生日的前两天，父亲带着母亲去拜见祖母。祖母看见这位秀美朴素的苏州媳妇非常喜欢，满面微笑地拿出了她自己早年的石榴红裙递给母亲，同意在生日聚会上穿上红石榴裙。这也是出乎常规地承认父亲的这桩婚事。父母终于战胜了闲言碎语。

二、乐家出行代步的交通工具

凡是看过电视剧《大宅门》的人，对清末的交通工具会有印象。驴或骡拉的两轮轿车是当时

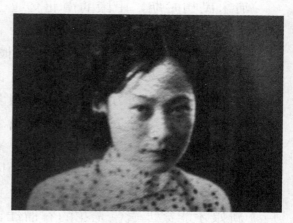

图9-3　我母亲年轻时的照片

主要的民用交通工具。

《大宅门》的开头就有这样的镜头。直到20世纪初才出现人力车，当时也称"东洋车"，或称"洋车"，上海称"黄包车"。乐家也同样由骡车改为洋车，但时间不长，汽车就开始普及。我家也赶时髦，购买了汽车。但乐家年轻人偏爱自行车（脚踏车），当时北京人把自行车称为"铁马"。"铁马"在北京狭窄的胡同中骑行十分方便，北京当时最看好英国产的"三枪牌"自行车（"二战"后才流行英国产的"蓝翎牌"，北京叫做"凤头牌"）。那时人们称自行车的变速器为"加快轴"，拥有一辆带有"加快轴"的凤头自行车是青年人的梦想。我至今仍保存着一套英国内置式"加快轴"，作为少年时脚踏自行车悠闲漫游时的回忆。

记得父亲买进了一辆1934年产的福特牌"T型"轿车和一辆道奇牌汽车，都是美国车。那时的美国机械产品质量很好，设计合理，用材讲究，不偷工减料。汽车用作家庭使用，因为不超载，不超速行驶，所以一直使用了十几年。后来，家里把汽车给了父亲办的药厂使用。我小学一年级时，家里用汽车送我上学。年龄稍大一点，自己觉得很脱离群众，不太好，家里也理解我。于是我就开始步行上学，到了中学我一直骑自行车上学。现在想起来，儿时还是自己徒步上学为好，不要用汽车接送，这对培养独立精神和对身体发育都有好处。

三、同仁堂并不抵制西药，而是兼容并蓄，以攻为守

——不论中药、西药、新药、老药，同仁堂要考虑制作所

有的良药

20世纪初西药开始进入中国，中药界尚未做好准备，还没有感到压力。可是，同仁堂却马上感到了压力。但乐氏家族并没有采取保守的策略，以及消极抵制的简单做法，而是迎头赶上，以攻为守。乐家的宗旨是以彼之长补己之短，以己之长克彼之短。面对现实，不骄傲也不退缩，把外来的威胁看成是机遇。

我的六祖父是同仁堂领导层的智囊首脑，一位喜钻研、善思考的学问家。六祖父是我的叔祖父，名乐达庄（别号均士，乐家三十七世的长房次子，大排行第六），孩子们称他"六爷爷"。他虽然厌恶科举的八股文，但还是考中了清末科举最后一批秀才。这说明他并不是个书呆子，会灵活运用所学的知识，按照需要书写各类的文章。他曾游学日本，知识渊博，见识广，是梁启超新学的积极拥护者。清朝末年，他曾经自己检索出几种中草药的拉丁文原名，认为是药物学上的可靠根据。他认为中药走向世界之前必须科学化，但当时他这种为中药寻找科学根据的做法太过超前，并不为大家所理解。乐家人也认为给中药材找外国名字简直是异想天开，没有任何意义。我们现在知道，这不是无理取闹，完全是有见识的做法。

故事大意

20世纪20年代初，北京有进口的针剂出售，据说可以医治性病。六祖父听后很怀疑其真实性，因为治愈性病的先例极少。著名历史学家萧一山在他所著的《清代通史》中再三强调，大清国的同治皇帝（爱新觉罗·载淳，慈禧的亲生子）是死于性病——梅毒，也有不同说法，认为同治死于天花。无论如何，这两种病在当时都很难治。太医院秘密集中了所有的名医，遍查各种方剂，精心医治，皆无效果。同治当时很年轻，最后还是不治而驾崩，对外声称是患"天花"所致，用以掩盖丑闻。供奉御药的同仁堂当然知道内中底细，况且事隔只有50多年，因此完全知道其中秘密。六祖父认为，中国最高水平的御医都无法治愈的病症，外国也不会有医治的良方，所以不要上外国人夸大宣传的当。不过，后来许多亲友都对六祖父说这种药确实有效，所以六祖父决定亲自出马，要调查个水落石出方肯罢休。

他先去"五洲大药房"看一看这种药剂的庐山真面目，结果所看到的只不过是一个透明的小玻璃瓶而已，而且玻璃瓶很薄，药水很少，但售价很贵。

药房的店员说："一次注射一小瓶，用针管将药水推入体内"。又说："不少风流人物用过，这药很管用呢！您可买几瓶试一试"。

六祖父很不悦，回答说："我是正派人，秀才出身，我可没有脏病，要找就找一个喜欢玩弄脏女人的公子哥试一试。"但是到哪里去找这种人呢？

于是有人建议说："不必找公子哥，八大胡同娼寮里面脏病多的是，可以直接去找她们试验。由同仁堂出钱卖药，去找一个重病的窑姐就能试出真效。"

但是要做试验，先得替她赎身，病重者赎金不会多。窑主误以为是"老相好"要举办后事，故而不会索要高价，随便给点钱即可赎出。办事的人随即秘密去找合适的人选，但是绝不可让药业的同行知道此事之原委，要绝对保密。这时虽然有不少患病的妓女愿意配合治病，但是都怕"打针"。最后找到了一个妓女。她不怕皮肉之痛也不怕副作用，因为她知道自己已病入膏肓，下肢开始麻木腐烂，危在旦夕，情愿孤注一掷，试一试打针。

六祖父要求她以后不要再重操旧业，可是她误以为是治好病要去伺候这个老财主，满口答应将来会以身报答。六祖父明白这个女人已经习惯青楼粉馆的一套，满嘴都是一派风月之词，再跟她纠缠也说不明白。于是只强调一点：打针必须坚持到底，否则不替她赎身。

双方议定次日开始打针。六祖父每日派人监督，按时注射，逐日记录。第一针的副作用很大，以至针后那女人便昏迷了。但很快症状便有所减轻，麻木的腿也感觉有了知觉。大家都认为药力已经起效，应该坚持打针。此后半个月后病情渐有好转，改由中药调理。据说此人后来嫁到一个小商人家里，但已失去生育能力。然而她却一直不忘治病救命的恩人，每月逢到初一、十五常上香祈求保佑老财主的恩典。

当大家认为调查已经取得成果，局面明朗化了的时候，却不料六祖父反而更为忧郁，闷闷不乐。因为他几天来，走访了北京的名医及其弟子，了解到治疗性病方面，德国人已占了先。按当时医生的水平对针剂的药理还缺乏了解，只知道花柳、梅毒病势凶，打针的药力大，能够把病势压下去；认为传统吃药方法的力量相对要小许多，压不下去。北京名医中虽然有些人怀疑打针；但是也有开明的人认为："我们要压住病势，中药也得考虑制作针剂。"他们挑衅地问："你同仁堂能做打针的药吗？你们要是能做，我们就敢开处方。老百姓看在同仁堂的名声上，也敢接受注射。"

面对挑战，六祖父不肯屈居下风，认为同仁堂绝不应自甘落后。同仁堂要考虑制作所有的良药——不管是中药、西药、新药、老药，只要是良药，同仁堂就都应该努力去做。问题是应该从何着手？同仁堂对中药针剂从来没有研究过，也没有人懂注射。为此，六祖父郁闷不已。

他考虑，如果同仁堂不采取对策，漠然置之不理，貌似抵制，实际等于是乖乖地拱手相让，让西药自由占领中国药业市场之一隅，将来的局面必然是中药商、西药商分庭抗礼的天下。要保住同仁堂的现有地位，保住中药的权威，就一定要把握时机，以攻为守，抢占鳌头。如果有志气就要做到："外国人能做的药，我们都要做；我们中国人做的药，外国未必会。"六祖父反对把中药和西药对立起来，他力主医药之道应当是"一以贯之"乃至"殊途同归"，"中华智慧，世界同享；世界智慧，中国分享"。

六祖父认为，医药没有边界，没有限制，治病救人应是独一无二的目标。这实际上是一种国药"多元论"的思想体系；可在当时，社会上普遍认为中药店必须保持中药的气节，绝不能染指西药（实际上这是狭隘的"一元论"）。六祖父再次认定，"同仁"二字当初仅仅着眼于国内，现在他要用"大同仁"三个字涵盖全球。在今天来看，他的观点更符合改革开放精神，比当时社会流行的保守看法更超前。六祖父常说，清帝与僧格林沁闭关自守，在外国入侵后落败的教训已经足够了，爱国的中国人不允许重演八国联军入侵国药界。

六祖父说："我们让外国的成果为我中国所用，有什么不好呀……""你看，法国医药学院直接给同仁堂来信，希望了解'兔脑丸'的详情，问发明人是谁？中国何时开始使用'兔脑丸'催生？希望了解其原料和制作工艺。现在我们为什么要把外国良药拒之门外呢？"

法国医药学院接到同仁堂回信之后很惊奇，他们说，法国发明"羊脑"催生是20世纪初期的事，而中国使用"兔脑丸"催生已有几个世纪了。法国回信说，他们估计"兔脑"要比羊脑的效果更好。因为同仁堂配制"兔脑丸"的方法很先进，是在春、秋两季，先由多位药工牵着棕灰色的野兔在院内狂跑20分钟，使兔脑充血，然后用活生兔脑下料制药。按清光绪己丑年《同仁堂药目》妇科门、催生兔脑丸项目下记载："……疗妇人生理不顺，产育艰难……但临产腹大痛时用药一丸神效！"

从大道理上讲，兼收并蓄，中西兼顾，完全有充足的理由。总之是要坚持乐家先祖乐显扬提出的祖训：

济世养生惟医药

这里不分中药、西药，新药、老药，在济世养生的目标之下，没有界限。

其实在实用方面，早在清朝的宫廷御药房里，西方的药品已不被排斥。在《清代宫廷医学与医学文物》一书中，就刊有清宫藏药中发现的"美国头痛药膏"的照片。这说明，即使十分保守的清朝宫廷也并不拒绝西方药品。

过去常听家人说："我家制作安宫牛黄丸用的是印

度北方邦的黄牛的'牛黄'。优质牛黄是外来的，外来的药材还有犀角、羚羊、红花、奎宁等。都是'中'中有西，西中有'中'"。乐家祖先从不拒绝外来的药物。当时中西医结合的说法还不能被大多数人所接受。今天看来，中西医结合乃是医学发展的必由之路。

那时北京正开始留学法国的活动，许多人已经明确，出国学习是很重要的一条渠道，其中包括中国共产党派人出国的"勤工俭学"活动。因而，有朋友建议同仁堂不如到当时居世界领先的大国去学习制作针剂的技术，将来回国之后，便有能力制作同仁堂自己的针剂。

1.同仁堂带头人策划一个高度机密的"大同仁主义-环球计划"

我从父亲那里听说过一件鲜为人知的乐家大事，即使到现在也极少有人知道。那就是同仁堂在20世纪初，我的六祖父乐均士和我父亲乐佑申二人经过多次密谈，酝酿出的一个秘密的"大同仁主义-环球计划"。这个"计划"将对中药进行一次史无前例的大开发、大变革。目标是包容全国乃至全球，把同仁堂办成名副其实的国际药业权威。同仁堂自创建以来始终注重创新，两位药业的先行者深知，同仁堂只有与时俱进才有广阔的前途。那时的同仁堂尚有足够的经济能力独立实施这个"大同仁主义-环球计划"，只是缺乏技术方面的支持。打针医治性病一事，使他们进一步认识到了其迫切性。俗话说：急不如快，必须马上采取行动。如果真需要出国学习，就要迅速确定人选。那么到底谁去学？又去学什么呢？

六祖父是一位有学识的人，他熟读经书，善诗词；他查字典时可以一次翻到所找的字。他甚至对电动机、蒸汽机也能详细地解释工作原理。他常给孩子们讲述天文及历史知识。早在几十年前，六祖父的书房里竟然摆着几台动力机械的剖面模型，这是我亲眼所见，印象极深。但是，当时极少有读书人具有此种超前的思想境界；六祖父深知，如果有人把同仁堂这个极度机密的"大同仁主义-环球计划"透露出去，社会舆论必定哗然，许多人必然不能接受。因为清廷的皇帝、军阀和官僚一贯反对新科技，认为科技会动摇中国的封建统治基础；而且旧社会的认识水平也普遍把科学技术看成是邪说，把机械设备看成是"淫巧奇技"。当时人们普遍认为，同仁堂只能制作中药，西药是异端；因此这个"大同仁主义-环球计划"必须极度保密，只有六祖父和我父亲两人知道。出国的乐家子弟只略知梗概而已。我也是20年后才第一次听父亲讲述到"大同仁主义-环球计划"的内容。我亲眼见到如下事实。这些事证明了这个"大同仁主义-环球计划"是存在的，是认真的，是已经提到日程上的计划。"环球计划"成功之日，就是同仁堂一鸣惊全球之时。

当时要实施理想中的计划，就需要回答：谁出国去学？显然，出国的人选只能在自己家人中选定。一是为了保密，二是为了可靠。六祖父的三个儿子当时正值青年时期，学业很好，是出国深造的好人选、好年龄。他们自己也愿意出去学习，学点真本领来充实祖上创办的药业权威。于是，在20世纪20年代之初，在这种超前预见力的策划下，六祖父坚定地把他的儿子陆续送到法国去学习了，希望几年之后能陆续回国，实施他心中理想的"大同仁主义"。

六祖父的大儿子乐燮（乐家第三十八世，大排行第九），我的同辈均称呼九叔。先出国学医的是九叔乐燮。九叔在国内学习成绩一向很好，到了法国，顺利考入巴黎大学药学系，学习制药。在巴黎学习期间，他结识了教授的女儿吕西女士，俩人感情甚好。后来俩人结婚，吕西女士成了我的九婶。九婶学的是内科兼妇科，几年之后，他们双双从巴黎大学毕业，均获得了博士学位。20世纪30年代初他们俩人回到中国。当时天津法租界的法国公务局（法租界的行政管理局）聘请他两人为法国公务局主管医药的董事，因为当时法租界只有他二人学历最高（即使法国人也没人取得博士学位）。法租界的警察一贯轻视华人；但我所见到的，九叔夫妇不论走到哪里，只要在英、法租界，警察都会行举手礼。

我当时年纪很小，但仍记得九叔的药学实验室。实验室中各种玻璃仪器琳琅满目，陈列着各种中药、西药，使我这个小孩子看得目瞪口呆，所以印象实在太深，至今难忘。九叔和九婶之间常用法语沟通，我认为法语发音很好听，也想学着讲。他们认为我学习一点外国语是很好的事，所以鼓励我学外语。先从美食学起，你不是喜欢吃可口又美味的法式蛋糕吗？那好！就必须用法语讲，如果只讲国语你就吃不到西点，所以为了吃西点，我就努力讲法语。

对于小孩来说，讲外国语并不难，从小学外语，可以讲得很纯正，很流畅。两岁到七岁是学外语的最佳年龄。有人认为长大之后再学外语也来得及，其实这完全不正确，因为已错过了最佳学语言的年龄。

自身经历

我50岁出国留学时，课余在美国明州首府（Minniapolis）参加迈尔联合设计公司"Meyer Sherer & Rockcastle Architects"的工作（该设计公司至今仍在运作）。隔壁是一家著名的"法兰西咖啡馆（原名French Café）"。有一次我和美国同事去法兰西咖啡馆吃饭，我一看是法文印的菜单，于是就用法语点菜，这使得美国同事大吃一惊。他们说："我们真想不到，你熟知法国菜名，你们中国人真不可思议！"午餐之间，咖啡馆主建议在烤梭鱼中加"意大利香醋"，又说这种醋比酒贵三倍。我尝了一下，极像山西醋，我告诉咖啡馆主："中国有一种'山西老醋'，味道和意大利醋极为相近。"我的话音未落，咖啡馆主就从书架上取下一本《世界食品百科全书》，想验证一下我这个中国人说话的可靠性。打开一查，果然有"山西醋"一条，不仅有这一条，条目中还特别注明："山西醋和意大利醋味道相近似"！美国同事由此知道不可小看中国人，并建议咖啡馆主饭后带我去调味品超市，让馆主也了解一下山西醋。

我陪咖啡馆主人一起去了"东方食品超市"，把几种调味品介绍给她。她送给我一套设计的专业杂志，同时聘请我做"法兰西咖啡馆"的餐厅顾问。这意味着我在"法兰西咖啡馆"吃饭可以半价。大家可能想不到，国外的"东方食品超市（Oriantal Grocery Store）"真是不可思议。这里不但可以找到山西醋，还有北京臭豆腐、韭菜花等调味品（都是台湾包装的小罐头），应有尽有。这位"法兰西咖啡馆"主人当时已进入更年期，她问我："中国妇女进入更年期有何举措？"于是我给她介绍了几种有调理作用的中药。她知道日本妇女有常吃中药的习惯，吃了中药以后会感觉全身内分泌得到调理，非常舒服。她相信中药对妇女肯定有此种特别的作用。但遗憾的是，中医在国外用外语介绍中药的书很少，比起日本和韩国普及草药的书，中药的外语版书籍少得可怜，接近空白。因此在国外很难得到足够的中药信息。我想这可能因为：一是国内中医大多不懂外文，没有能力用外语交流，更不能用外文写作。二是国内中医界忽视向海外介绍中医中药，对此应当引起中药界的重视，应大力向国外介绍中医、中药。

2.送子出国，学习现代制药技术

自从九叔考进巴黎大学之后，六祖父得知了外国医药界的详细情况，于是很快就送其他几个儿子，也就是九叔的几个弟弟也去法国学习制药。这次出国是有分工的，乐浮（排行十八）学习针剂，乐让（排行二十）学习新药制作，乐洪（排行十六）主学机械电机。怀揣着极大的梦想，几个年轻人通过西伯利亚大铁路，横穿亚洲大陆，抵达了法兰西。

当时正值第二次世界大战前夕，到法国不久，二战爆发，他们便与国内失去了联系，此时法国也落入了德国纳粹手中。几年之后，乐浮、乐让毕业，看到国内物价飞涨，民不聊生，回国后也不会有什么成就，于是他们就分别与法国女子结婚成家，等国内局势稳定后再回国不迟。乐浮、乐让两人都因学业成绩出众而受聘于著名的巴斯德研究所（Pasteur Institute 现仍从事医药研究，为世界各地提供疫苗）。乐孚后来成为该所的院士，专门从事血清与疫苗研究。乐让主攻新药药理研究。这样在法国一呆就是几十年。

新中国成立后，他们曾通过大使馆跟国内联系，希望回到国内，报效祖国，但是国内当时还没有对口的研究机构，回国后也无法投入研究工作，主要任务是组建研究所，广络人才。乐氏兄弟考虑他们并不擅长这些，而且中文水平也很差，加上孩子又小，不如再等几年再回国。十几年之后，法国不再是科技首屈一指的大国，制药专业前沿国家变为美、英、德、瑞士等国，乐氏兄弟为了稳固其在巴斯德研究所的科技前沿地位，就不再考虑到其他地方谋发展的事了，直至退休。

乐浮等人出国几年之后，父亲便把大哥乐霞也送到法国，先是上中学，后读大学。大哥当时年纪较小，到了二次大战末，他还不到20岁。联军在诺曼底登陆时，乐霞所居住的地方就位于诺曼底以西，在瑟堡以外，不在"霸王行动"登陆的主攻面上，因而没有遇到大轰炸。乐霞住在一个当地居民家里，那时一切社会供应都停止了，没有粮食、蔬菜，没有煤气和自来水。房东年纪较大，体力不支，只有依靠乐霞天天外出寻找食物。

乐霞的相貌是典型的乐家人，身材高大，又能吃苦。他每天清晨和傍晚到外面去拣田地里剩下的马铃薯，然后带回家中果腹。因为没有煤气，只得用树枝架起篝火，把泥巴裹在马铃薯外面，然后放在篝火余烬中慢慢烤熟，这样烤得的马铃薯吃起来味道很好。中国人知道如何采野菜，法国人不懂，于是乐霞就告诉房东吃什么样的野菜才安全，因而很受房东欣赏。房东的女儿叫玛德兰，每天跟乐霞一起出去寻找可以用来果腹的东西，慢慢地也学到了一些野外谋生的知识，与此同时，渐渐地对乐霞有了好感。法国人向来很浪漫，有一天这个女孩在夜晚溜入乐霞的卧室，身上只穿一层薄薄的睡衣，并主动向乐霞表示想要在一起"相好"，但先不要告诉家人。乐霞向她耐心解释中国的"道德观"跟法国的"自由观"不一样，中国人把"道德"放在自由之上，法国人视"自由"和"道德"为同等。中国人要征得父母的同意，还要举行仪式才算正式结婚，不允许私下秘密"相好"。尤其是对年轻大姑娘，更不允许随随便便占便宜。从这以后，乐霞更加受到这家法国人的喜爱。

二次大战结束后，乐霞也本想回国，但是学业未完，只有继续在法国学医。

法国女性有个特点，就是特别喜欢中国男子。因为中国男人很顾家，家庭观念重，这就是法国人所谓的"中国男人的家庭奴性（Chinese Servility of Familiarness）"。中国人愿意把对家庭的感情转化为一种"服从"。"二战"后法国男人少，所以乐霞就成为了被法国女性追逐的对象。他先后结婚3次，后两次婚姻都是跟巴黎医院的年轻女医士，共生有十几个小孩。实际上乐霞共有3个家，家庭负担很重。在法国，"二次"大战后，乐霞的这种婚姻是被政府默认的，政府鼓励生育，还会给多子女家庭较多的补助和福利金。乐霞为了能有可靠的经济来源，只有在法国长期居住下来。

　　乐家留学法国学习医药的几个孩子，基于上述同一原因，都跟法国女子结了婚，想必这肯定不是偶然现象。不过这样一来，我在法国的几个堂叔和堂兄弟所生的十几个侄子、侄女便都成了华裔的混血儿。我的一个侄女相貌极为出众，白皙的皮肤配有一头黑发，黑瞳孔，黑睫毛，还会说几国语言。法国、美国的电视台都争相聘请她。她一度成为当时有名的电视主播人。后来这个侄女与"百事可乐"家族连姻，住在美国得克萨斯州休斯敦市（姚明打球的火箭队的城市）。这真是谁也想不到——"同仁堂药室"创建200多年之后，竟与"百事可乐"家族联姻！当今世界是个地球村，许多事情的发生乃是水到渠成的事，由不得你，也由不得传统惯例的阻隔。

　　祖国的情结仍割不断，乐霞经常到巴黎的中国驻法大使馆，为中国大使馆的外交人员义务治病。那时，中国大使馆的官员几乎每个人都认识这位乐大夫，提起乐大夫的三个家庭，也都能理解。大使馆常常邀请乐大夫的三位夫人来使馆作客，品尝中餐，维护中法两国的友好关系。

　　法国妇女喜服中药调理身体，于是中国驻法大使馆就成了乐霞的一个可靠的中药供应基地，用来推广中药。据说，乐霞曾把他来法国学习的目的以及同仁堂的发展计划告诉中国大使馆，大使馆十分支持，答应随时可以签发签证让他回国调研，他的三个家庭甚至可由大使馆临时照看。无奈当时中国正值"十年浩劫"，大使馆建议乐霞多等一等，待国内局势稳定后再考虑回国。

乐霞惦记父亲，接受大使馆的建议，往国内邮寄了许多罐装食品。今天我们依然可以相信，在今天，中国驻法大使馆中还会有人记得这位北京出生的乐大夫和他的中法合璧的三个家庭。

3.外侨妇女服用中药，屡服屡验

医与药，二者不能分家。乐家药铺总是聘请名医，总监堂内各种医药事务。天津乐仁堂聘请名中医刘雅岚先生总监堂内医药事务。他是我父亲多年的朋友，日常除监管堂内制药事务外，同时坐堂诊病。当时天津八大租界中有很多外国人定居，其中有不少法国和其他国家的妇女来找九叔乐夔和九婶乐吕西诊病。其中妇科病很多，凡遇到气血两虚、经期不调的妇女，不论中外，九叔夫妇常把刘雅岚先生请到他们诊所为其诊治，效果很好。有些妇女多年不孕，服用中药把经期调理正常后，就很快能怀孕，这是西医、西药难以做到的。所以在九叔夫妇的诊所里，中药在外国人的口碑中很好。唯一的不足就是外国人不愿吞服大药丸，也不愿喝大碗的苦涩药汁。

外国妇女服用中药改善体质之后，见面时当然首先就是高度盛赞中药的神奇；但是紧接着就是抱怨中药太过难喝，有些人只要看见大碗汤药就恶心，根本喝不下去。九叔发现症结在于剂型，原始的剂型妨碍了治疗，必须着手改进剂型，改进口感。

大药丸和大碗药的现代剂型改进有两个方向：一是提高纯度，去除杂质，浓缩成小药丸或是小药片，以便于吞服；二是把药丸或药汁改为"浸膏"（现在通称"口服液"或"软胶囊")。九叔倾向于采用"浸膏",认为液态药剂的药力较好;只是包装较复杂,存放时间短。最后,决定先在实验室内试制,将来看实践的效果再行决定。

根据刘雅岚大夫的处方,九叔父配制出了玻璃瓶装的"浸膏"口服液,每次服一至数格,效果喜人。因为新剂型的口感得到明显改善,因而很受病人欢迎。这次"浸膏"口服液的试验成功在中国医药历史上尚属首次,为后来中药现代化铺下第一块基石。只是价格较贵,在国人中大面积推广尚有问题,但外国人都能接受。现在看来,九叔乐檠夫妇在20世纪30年代的革新方向是正确的,也是超前的。实践证明,中药的确存在着剂型改进的问题,而这种改进经过各方面多年的不懈努力,现已取得了喜人成绩。

4.历史的跌宕起伏,"大同仁主义—环球计划"成为空想

第二次世界大战(中国的八年抗战、太平洋战争)摧毁了同仁堂秘密的"大同仁主义—环球计划",同仁堂送出去的留学技术骨干,没能及时回国发挥作用,成为极大的遗憾。同仁堂大笔资金饱受"沦陷时期"傀儡政府的敲诈勒索,饱受国民政府的搜刮盘剥,所剩无几。父亲和六祖父不愿再提起"大同仁主义—环球计划"这个他们心中的理想。"九一八"以后,他们对此计划从此闭口不谈。他们只谈同仁堂不能发展是因为日本帝国主义不容许中国有复兴的机会。20世纪30年代的日本帝国主义分子疯狂叫喊:"大帝国如果不马上占领中国，以后就再没有机会了！我们大帝国不管成功与否都要占领。必须抓住时机试一试，即使失败也值得来一下。"因为他们看到，这个亚洲的"睡狮"快要醒了！

在我的记忆里，"大同仁主义-环球计划"的起因来自多方面：

一是乐家老铺以近300年的成名史证实了国药的价值，确保了国药的领先地位。但是人类步入20世纪后，世界医药学发展极快，同仁堂必须加快脚步赶上去，以保住国药业已取得的显赫地位。

二是百年前同仁堂公开出版了中国有史以来第一部中药药目和中药处方集成——《同仁堂药目》和《乐氏世代祖传丸散膏丹下料配方簿》，其目的就是开放中医、中药的大门。

三是国药的发展一定要找到"突破点"，这样才能形成崭新的局面。那时的同仁堂、乐仁堂还有相当的实力，可以形成突破，所以一定要抓紧时间。

四是为了实现"大同仁主义—环球计划"，20世纪初乐家派出我父辈、叔辈和兄辈数人赴法国留学。我父亲和九叔、洪叔、浮叔、让叔、霞哥等人前赴法国学习制药学、生物制药、工商管理学……除了我父亲和九叔回到国内，其他人由于"二战"阻止了他们回国，迫使他们跟法国人结婚而留居法国至今。由于他们拥有博士学位，而得以在高级研究单位工作。可惜原本是为中国培养的人才，不得已转而为他国服务。

五是我的六祖父乐钧士一贯倡导不要把国药和西药严格划分开来，他坚信国药、西药有交汇点，应该结合起来发挥效用。所以同仁堂并不拒绝研制针剂，并送子女出国留学深造，以寻找突破点。遗憾的是，历史开了个大玩笑，阻挡了该计划的实施。如果历史允许的话，那么同仁堂、乐仁堂肯定会向中西医结合的方向发展，把乐家老药铺真正办成世界上最权威、且技术最全面的制药企业。

六是乐家药店曾收集各地、各朝代几百年来试验的有效处方，并择优采用，抢占前沿。后来这些处方成为同仁堂的特效药"秘方"。

那时的同仁堂正值羽翼丰满之时，国药现代化尚属空白，该计划可借助科技力量对几百年的传统予以突破，但是历史没有给同仁堂机会，实现突破的机会和条件是新中国成立之后的事。

第十章
创办天津"京都乐仁堂"

由于辛亥革命，清帝宣统被迫退位，政治的进步导致中国经济有所发展。医药的需求量加大，北京的一个同仁堂已不能满足需求。于是乐家各房头各自开设乐家老药铺的分号。但是按照祖训，均不得使用祖先创办的同仁堂牌匾，于是各大房便在全国各地许多城市用达仁堂、宏济堂、济仁堂等字号，开设同仁堂分店。

一、乐寿堂与乐仁堂

1.乐家大房开办北京西单牌楼乐寿堂

我的父亲乐佑申（1889～1979年，第三十八世，京

13代），生于北京前门外打磨场新开路乐家大宅。1921年与我的三位叔父共四人用"诩佶堂"作为堂名，并联合我的叔祖父乐达庄用"北官别墅"作为堂名。每个堂名出资15000银元，在北京西单牌楼以北的西单北大街路西285号开办了一处乐家老铺的分店，取名"京都乐寿堂"，由我父亲乐佑申主持经管。这一处药铺因地处西单闹市，地段比前门外更好，故药品供不应求。

　　"乐寿堂"这个铺名可说是一名双关——"仁者'乐寿'，寿者'乐仁'；双店双名，系出同门"。就是说"乐寿"和"乐仁"是孪生。又一说法是，"乐寿堂"三字系取自颐和园中慈禧太后的寝宫"乐寿堂"。其名具有乐长寿恒，而且长保健康之意。凡是去过颐和园的人都知道，颐和园的"乐寿堂"背靠万寿山，面临昆明湖，依山傍水，风景秀美，符合寝宫选址的风水条件。前面的长廊联接各处，四通八达，遮挡风雨，因此被钦定为皇太后的寝宫。慈禧晚年长时间住在"乐寿堂"，一方面宛如回归大自然，一方面常饮同仁堂的如意长生酒，而颐养天年。

　　由此将北京西单新开设的分店取名为"乐寿堂"十分符合药铺取名的初始意图。

　　2.抓住经济繁荣的瞬时机遇，开办天津"京都乐仁堂"

　　上世纪20年代，中国经济凸显繁荣，天津有八国租界作为政治屏障，因此长江以北的富豪云聚天津。天津经济一度红火繁荣，中药需用量极大。有鉴于此，我父亲考虑再三，决定充分利用同仁堂得天独厚的精华，另用新的字号在天津开设分店，以方便天津的患者，不必频繁地来北京卖药。但是要在天津开分号，父亲遇到了与清朝中期印川公一样的难题，就是资金问题，且此时已经没有晋商"三晋源"票号做为支撑。吸取"京都乐寿堂"的成功经验，于是，"诎佶堂"和"北官别墅"两堂再度筹资，各堂投入45000银元（共计9万银元），连同"乐寿堂"的投资共计12万银元，便在天津携手开设了分店，从而实现了发展同仁堂的理想。天津分店在各方面完全采用"京都乐寿堂"的模式。

我父乐佑申把北京同仁堂的事务交托给堂叔乐达义进行打理，他自己到天津创办"乐仁堂"。因为乐家有家训，不准任何人用"同仁堂"的字号在任何地方开设分号（包括北京本地在内），只认定北京前门外大栅栏的同仁堂是唯一的铺号（因此曾采用各种方法和手段，取缔了所有冒名的店铺）。这样，天津的药店便取名为"京都乐仁堂"，取"乐在济世，仁及世人"之意。这也与乐家的唐代始祖乐仁规、乐仁厚大名中的头两个字相符。可以说，"京都乐仁堂"的取名含意颇多，一语三关。至于乐仁堂的读法，按照规范，应读作"月人堂"。不过按天津地方口音去读，大家都愿读作乐人堂（lè rén táng）更顺口。时间长了，我家人自己也读作 lè rén tàng 了。

前文曾经提到，乐氏家族药店的商标是"双商标"制。就是说，凡是乐氏家族的药店，还必须另挂有一块"乐家老铺"的行书匾（因为同仁堂的牌匾是用楷书书写的，而"乐家老铺"是用行书书写的，故名）。必须有这样双商标的药店，才是真正的乐家老铺的分店，只有一块匾的药店是不被当时社会和乐氏家族承认的。各地同仁堂分号当然也不例外，除了正匾以外还必须悬挂一块"乐家老铺"的行书匾，以证明各地分号与同仁堂之间的密切关系。

最早，"乐仁堂"正匾的三个大字出自清代翰林院冯恕之笔，采用苍劲雄浑的颜体书写。据说，仅这三个字的润笔费即花掉百余银元。可以说，乐姓药店在匾额和招牌上是非常讲究"书卷气"的，讲究高层次文化的素质。目前乐仁堂的牌匾是由爱新觉罗·溥佐所提的楷书匾。

对于"乐家老铺"的行书匾，家中人都简称为"草字匾"。"行书匾"由清朝铁帽子王爱新觉罗·寿岂所书。

除正门柜罩中央上方悬挂的"乐家老铺"行书匾外，两旁还有"灵兰密授"和"琼藻新裁"两块素底墨字的配匾。这三块匾都是直接从北平同仁堂拓下来专门制作的。再有就是竖挂的"丸散膏丹"和"人参鹿茸"，这两联是乐家的世交好友，清代官员祝椿年的笔墨，也堪称精品。

此后，乐佑申又于1932和1935年先后在石家庄、保定、太原、开封等地投资开设分店。据乐仁堂老职工王文跃回忆：乐仁堂所设各号，有平、津、晋、石、保、汴之说。至此，乐仁堂共有分店八处，药厂一处，鹿苑一处。那时各地乐仁堂全部资产约55.4万银元，职工290余人。当时乐仁堂聘用员工十分讲求社会关系，从不贸然聘用外来职工。目的是用这种关系来制约职工的纪律和工作。例如：聘用新人时，首先要有本堂职工某甲来担保，同时又要是本堂职工某乙和某丙的近亲挚友，用几方面的人际关系来制约来人的行为。所以进来的新人同时被几个人监督，大家都要求新人遵守单位的纪律。社会上称这种用人模式为"连环套"。

目前，"乐仁堂"现址坐落于天津市西青区玉门路，建筑面积很大，有职工上千人。

3.同仁堂积累300年经验，造就得天独厚的"乐仁堂"

历史的经验和积累的成果对于制药业是无价的财富。乐仁堂实质上是北京同仁堂模式的复制，所有的制度、技术、业务传统、组织方式均来自北京同仁堂。账房先生、原药的采买先生、老药工等各个环节的骨干人员也均源自北京同仁堂。乐仁堂继承同仁堂300年来的祖训和成果，其所生产的犀黄丸、痧药丸、六味地黄丸等独门中成药闻名遐迩，声名鹊起。

就以制药用水一项来说，乐仁堂采用同仁堂用水的经验——专水专用。尤其是看到天津的自来水，水质欠佳，用咸水做药对药品质量很有影响。职工们说："乐佑申经理宁可提高成本，也要选择合格的'甜水'水源，天天用水车送水，以保证药效。每天要运送几车甜水，这是一般厂家做不到的事。"

在20世纪40年代初，乐佑申陆续采用电气机械新技术，诸如电动磨、电动筛、电气冷藏技术等，以提高药品质量和生产效率。电动磨试车的当天，全厂聚餐庆祝生产工艺大改观，庆祝人们摆脱了人工推磨的原始状态。

文献记载

1930年的农历四月二十八，即传说中药王的诞辰之日，京都乐仁堂总店在天津和平路开张。当时的老地名是法租界梨栈大马路十六号（在旧法租界劝业场、天祥市场与四面钟之间，和平路路西），同时又在天津旧城区（不包括外国租界范围内）估衣街山西会馆开设了估衣街分店，还在官银号（旧城东北角）开了另一分店，并在天津旧城区鸽子集胡同建立了制药厂。

梨栈是天津市的市中心，此地段是天津商业的枢纽。估衣街是天津旧城区的中心，清代学者李慈铭说过："过估衣街，庙宇整洁，几及二里，殊似吴之阊门，越之江桥。"所有著名的大买卖，如瑞蚨祥绸缎庄、元隆号、敦庆隆、同昇和鞋店、胡开文笔墨店等都在这条街上。因此，乐仁堂确定在这两个热点地带开设门面，在天津引起了很大反响。

天津京都乐仁堂开业之日，梨栈与估衣街两店同时高搭彩牌楼，并且从北平（当时北京的旧称）请来富连成戏校的戏班和荀慧生、贯大元等著名演员来津演出整整一昼夜，可谓盛况空前。同时在《大公报》、《益世报》、《天风报》上登出大幅广告，药品大减价九折，历时1个月（图10-1、10-2）。

当时天津京都乐仁堂每天的销售流水高达六七百元之多（按银元计）。业务之繁忙完全超乎了父亲的预料。于是父亲决定回京辞去北京"同仁堂"的职务，把它交给我叔祖父乐达义掌管。这也符合乐氏家族的原则——四大房轮流掌管"公中"事务。

我小时候，每逢家里提到"公中"二字，便知道这是指同仁堂，亦即乐氏大家庭整体之意。

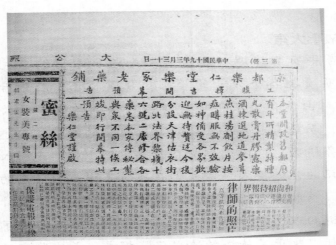

图10-1 乐仁堂开张时的《大公报》广告

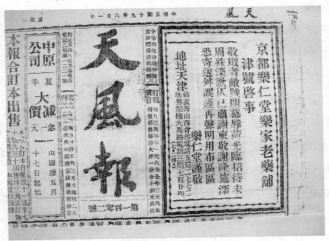

图10-2 乐仁堂开张时的《天风报》广告

二、改革旧的管理体制

1.账目管理，及时采用先进会计制度

据乐仁堂的老账房安梦林先生回忆，他1945年调入京都乐仁堂总管理部从事总账房工作。

故事大意

当年安梦林调入账房时，先是负责出纳，也就是每天负责把各个分号的营业款分项入账，汇总后送到银行。由于我父亲年轻时曾经在法国学过"复式簿记学"，而且有着多年管理北京同仁堂的经验，熟悉药业的财务情况，所以乐仁堂在财务管理上就率先引入了西方簿记的先进模式，建立了在当时来说最为健全的财务制度。虽然账本仍然是用毛笔小楷书写，可是会计原理是先进的理念。乐仁堂从上海立信会计学校聘请了高级会计师，改革了传统的流水记账模式，首次制定了成本会计制度。

安梦林说："我当时当过成本会计员，负责领料单、退料单、工时单，然后统一报送会计，制作成本报表。""这样的账目管理很清晰，计划多少、亏多少、赚多少，一目了然。"

"乐仁堂的门市售货员均按甲、乙、丙、丁排序，依次轮流接待顾客，绝不允许抢先，不许打乱次序。每副药抓好后都要由查柜仔细核对，无误后再盖章。此外还要把先煎哪几味、后煎哪几味等注意事项对顾客讲清楚。"

安梦林又说："生病没有定时、定式，不会按时间表生病。所以乐仁堂每晚闭门后都安排人值夜班，顾客随时可以抓药，使其能得到及时的医治，不会耽误治疗。"

"乐仁堂更有一条讲求人道的店规，规定夜间求购的急症，即使没有钱或是钱不够，也要先让顾客把药拿走。"安梦林回忆道。

以人为本的人道主义精神和健全的财务制度是乐仁堂紧跟时代脚步的一个重要的侧面，有一个稳固的经济基础，以及广泛的群众基础，对于企业的发展是非常重要的。

乐仁堂总部每天都要结算出当天的各项指标，以便及时调整经营策略。如果没有日本帝国主义的侵略，乐仁堂一定会有重大突破。

2.认真记账，如练书法，财会账本如同字帖

现在乐仁堂仍然保存着20世纪当时的乐寿堂账本，毛笔正楷，书写工整，账本反映了记账人书写水平和认真的态度，所以账本简直就够得上是书法展览。因为乐仁堂聘用账房人员时，是看其基本功的，小楷书法是考察的重要一项。父亲常说："文如其人，字如人品，见字如见人。"每逢查账时，乐仁堂的账房人员像出示艺术品一样，把书写精美的账本展示出来（图10-3，10-4）。当来人翻看时，总是赞不绝口。

三、新中国成立前后的事件

1.盗窃集团故布疑阵，乐仁堂群策群力识破迷局

新中国成立前夕，东北三省蒋介石的军事优势已经江河日下，处于朝不保夕、捉襟见肘的状态，华北蒋管区的城市秩序非常混乱。一年以来，乐仁堂仓库内的贵重药品经常被盗，而且数量越来越大，被盗药品的价值竟然达到总产值的几分之一。仓库里出现了很多空箱

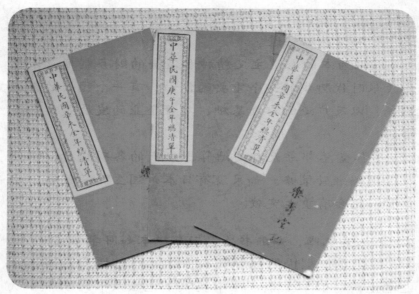

图10-3 乐寿堂旧时的手写账本封面

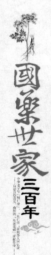

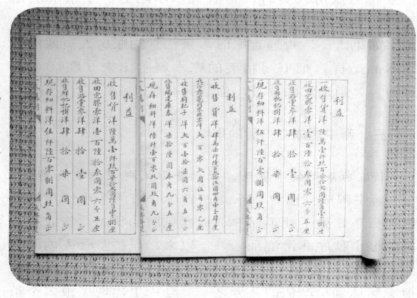

图10-4 乐寿堂旧时的手写账本内页

子，箱外的标签写有药名，打开却是空箱一个。显然这是内部有人组织盗窃活动，药店如再不加以制止就要亏空歇业了。这时，盗窃集团开始放出迷雾，公开造谣说，这是八路军为筹集军饷而采取的行动，并扬言谁反对，谁就是反对八路军。乐仁堂的人半信半疑，虽然已经猜出盗窃集团的大概成员，但是不清楚他们的背景。对此大家左右为难，一方面要维持生计，制止盗窃；另一方面又要顾忌不要伤害八路军。

父亲的一位朋友，我管他叫李叔叔（可能叫李芝南），原北京燕京大学毕业，外语好，学识广，常来我家谈时局新闻，还把世界各大报纸的评论讲给我们听。一次父亲把乐仁堂失窃的事说给他，想听一听他的高见。李叔叔闻言后哈哈大笑，他说，根据他的分析，强大的八路军不可能靠盗窃来维持军饷，更不可能公开宣称自己是"地下八路军"。盗窃集团是造谣骗人，目的是让乐仁堂投鼠忌器，不敢采取断然行动。李叔叔认为，这伙人肯定不是八路军。乐仁堂只要看清楚这一点，就不会被他们所迷惑，做事也不会畏首畏尾。

乐仁堂知道，再继续容忍下去，乐仁堂肯定养不起现有的人员，何况社会时局不稳，大家都会没有饭吃。因而号召大家团结一致，群策群力，共渡难关。最后有人疏通了警察局，把这个盗窃团伙抓了起来。不久，天津战役打响，天津全城实行18小时戒严，李叔叔的单位被国民党军队占领，李叔叔一时无处安身，于是父亲请他来我家小住。天津战役期间，李叔叔一直住在我家。

天津解放后，盗窃团伙在警察局里大喊冤枉，反说乐仁堂利用国民党反动势力欺压工人阶级群众运动，要求解放军立刻释放他们。解放军很快了解到真相，原来这个集团是国民党特务买通乐仁堂中的某些败类，教唆他们大肆进行盗窃，然后集体分赃。国民党特务为他们的盗窃撑腰，交换条件是这些败类必须加入国民党特务组织。所以这些人根本不是地下八路军，他们都是清一色的国民党特务。

李叔叔后来告诉父亲，他是位资深的中共地下党员。

2. 乐佑申响应政府号召，重建梨栈乐仁堂

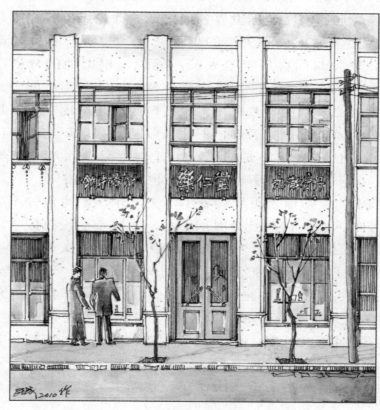

图10-5　重建的梨栈乐仁堂（笔者绘）

在天津的解放战役中，梨栈乐仁堂不幸被炮火击中，夷为平地。人民政府动员铺东乐佑申再投资建店恢复营业，父亲遂拿出积蓄的上百两黄金兑换成人民币兴建了楼房，很快恢复了正常营业，保证了市场稳定和职工生活（图10—5）。

四、坚持炮制优质良药

1.恪守祖训，力排众议，乐佑申反对中药里掺混西药

20世纪50年代前后，有些药店开始在中药里随意掺加西药药粉，以提高表面药效。有些人也建议乐仁堂如法炮制，用来提高竞争力。我父亲乐佑申多次听到一个在乐仁堂工作的远房亲戚如此建议，他认为乐仁堂也有必要跟着形势走，这样可以快速增加收益。

听完这个亲戚的话，乐佑申连忙解释说，乐仁堂的经营宗旨是不容许随意改变药方的，乐家的祖训是："养生济世唯医药"。到了今天，我们不能改为"随波逐流掺西药"。接着又说："中药之中尚且有'十八反'、'十九畏'的规则，中西药相混难道就那么随便吗？"

这个亲戚听到父亲的回答中暗含讽刺，只好说自己是为了提高乐仁堂的经济效益才提议的，没有其他意图。他见说服不了父亲，转而来鼓动我去说服老人家。

他说："你没有见到吗？人家某某中药店多开明，小儿平安药里暗中加了退烧药粉。某某中药店不需采用昂贵的细料，成本就大幅度降低，小孩吃了就退烧，销售可火了！咱们可不能保守呀！"。

又说："大家都在暗中掺西药，只有你们乐仁堂不掺西药，抱着老一套，不就成了'不识时务'的老顽固吗？"。

我未置可否，暗自思索此事是不是可行？

不过我很明白，他话中所说的"老顽固"，其实是指我的父亲。

我连忙去找老中医刘雅岚咨询。刘老认为，这样做不是药学的新发明，这完全是商业上的骗人把戏。并且又严肃地说："掺混西药一定要有医药学家的根据，如果照这样草率从事，用不了几年乐家老铺的名誉就会被他们毁得一干二净，这种事千万做不得。"同仁堂办店的原则上是："良药必须使用好药材，祖上的名训是：'遵肘后…… 必不敢省物力'。如果不遵照处方，不用好药材提高药效，反而投机取巧盲目掺混西药，这种骗人的事，同仁堂几百年都不做，乐仁堂也绝对不能做。"

事实证明，乐家几百年来的祖训铿锵有力，在这种低级考验前面，完全顶得住。

这个姓李的亲戚见自己的企图未能起效，一计不成再施一计。他多次在领导面前说我父亲思想保守，不思进取，企图夺走父亲的领导地位，他来取而代之，担任厂长职务。但他不知道，以他的身份是不可能提升到父亲的职位的，最后他无奈地离开乐仁堂，到外单位工作去了。

2.乐仁堂"小儿回春丹"名扬秦川八百里

秦川是横跨陕西省中部最富庶的地带，人称陕西的粮仓——八百里秦川。1959年秦川一带的农业收成很差，是20年来最差的一年。转过年来的1960年春季，秦川一带大面积流行小儿急疹（较麻疹病势轻），居民惶恐异常。于是在当年年底大家就考虑到第二年的防治用药。大体来说，西药对此病症没有特效药物，大部分医生都提倡使用中药。

　　我当时在西安市工作，有位姓赵的同事家住在西安市远郊，邻近秦川平原的中心。有一天老赵来找我，提到秦川一带的春季经常流行小儿急疹，他很为自己的乡亲们担忧，他知道他的家乡缺医少药情况很严重，又考虑到次年的年成会继续很差，他希望能帮助家乡的人民排忧解难，购买到合适的中成药。

　　老赵说："据说北京有一种药，叫做'小儿金丹'，疗效很好。不知道哪里能买得到？如果明年入春后再去购买，肯定来不及，而且药价会升高。"

　　"我可以写信给我的父亲，问天津乐仁堂有没有，等有了消息再告诉你。"我回答。

　　那时信件走得很慢，电话也不普遍，两周后我收到了回信。信上说："天津乐仁堂有这种药，但是名字不叫'小儿金丹'，叫'小儿回春丹'，成分相同。你们陕西那里需要多少盒，每盒八粒装，售价五角，确定后即刻打电报来。"

　　老赵闻讯大喜，没想到售价如此便宜，所以他想订购五百盒小儿回春丹，便立即出去打了电报。

　　次日就收到父亲的回电，电文大致是："我厂能为你订制，可以开专单生产，你们最多需要多少盒？数量少，难以开专单。如果需要量够多，乐仁堂不久就投产，你们先不用预付款。"

机会难得，考虑到秦川地区人口较多，老赵决定回家乡去做个调查，不几天便有了结果。老赵家乡各区、县医院都急需购买，总共需要3000盒。由于乐仁堂不需预付药款，这样老赵家乡第二年春天的用药问题就顺利地解决了。

通过这件事老赵对我大为赞赏，认为我政治水平高，能联系实际，诚心诚意为人民服务。其实我也以自己能为秦川千百个儿童的健康出力而感到欣慰。随后老赵给天津乐仁堂写了一封感谢信，代表当地人民对乐仁堂全体职工的革命人道主义精神表示了诚挚的谢意。据说次年秦川儿童服用乐仁堂特制的小儿回春丹后，控制了该病症的流行。

自此，天津乐仁堂的小儿回春丹也因此名扬秦川八百里。

1962年陕西省精简机构，下放干部。政策是"上山、下乡、回家是出路"。走这三条道路是"储存干部的一种方法，不算是脱离革命。以后可复职，正式恢复工作，工龄连续计算"。老赵不久被下放到地方工作，但他仍念念不忘这件事。他还告诉我，政策允许调动回家，以照顾家中老人。当时我的父母都年过70岁，于是根据政策，我不久被调回天津。

第十一章
得天独厚乐仁堂，继往开来，精益求精

　　1921年乐寿堂自开张之始就以优质药品和诚信服务，报效社会，其优势完全来自祖上几百年来乐家老铺同仁堂的传统与宝贵经验，乐仁堂继承同仁堂的衣钵，保持着同仁堂的传统。

　　然而，恪守传统，并不意味不求发展。乐仁堂既继承传统，又把改进提高药品质量作为重点。

一、乐仁堂开始的国药现代化研究

　　1. 80年前，中药史上出现第一瓶草本植物"浓缩提取液"

上世纪30年代，六祖父的长子乐粼从法国学成归国后，首先选择在乐仁堂着手研究中药提炼精制。我至今仍然能想起第一瓶"浓缩提取液"（现在俗称：口服液）的事。我记得在乐仁堂总部的条案上摆着一个玻璃瓶，这个玻璃瓶在我印象里依然历历在目。玻璃瓶的标签上写有中文和法文，中文标签是"金银花浸膏"。瓶中的药水清澈透明，略带一点黄绿色。几十年过去了，我当时虽然是个小孩子，但我已经意识到这瓶子中装的是全新的起点。九叔父随即告诉总部账房先生，瓶中是草本植物金银花的"浸膏"，十几斤金银花经过提取后，不用加热，有效成分不损失，可以精练浓缩到这一个瓶中。

这瓶早在80年前制出的"提取液"，应该是我国中药史上第一瓶浓缩草本植物提取液。

金银花提取液的故事

当时乐仁堂账房有一位王先生，他满腹怀疑地问九叔父说："就这一瓶药水，真能顶得上十几斤的金银花吗？"

"肯定顶得上，只多不少，因为它纯度高，没有经过高温。"九叔坚定地回答。

王先生又说："喝它一酒盅，该没有危险吧！"

"这是金银花提取液的原汁，如果你认为喝金银花煎制的药汤没有危险，喝我这提取液一样没危险。你敢喝吗？"九叔开玩笑地问道。

"当然敢呀！金银花也不是什么烈性药。"

"你得知道，一酒盅差不多就是好几两呢！你不能喝一盅，喝太多了肠胃受不了。"

"没有那么严重吧！"王先生满不在乎。不由分说，马上拿来茶碗喝了一小碗，然后碗底朝向着大家说："你们看，我没有事！不难喝。"

九叔父喊道："你这还是喝多了呀！"

十分钟过后，他突然跑去厕所，片刻才回来，满头大汗，连忙说道："厉害呀！厉害。这家伙可是纯真地道的活计，拿去做药，小剂量会有大效力。"

有人插话："往后一大碗汤药会不会就变成一个小瓶？"惊奇当中充满着期待。

之后，众人又看了乐九爷的实验室，再没有人怀疑"提取液"的药效了。如果不是抗日战争，也没有抗美援朝，乐仁堂凭借自己的实力，在九叔父带领下，加上第十六、十八和二十叔父一起参与，乐仁堂很可能在20世纪50年代就能研制出口服液或浓缩提纯片，甚至研制出疫苗和抗生素等也不是没有可能的事。

对此，我感慨异常。看今天，忆往事，80年前的期待，由于今天国家的强大，理想变成了现实。

2.提取液发展成口服液——仙茸壮阳口服液和小儿退热口服液

乐仁堂根据多年的临床经验，采用制药的新工艺，研制出了几种有效的口服液。例如：仙茸壮阳口服液、小儿退热口服液等。

仙茸壮阳口服液的故事

有一位亲戚在香港，婚后感情一直不好。女方认为男方不能生育，男方认为女方生理有缺陷。男方直到临近50岁才发现女方年轻时放纵不拘，常吃避孕药，遂下决心离婚。男方第二次结婚时，新娘已近40岁。能不能生育，香港医生没有把握。

夫妇二人也担心年纪大不容易怀孕，即使怀孕，小孩的身体是不是能像年轻夫妻的小孩那样健康。他们先去美国就医，效果不大。后又回到大陆就医，希望中西医结合能解决生育的事。检查后，北京医生建议还是要以自然生育为上，不必施行人工受孕，建议先服中药，调理好女方的生理周期。

同时，男方也相应服用中药。医生建议男方先服仙茸壮阳口服液，然后再改服海马补肾丸，以提高男方的生育能力。乐仁堂仙茸口服液与海马丸药力平稳持久，有利使女方受孕。仙茸口服液的主药为鹿茸（鹿茸雅号为九女春，中文古语里的九字代表多的意思，即多次满足女子怀春之情），是壮阳佳品。他们两人回到香港，按医嘱服药。过了3个月，夫妇双方再次回国内检查。

医生检查后，吃惊地问："你们还来检查做什么？你们知不知道已经怀孕了？"

两人听后，欢呼雀跃，大呼："这是我们那里做不到的呀！"

然而，第二个担心马上来了，小孩的体质够不够健壮呢？

事实说明，小孩出生后聪明健壮，一周岁之内根本没有生过病，身材高，力气大，皮肤白，相貌好。两人非常开心，盛赞国内中西结合医生的实力水平，也盛赞仙茸口服液和海马补肾丸的药效。

1951年起，乐仁堂开始研究浓缩丸，将古方中的各味药材提纯浓缩，第一项成果是银翘解毒片。1953年7月乐佑申在天津汉阳道建立了乐仁堂中药提炼部，研制出了我国首批新剂型药品。1955年9月乐仁堂实行公私合营，厂店分开，在韩鹏云药剂师主持下，共研制出浓缩丸8个品种，用"长城牌"在国外注册，出口泰国、缅甸、新加坡等东南亚国家。

"十年动乱"期间，在1966年9月，乐仁堂改名为东方红制药厂，1973年再次易名天津市第三中药厂，1987年天津市第三中药厂更名，恢复使用乐仁堂老字号名称。

3.乐仁堂精制国药——乐仁油

九叔父乐襄在上世纪40年代研制出全草药的乐仁油——外用清凉油。乐仁油的药效明显，当时颇有取代老虎牌万金油之势。因制作工艺复杂，原料费用居高不下，经济效益小，故而没有大规模生产。

二、乐仁堂创制新药

1.亚洲医生赞扬长城感冒片

长城感冒片来自古方，清朝吴鞠通著的《温病条辨》中的银翘散方。上世纪50年代初在我读高中时，乐仁堂就在其成方的基础上加以精制，成为治疗温病感冒最常用的辛凉解表片剂。药中有金银花、连翘、荆芥穗油、牛蒡子等。还记得当时父亲拿着片状的银翘解毒片给我看，并说："乐仁堂制药厂把银翘解毒方进行提纯，并经过大幅度浓缩后制出了银翘解毒片，这样吃起来方便很多。"

乐仁堂生产的银翘解毒片当时取名为长城感冒片。在上世纪70年代率先走出国门，至今30年来经久不衰，已成为东北亚、东南亚国家治疗感冒的重要药剂。只要没有并发症，在感冒早期，症状未出现之前，及时服用长城感冒片，绝大多数的感冒可取得立竿见影的效果。长城感冒片在亚洲享有很高的声誉。

目前，在世界各国流行的"爱尔帮（Airborn, Germ-deffence）抗感冒草本制剂"（请注意，由于其中没有化学药品，所以国际上不称其为抗感冒药，而称其为抗感冒的草本制剂），其实就是基于中草药的成方做成的泡腾片。经调查，我了解到了"爱尔帮"制剂中的中草药有连翘、牛蒡子、生姜等，其实就是中药，只是因为其中没有任何化学制剂，所以外国的食品药品监督管理部门认为它不是药品，是绿色、安全的植物茶。这种抗感冒制剂已经在很多国家上市好几年了，销量很大。据说是德国的一位中学教师首倡的。在感冒初起时服用，颇有抗感冒的作用。

面对现代的国际理念，大多数的中药算不上药，因为不含化学成分，只能算植物制剂，所以深受绿色环保主义者青睐。

文献记载

1977年8月日本医生松本裕发表了他对乐仁堂长城感冒片的临床研究报告。结果是，总有效率可达92.86%，效果出众。只要没有其他并发症，长城感冒片足以控制住许多种感冒。

松本裕医生总结长城感冒片有四大特点：

一是本药对感冒引起的头痛、发烧的症状均有满意疗效。

二是本药对感冒引起的咽痛、咳嗽有特效。

三是本药对体弱、老年及慢性病患者没有副作用。

四是本药不含任何化学成分，是健康、绿色的防治感冒的理想用品。

2.推陈出新，锲而不舍——胃肠安丸重现辉煌

中药治疗胃肠疾病自古就有许多有效的验方，如何把它制成既便于服用又利于携带的成药是乐家长期以来一直思考的问题。于是在小儿止泻丸的基础上进行反复临床试验。该药源于宫廷御药，经过长期的历史沉淀，流传至今。乐仁堂经过反复改进，研制出了新一代的止泻丸，经临床观察，治愈率达百分之百。1988年卫生部批准此药为国家三类药品。

在此基础上，乐仁堂又进一步调整处方，经过几年的努力和多次临床试验，胃肠安丸问世。

1990年该药获国家食品药品监督管理局正式批准，定名为胃肠安丸，并确定为全国中医院急诊科必备成药之一，列为国家中成药二级保护品种。同年该药又获国家妇女儿童博览会金奖。

3.更年安和乌鸡白凤丸保持传统优势，施惠于中老年

在同仁堂成药制药的基础上，乐仁堂集中中医界和中药界的精英，继续推出了妇科用药更年安和乌鸡白凤丸。

更年安1985年被国家医药管理局评为优质产品。1987年获中华人民共和国国家质量奖-银质奖。2003年被中国医药保健品进出口商会授予"药用植物及制剂进出口绿色行业标准品质证书"。更年安不仅适用于女性更年期，对于男性更年期患者出现失眠乏力、食欲不振、肌肉酸痛、皮肤萎缩、心悸、多汗、性功能障碍等，均有较好的效果。

传承同仁堂的各种名药方剂，乐仁堂尽力保持中医药原有的特色和传统，从国外也不断传来医治良好效果的消息。

故事大意

有位亲戚多年在瑞士的日内瓦居住，几年前她在社区内遇到一位邻居。邻居很远就向她打招呼，问道："你知道中国的针灸能止痛吗？"接着就讲了她自己的情况："自小时起，我就有偏头痛的毛病。长期服用止痛药，至今已无效了，以至整夜睡不着觉。听说中国医生可以治这病，你看怎样？"这位亲戚告诉她说："中医很有可能帮你治好这病，但日内瓦的中医水平如何？是不是能治？我不知道。我建议你去伦敦，那里的中医藏龙卧虎，能人有的是。"

邻居听了很兴奋，马上就说："好，我立刻上网查一下，明天我就去伦敦。"

过了一段时间，这位亲戚又在社区见到这位邻居，邻居大声说："我这趟去伦敦，真是不虚此行呀！我接受了针灸，3天后头痛减轻很多。医生建议我再喝点中国植物茶（中药尚未被英国官方批准，只好当成"植物茎叶煮的茶"，也就是我们称作的汤药，使用"植物茎叶煮的茶"的名称，汤药属于合法）。喝了之后效果很好。我已经可以安睡好几个小时了。多谢你的介绍。我只是不明白，为什么西方媒体总有人说"中国医生原始、危险？""现在不同了，伦敦有很多人去找中国医生看病，我亲眼看见的。中国医生有文化，讲卫生，有疗效，完全不是他们说的那样'原始'。"

接着又说："近年来，英国政府对中医有特别政策，是比较松动的政策，中医可以前来英属国家行医。经过考核，符合条件的可以移民。"

三、乐仁堂总部与乐仁堂总店

上世纪30年代的天津有许多租界地。其中英、法两国的租界最大，法租界在天津的中心区，以商业为主；英租界以金融和居住为主，外国人到中国来都住在各自的租界地里面。天津的市场相当繁荣。

我出生在天津市的旧英租界民园体育场北的西芬道，3岁时全家搬到新加坡路（旧称33号路）64号（现在的大理道52号）。旧英租界每条街都有两个街名，一个是路的名字，还有一个是路的号码。这给路人提供了很大的方便，便于记忆和寻找（东西向的路为单号，南北向的为双号），你只要找到一条路的号码，按照排列的次序，很快就会找到你要去的地方。新加坡路的这座房子当时是刚刚建成，是一座英国式的中厅对称格局的三层楼，第三层的房间包在坡屋顶中。在三层楼的后面有一座两层的后楼，后楼一字排开，有半露天的走廊朝外，每层有一大排房间与走廊连接。

我家住在前楼。前楼共三层，后楼是乐仁堂的总部、账房。在当时社会犯罪率很高的情况下，住家和商号总部连在一起是比较安全的（图11-1）。同时管理起来也方便，父亲随时可以查询账目，监督财务的收支情况。乐仁堂的细料房在前楼的底层，由楼梯下面进入，

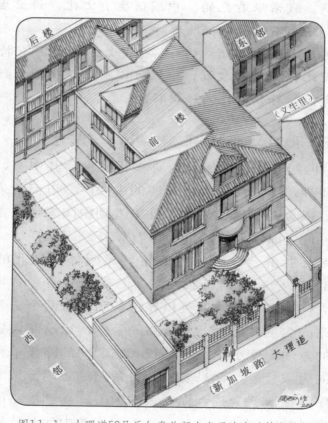

图11-1　大理道52号乐仁堂总部大宅天津市（笔者绘）

地点隐蔽安全。细料房里有两个大铁箱，每个箱子上都加有两把大锁。这间细料房存有各种各样的贵重药材，我小的时候最愿进去观看。

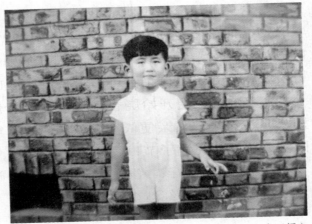

图11-2　我幼时在新加坡路大宅留影（叔祖父乐咏西摄）

大铁箱打开时，散发出细料药材极其特殊的气味，至今我仍记忆犹新（图11-2）。

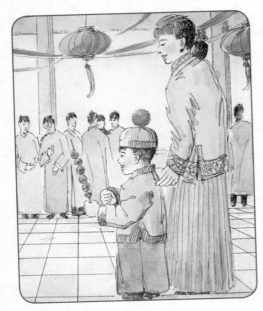

图11-3　除夕

每年除夕，晚上12时都要送财神，正月初一迎财神。届时全体员工都会出席。每到这时父亲都会讲一番话，对大家一年来的辛勤工作表示感谢。父亲说：各位深知我们祖上百年来一贯是真材实料，童叟无欺，替天行道，所以有此厚报。众人怀着诚挚之心，把猪头三牲、密贡鲜果祭祀财神。我们并非向财神献殷勤，索取财物，而是献上诚心，保证明年继续忠诚做买卖，济世救众。父亲跟我们说，大家一起拜祭财神，正好借此机会教育众人，强调绝不可偷工减料（图11-3）。

父亲讲完话便开始烧香，点燃八大杯烧酒，职工们排队叩头祭拜，父亲便依次发放红封套（红包儿），场面十分热闹，充满了节日气氛。

我那时是个小孩，没有参加叩头，但记得我穿的是长袍马褂，还戴了红球小帽刺。

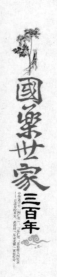

第十二章
我的家人、亲友印象纪实（上）

作为一个大家庭，成员众多；而众多成员之中，必然有不少很有个性的人物。想要了解这个大家庭，就必须说到这些个性人物。

一、乐家大房大（长房长孙）乐佑申早年出国学习商业簿记

我父亲乐佑申，原名乐谌，他曾经既是北京同仁堂的大铺东、大掌柜，又是天津乐仁堂的首席投资人。他不吸烟，不喝酒，不赌博，不搞夜生活，兢兢业业地操

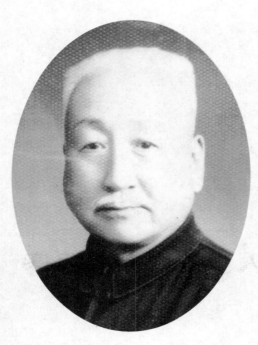

图12-1 乐佑申（摄于1959年，时年70岁）

持乐家药业，始终以制药为自己一生的事业，并且以此为荣，乐在其中（图12-1）。他的一生虽然饱尝辛酸坎坷，但也颇有建树，凡事他都能乐观面对。他经常说："在顺境之中不可张扬外露，在逆境中也不可灰心志短"。对于生活的态度是："每顿饭有点儿荤，有点儿素，有稀有干，有粉条，有豆腐，有细粮，有粗粮，这对身体有好处。知足常乐，理应满足了。"又常说："按时睡觉，按时起床，定时饮水，定时排便。凡是能够控制自己的人，他就能够保持自己的身体健康。"父亲克勤克俭，享年90岁。

有一个长期困扰乐家老铺财务制度的事，就是记账的问题。中国老式的记账采用的是流水记账法，也就是一种日记式的账目记录。这种记账方式在查账时很困难，因为记录程序很随意，所以查起账来很费时间。另一弊端就是无法及时发现和制止账目以外的不规范财务操作。

此时，听说有一种先进的记账方法，叫做"复式簿记法"，北京各大洋行的账目均用此种簿记法。它符合大商号复杂账目的要求。在北京没有地方传授这种方法，于是家人便决定到国外去学习。当时世界上最发达的国家还不是美国，可以勤工俭学的国家是法国（我国不少领导人也曾赴法勤工俭学）。我家三十七世祖乐达庄听说法国很先进，学费不高，就力主我父亲去法国学习簿记和商业。于是在大清末年，十几岁的父亲，便乘坐开往西伯利亚的火车赴巴黎学习商业与簿记学。

那时，法国早已有地下铁路，而且"巴黎春天百货公司"也已有200年的历史。20世纪初的巴黎与中国的城市比起来，真是太先进了，新鲜事物目不暇接，北京人的自尊心受到打击。由于本来就是来学习先进的，所以见到先进事物后，情绪受点挫也自然。我父亲先学法语，后进商业学校学习簿记。他发现，"复式簿记"基本上是由数学家编制出来的方法，是很科学的簿记法。采用这种簿记法基本上可以满足同仁堂的记账需要，并可随时掌握药铺的经济动态，随时可以查到所需要的财务数字，确实是比较理想的方法。

二、我出生的年代，面对中国屈辱的困境

我出生于20世纪30年代，中国的乱世之秋。1931年"九一八事件"刚刚发生，中国内忧外患，属于最混乱的时期。中国那时人人悲观，低沉情绪遍布全国。这些情绪包括：

一是亡国的屈辱感。20世纪30年代东北三省已被占领，华北、华东也面临同样的前途。亡国奴的命运笼罩着每个中国人。"华北之大已经放不下一张平静的书

桌"，所以在我刚刚懂事的时候，就听到亡国奴这三个字，但那时不知道这是什么意思。慢慢地长大了，开始懂得这是中国的耻辱，明白了中国人面临的艰难处境。

中国到底怎么了？广大的中国人不相信，这样大的国家居然会被一个小国占领！被一个小国奴役！因此，国人引发出更为复杂的情绪。

二是劣等民族感。那时的中国事事不如其他强国。军事上连连吃败仗，工业落后，农业歉收，百姓大多衣不遮体，食不果腹。在外交上也低人一等，洋人则高高在上。我上小学时，全体学生被强制学日语，见了日本鬼子还要鞠躬。

东亚病夫是那时中国人的代名词，生活质量差，营养不良，体质衰弱不堪。欧洲国家对华输入鸦片，东北亚国家在中国制造海洛因，诱导青年走上不归路。而中国的上流社会，有钱、有闲阶层，吸毒纳妾，缠足裹脚，导致下一代体质更加衰弱。外国人看在眼里，喜在心上，因为中国一日不富强，外国人就可以进入中国为所欲为。当时有一句话叫："中国要亡是无天理；中国不亡更无天理。"意思是说，中国泱泱大国如果被外国吞并消灭，就太不合道理了；但中国这样不上进，长期颓废，不被他国灭掉，则更不合道理。

三是国人团结不起来。那时的中国是一盘散沙，大敌当前，内部矛盾不断，不能一致对外。

四是"五分钟热气"，"差不多主义"……"精神胜利"等心态，造成中国人一派无奈。

这些心态交织在一起，被伟大的鲁迅先生生动地刻画在《阿Q正传》一书中。

我亲身经历了日本沦陷、国民党收复和解放战争。在我15岁时看到了中华人民共和国的诞生；在50岁之前，又看到了一个生机勃勃、改革开放的新时代。在改革开放政策的引导下，我得以拿到联合国委托中国教育部门颁发的奖学金，出国深造；得以在文化与学术上提升了一个新的高度。有人问我：生于乱世，青少年时期未能享受到今天青年人的有利条件，是不是深感遗憾？我并不这样想。我认为，我有幸看到祖国从一个极度衰弱的国家，冲破重重障碍，最后找到一条堂堂正道，成为发展速度最快的发展中国家，并广为世人所尊重，也可算是经历了一场难得的体验。须知，在这个世界上，并不是人人都能看到这样一个国家复兴的全过程。我庆幸自己后半生能够赶上中国的腾飞。目前中国已成为世界第二大经济体，赢得了世界的尊重。我这一代人比起前人和后来人更知道珍惜国家当前的大好局面。而同仁堂、乐仁堂的命运也跟中国一样，走过同样的路，抱有同样的心态。

三、抗日战争，乐氏家族没有袖手旁观

1.五叔父乐笃周为新四军、八路军提供医药用品

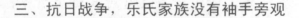

我嫡堂五叔父乐笃周回忆道："日寇侵占东北之后又威胁北京、天津。目睹日寇的种种暴行，使人义愤填膺，而蒋介石又奉行不抵抗政策，大好河山沦陷，我觉得蒋政权是无望的了。当时只有共产党还极有希望。所以管易文同志（中共地下党党员，新四军干部）跟我联系之后，我坚决照他传达的党的指示办事，为新四军

供应药品。我以为，如果照蒋介石那样搞下去，中国必亡，我们就都成了亡国奴，国家都没有了，财产还有什么用处？我的九弟（乐药）为抗日而捐躯，更激发我坚定抗日，绝不退缩。到上海宏仁堂来联系药品的都是化妆的八路军。他们都是爽朗、热情、结实、机警的小伙子。分别时，总是有力地紧紧握住我的手说：'打了胜仗再来看您'。他们必胜的信心，给我很大鼓舞，使我更加相信只有共产党的队伍才是真正抗日的队伍。"

上海解放后，管易文同志见到五叔父乐笃周的第一句话就是："共产党不使你失望，我们回来了。"

五叔父乐笃周曾任南京市政协委员、南京市人民代表等职务。

2.滑冰场中的地下抗日活动

20世纪40年代我兄妹和表叔杨德修一起参加了中国共产党的地下情报活动。

故事大意

我自幼体质较弱，但父亲并没有对我娇生惯养，每年冬季都给我买滑冰场的"季票"。因此可以说，我童年时代冬天的傍晚全是在滑冰场上渡过的。它把我锻炼得耐风寒，不怕冷。我的滑冰技术也很娴熟，像陀螺旋转、花步连接、点冰周跳等我都能做。因此后来上大学时，我可以免修大学里的滑冰课。

当时我的二表叔杨德修由北京来天津住在我家。我们都叫他二叔。我当时并不知道二叔是中共地下党员，只知道他是个滑冰迷。每天从银行下班后，他不吃饭就先跟我们几个小朋友到冰场去滑冰。但他的滑冰技术相当差，滑冰场里也没有朋友。有许多人到滑冰场去是为了交朋友，搞对象，而他仅仅是为了跟我们这些小孩子学滑冰，而且很执著。但是他进步很慢，我们都认为他动作不灵活，但他的滑冰瘾极大。我们教他滑行中跳过横杆的动作，且不许减速。二叔认为这个动作危险性较大，可能会受伤，要我们教他较为安全的动作。于是我们就教他从下面钻过横杆，这很安全，但可能全身会被弄湿。后来二叔成功地学会了钻横杆。看到二叔取得的成功孩子们很高兴，还奖给他一块糖。

两年过去了，二叔终于被敌人发现他是为解放区传递情报的，之后二叔再没有回来。数周后，父亲被日本人抓走，被拷打、审讯。父亲被迫头戴一顶礼帽，身穿西装，手拿一张报纸，被带到天津法租界"法国公园"里的一个指定地点等待地下党人来接头。父亲心里想，以他的社会身份用不着在这样公开而暴露的地方接头，现在采取这样的暴露方式，肯定是敌人的情报出了问题。当时父亲很镇静，知道敌人可能被骗，但又想自己并不是地下党，也不知详情，万一地下党来人接头，该如何是好？情急之下，父亲只好把帽子顶在头顶上，使自己看上去有点怪的样子。他双目紧闭，瓣着手指念经，希望来人能感觉到情况不正常，停止接头。果然，几天过去了，都没有人前来，父亲这才舒了一口气。但他明白，此后恐怕得长期被日本人关押了，或许要被勒索才能保释出来。

一连好几天都没有动静。突然有一天，日本人把父亲放了出来。又过了几天，有人按门铃，开门一看是高丽翻译（当时称朝鲜半岛为高丽，Koria的音译）把父亲的西装送了回来。我还记得那是一套褐色的英国毛纺高级套装。来人双手把西装举过头顶，连连鞠躬，且口中连连道歉。这可真是没有想到的事情！为什么突然放人回家又送还西装？难道真是发生什么转机了吗？当天夜晚，乐仁堂的职工中有人悄悄送来口信说："国外华语电台播送，日本东京附近的重要军港被美国新发明的'秘密武器'夷为平地，日本天皇可能会'无条件投降'。咱们大铺东的运气可是真好！"

几年之后，有人问父亲为什么要留二叔住在家中，难道不知道二叔是地下党，自己很有可能因牵连而被捕？父亲说："当然知道，但是更知道自己应该为抗日做些事才对。""八路军抗日应该支持。""中国人有骨气，应同仇敌忾反抗外侵。我是中国人，别无选择。"父亲还说："日本的失败是必然的结果。历史告诉我们，中国人几千年来从未被外国人长期占据过，最后总是以中国人的胜利而告终。"

天津解放时，我二叔身穿解放军制服突然出现在我家。他看见我们都长大了，便高兴地问我们还记不记得当年在滑冰场一起玩儿的事。这事儿我们当然记得很清楚。

二叔说："你们知道那时在滑冰场里发生什么事了吗？你们在掩护我传递情报！"

我们很不解地问道："二叔，我们没有看见您接触什么人呀？"

"不错，我是没有跟其他人接触，但是滑冰之后，擦冰刀所用的旧报纸上面，我秘密写有情报。""我们故意把旧报纸扔到固定的位置，不久就会有人借用旧报纸擦冰刀的机会，把写有情报的旧报纸撕下来带走。你们说这个方法是不是很巧妙？"

他接着说："你们虽然是小孩子，可是起了大作用。用这个办法我们成功地进行了两年的情报传递，而且没有受到任何怀疑。"听了二叔的话后我们才明白，二叔耐心地哄着我们玩，不怕摔跤，不怕冷，全是为了革命情报工作。我们不禁对二叔的革命奉献精神肃然起敬。

3.新中国成立前夕，彭真同志亲自动员乐佑申留在北京，不要前往台湾

北京解放前夕解放军兵临城下。当时人心惶惶，是去台湾，还是留京？大家拿不定主意。

就在这关键时刻，北京地下党做了大量细致的工作。彭真同志亲自对统战人士宣传党的统战政策，以保证统一战线的实施。

一天傍晚，两位头戴礼帽、身穿长袍的男子来到前门外打磨场新开路乐宅，要求见总经理乐佑申先生。父亲见来人眼熟，好像在哪里见过，便邀请入座。交谈后得知来者是中国共产党中央委员会的代表，目的是动员乐佑申作为爱国人士留在北京，不要去台湾。来人悉心地交代了党的统战政策和具体安排，指出同仁堂是典型的民族工商业。对于民族工商业，人民政府将大力保护，并且大力支持发展。不会像日本人那样刻意摧残民族工商业，也不会像国民政府那样百般搜刮民脂民膏。父亲一向对国民党的政治表现很不满意，正在犹豫何去

何从便得到共产党的明确指示与安排，于是心中豁然开朗，立即表示会认真考虑党的指示。经过反复考虑，父亲决定遵照党的指示，留京不走。等到北京解放不久，父亲看到报纸上刊登的彭真的照片，才知道当时到家里的人就是彭真同志。

新中国成立后，彭真出任北京市市长。有一天，彭真带着小儿子来到乐氏打磨场新开路宅，在父亲所住的南厅与父亲进行了谈话。彭真建议父亲考虑出任北京市副市长。父亲表示，自己已年过60，思维不够敏捷，行动也不便捷，而且著文写字也缓慢，更因祖训中有长房长孙不得从政的规定，于是便向彭真市长推荐了堂弟乐松生。乐松生正值壮年，有高中以上学历，能文、会写，比起父亲来更合适。彭真市长经过研究，最后同意由乐松生出任北京市副市长，主管医药卫生。父亲乐佑申被当选为第一届全国政协委员。

四、"文革"浩劫，党的政策始终深入人心

1.乐佑申师生多年失联系，动乱之中显真情

故事大意

20世纪60年代末，正值"文革"十年动乱时期，我父亲突然感染肺炎，于是便到天津第三医院就诊。医生诊断后需立即注射抗生素。但是到药房取药时，药房值班的是一个造反派的"极左"分子，他态度蛮横地说："你这个出身不配用这个药。"

我父亲在走道里徘徊，心想如果不立即打针注射的

话，后果不堪设想。但又怎么办呢？不由得两腿发软，只好在旁边的椅子上坐了下来。

忽然，有人拍他的肩膀。回头一看，只见一位身穿白大褂的医生。他头戴白帽，大口罩上方只露出两只眼睛，仅仅在衣领处才露出解放军的绿制服衣领。不等父亲张口，他便低声地说："快把药方给我，快！别出声，也别走开，等我给你拿药去。"片刻之后，他把抗生素拿来，又轻声嘱咐："别多问了，我是您学生，这事不可说出去。药用完了再来医院时，只需在这走廊里等我即可。"

走在回家的路上，父亲百感交集。一边是造反派"极左"压力的无理与无情；一边是师生的情谊。对比之下，老人甚为感动，不禁热泪盈眶，眼前一片模糊。他伫立在街头，思索之后想，这人肯定是一位"支左"的高级军医。过了两天，病情有所好转，他自己又去医院走廊等那位白衣解放军。又打了几次针，但都没有告诉家里人。直到1976年10月，一举粉碎了"四人帮"，全国上下一片欢腾。此时父亲静静地坐在桌旁，凝神注视着杯中酒思绪万千。他第一件事就是把藏在心里好几年的秘密告诉全家。遗憾的是，他想了几年也想不起这位白衣解放军姓甚名谁？他说："我教过上百名学生，优秀者也有二三十人。我90岁了，实在想不起来这位军医是哪位。他几次为我取药，替我垫付药费，真过意不去。也罢！当年我把全部知识无私地教给他们，他在艰难的环境里忠诚地执行党、政、军的一贯政策，他不仅是对我个人，他是无私无畏地在护卫原则。我真正体验到，自己依然身处革命大家庭中，温馨之情难以言表。"

2.继承先辈作风，实事求是，广泛联系群众

公私合营后，父亲担任了乐仁堂制药厂的厂长。他既掌握着祖传药材鉴定技术，又擅长药品评估。他为人诚恳，实事求是，平易近人，从不惹是生非。每天均乘公交车上下班，从不迟到，不早退。办公室的卫生全是他自己打扫，就是冬天的火炉也是他自己负责，一直到75岁退休为止。

故事大意

原来天津乐仁堂制药厂位于旧城北部的鸽子集，后来因为扩建而迁至西青的"北菜园"新址。新厂距城区较远，交通不便。"文革"期间，父亲去取工资要花上半天的时间，有时是父母两人一同去。

去北菜园新址，有一段路没有公交车，只能步行。有一次，父母二人正在走路，忽然一辆卡车停在了旁边，司机下车，招呼二老上车。

司机说："您二位好呀！上车吧，还记得我吗？"

母亲回答："好面熟呀，您好！"

"我是李祥，您该记得我。"

"哎呀！都长这么大了，我记得，记得。不过我们不上车了，让人看见了不好交代。"

李祥说："您不用怕。我实话告诉您，厂里根本没有人说你们的坏话，好话只是大家不明说就是了。你们上车吧，就是有人看见也没关系，不会有事。我非常了解情况。"又说："等一会儿拿了工资，我还送你们回去。"

果然，厂里的人看见我父母坐着汽车到厂里，并没有提出任何疑义。

3.危难中，党的政策始终深入人心

"十年动乱"开始时，"群众"大规模地"扫四旧"，同时对"黑六类"进行批斗。不过，这类事仅限于街道的部分人和红卫兵的"革命行动"，同仁堂、乐仁堂制药厂的职工从没有对我父亲开过"批斗会"、"清算会"。制药厂的职工被告知，何时进行批判将由上级决定。由于上级始终没有组织"革命行动"，因而职工也始终没有过自发"行动"。"十年动乱"中，同仁堂、乐仁堂的职工没有一个人上访，也没有发生任何过激行为。父亲知道彭真同志和一大批老干部已被极"左"的势力"造反"打倒，统一战线的政策被干扰。虽然表面上"极左"思潮猖獗，但在群众的心中，多年来党的一贯政策已深入人心，极富戏剧性的故事发生了。

真实故事

有一次街道群众自发批斗三个人，勒令父亲陪斗。这三人的绰号是"公共汽车"、"座地炮"和"母老虎"（"公共汽车"即人人可上之意，"座地炮"是无目的的四面攻击，"母老虎"是老太婆每天无故动粗，谩骂不休）。批斗会结束后，父亲疲惫不堪地回到地下室，正准备洗脸，忽然有人敲门。打开门一看，原来是我家的汽车司机姚师傅。只见姚师傅手提一个大麻袋，

进门后马上脱帽，一边又说："我老姚无能，老姚惭愧。我实在惦记老东家，我家一辈子受恩受惠。原来我世代贫苦出身，到了府上，您信任我，工资高，人格受尊重。我穿上制服制帽，皮鞋手套，见面握手，一直被当作职员看待。可是目前的情形使我自愧不能。这几天日日夜夜寝食不安，想来想去只有过来慰问一下。"说罢，从大麻袋里掏出大包小包，一面又说："这是群众运动，难免有过激之处，只要是同仁堂、乐仁堂不来人，派出所不来人，就没大碍。赶快把东西收起来吧，都是些营养品。"父亲仔细一看，拿来的东西有大米、点心、罐头，甚至还有火腿、银耳。

不一会儿，我的小妹妹下班回家，看到饭桌上有罐头食品（那时罐头食品被看作是奢侈品）十分吃惊，几乎不相信自己的眼睛，说道："我这是在做梦吧！"现在回想起来，真像是一幕电影，党和政府的政策早已深入人心。

4.卫戍部队传达文件，凸现落实政策的曙光

有一个插曲，明示给我家人，无政府状态即将结束，党和国家不久要落实政策。

真实故事

1971年夏末秋初，忽然有一辆军用吉普车在我父亲家门前停下。几个解放军走到地下室，说要向统战爱国人士乐佑申宣读一个中央重要文件。

这个文件是有关"九一三事件"某某乘飞机叛国投敌的事。解放军读完文件，临走前嘱咐父亲："卫戍部队贯彻对统战对象的政策，所以提前传达重要文件；但请注意，文件内容暂时不要外传。"

　　街道中的积极分子得知有解放军上门宣读文件就立刻来了解情况。父亲作了汇报，不过没有说出文件的内容。有一个大娘警惕地说："你隐瞒了你的罪名，而且想拿解放军当作挡箭牌，很不老实。猜也猜得到，这文件内容就是上级已经把你的罪定下来了，再隐瞒，拒不坦白交代的话就批斗你，信不信？"父亲再三说明此文件与自己毫无关系，但不具任何说服力。那个大娘坚持认为这是向人民隐瞒罪名，事关重大。

　　父亲要求派出所也来人，三方对证，方可定罪。数小时后派出所才派人来，但没有下结论，只说明两点：第一，派出所先要向局里报告，一切由上级按政策来定。第二，派出所对下面不做任何布置，街道妇女自己要对自己所做的事负责。说完这些话，派出所的人就走了。街道大娘见派出所不肯表态，无奈之下只有在四周布控，监视80多岁老父亲的一举一动，以防止父亲利用深夜秘密外出进行"破坏"。此时我父亲很镇静，低声对母亲说："听刚才解放军同志的口风和派出所的表态，看来给我们落实政策已在日程之中。要听从解放军要求文件保密的叮嘱，我们现在虽然心中有底，但是不要跟街道大娘争辩，注意谈话时的态度要好。"

　　是日晚，秋风凛冽，门外彻夜布防。那个大娘的警惕性很高，牢牢把握着"阶级斗争新动向"，直到次日清晨岗哨才被陆续撤走。一周后，街道向群众公开传达了该文件，那个街道大娘再次警告我父母不要自鸣得意，不要翘尾巴，街道上随时可以开批斗会。我父母这时候早已心中有底。此后，党的政策逐渐明朗化，政策也陆续落实。

改革开放后，有一次乐仁堂制药厂的席农圃厂长来家拜年，提到乐仁堂股东一事时说："经过不断学习，我们认识到，像乐仁堂这样企业的股东并不是资本家，而应称这些股东为实业家。因为他们有生产资料，但并没有大笔资本。"他继续强调说："乐仁堂一直是在制作优质国药，兢兢业业，服务社会，应该按'实业家'身份来定位。"实际上席厂长的话并不代表他自己，而是代表国家的政策，也就是说，以前资产阶级和资本家的帽子应该拿掉了。

五、改革开放，鼓舞乐家后人奋力工作

1.联合国教科文组织确认乐家子弟在海南岛的科学发现

回顾我家人的工作，可以看到乐氏祖先留下的勤劳肯干的身影。这虽不能说乐家人人都如此苦干，但刻苦勤劳者确是为数不少。

"中国类酵母菌"的发现

我的大妹乐静珠，比我小一岁，原在中国科学院微生物研究所工作。"文革"期间下放到海南岛。海南岛的原始森林中野兽很多，环境艰苦；但是乐静珠认为，只要能继续搞科学研究，就不应惧怕困难。因此她自始至终兴致勃勃，勤奋工作。她知道，原始森林中有许多未知需要科学家去发现。那时还有女解放军持枪保护。要知道科学工作者得到这样的保护是非常不容易的。这

些解放军女战士热情，肯吃苦，时时处处支持、帮助乐静珠，乐静珠能跟她们朝夕相处也十分开心。她说："我在她们的感染下很乐观，这种条件实在难得。"

海南夏季的台风很多，风大的时候大树、小树都可被连根拔起。台风来时，人不应抱住树木，而是必须趴在地上，而且要抓住地上的草，不然就会被台风连树木一同被刮走。

有一次，在五指山附近遇到了台风，大妹和解放军女战士一同伏地避风。这次连风带雨持续了很长时间。乐静珠趴在地上，不时地嗅出从附近草丛中发出的一股酸气，且略带水果味。她知道这不是植物的气味，于是就顺手抓了一把泥土放在了背囊中，带回实验室进行研究。因为这个土样分析不在研究计划内，所以上班时间无法化验，只能业余时间观察分析。经过多次分解提纯，她找到了一种菌类。在显微镜下看，像是一串小小柠檬般的"真菌"，首尾相连在一起。这类"真菌"她似乎从来没有见过，她想这会不会是未被发现的品种呢?于是她每星期在试管中加一些营养液，以维持菌类群落的延续，直到70年代她才把培养菌试管带回北京。改革开放后，国家主管科学研究的领导同志在科学院做报告，指示科研工作者要创新，如果个人有发现、发明时，要实名上报。凡是个人的成绩，不必硬性说是集体研究的成果，国家保护科研发明的知识产权。

我大妹听了以后很兴奋，就直接去找了领导，并得到了领导的支持。她把这次发现的成果写成论文，交给她的大学老师审阅。结果是：此菌种是新发现，先将成果上报中国科学院，然后再报告给联合国教科文组织下属的菌种委员会。几周后，联合国教科文组织的菌种委员会发来回电："经联合国核查有关档案，正式确认这是个新发现的菌种"，可以由"发现者"自己给真菌命名。于是乐静珠就把自己的这个发现命名为"中国类酵母菌"，并以个人署名，发表在中国科学院《微生物学报》1977年第2期上。

2.乐家子弟的研究成果引来外国科学家钦佩赞赏的目光

这一微生物学的新发现为祖国争得了荣誉，澳大利亚、瑞典、美国等国相继邀请乐静珠去做定期科研工作，连续几年。

真实故事

在美国加州大学旧金山的微生物实验室工作时，乐静珠接到一项研究任务，要求在一瓶培养液中寻找一种细菌。该培养液是合格的，细菌菌种也是肯定投放到了培养液里面。奇怪的是，几天之后在培养液中再也找不到该细菌了。研究所曾先后安排两三个研究人员寻找，均未找到。接到研究任务后，乐静珠首先运用先进的分子生物学技术去计算该细菌长大后的体形。计算的结果颇出人意料，该细菌的体形很大，只需用传统的光学显微镜观察就可以看到。于是她让研究所人员由仓库里调出一架尘封已久的光学显微镜。想不到此举竟然使该研究所的人员哗然轰动。有的人认为中国人很落后，不会使用电子显微镜，只会使用老式的光学显微镜。虽然有风言风语，但乐静珠仍平心静气，毫不气馁，仔细书写自己的研究报告。几天后，她交出了一份厚厚的图文并

国药世家三百年

茂的报告，详细地记录了这次研究的结果。这使一向自高自大的外国研究人员大跌眼镜。研究所的主任激动地说道："我们已经愚蠢到不顾尺寸大小，千篇一律依靠电子显微镜查找微生物的地步。""新来的研究人员是先计算，经调查研究再动手，因此只需一两天时间就有了结果。这时，我们好多人还在自以为是，盲目地讥笑议论呢？"

实际上，外国研究人员在电子显微镜下早就看到了目标，只不过是因为电子显微镜放大倍率太高，看不到全体，只能看见整体的一小部分。他们意识不到眼前之物就是要寻找的目标。

加州大学认为，乐静珠很适合搞科研，便邀请她退休后再来这里从事研究。所以退休后乐静珠又被加州大学聘用，继续工作了10余年。

3.中国人的才艺、智商震惊四座

乐家人中可能有擅长绘画的基因，在我家人中，我是个业余绘画爱好者。我的小妹乐乃康是个职业画家。她在美国拉斯维加斯，以绘画为职业。所以乐家有不少人擅长绘画，乐静珠也不例外，也具有绘画的能力。在生物研究中，常需要画出生物的外形，乐静珠在国内外所绘的生物图很受生物界称赞，甚至有人不相信是她画的。因为在外国，生物绘图是由专职画家来承担的，生物学家自己不会画。第一次在瑞典皇家科学院演示时，乐静珠拿出自己所画的生物图，在场的人大多数认为她这个中国人不诚实，精美的生物图不可能是她自己画的。大妹的穿着很时尚，此等靓女可能安心画画吗？但又不好明说她是说谎。于是他们在她画图时暗中监视，结果发现确实是乐静珠亲笔所绘，这才相信中国科学家的才艺和人品。外国生物界只有凤毛麟角的几个科学家能自己画图，这些人被视为专业中的天才。

我赴美学习期间，1984年在明尼阿波利斯市的迈尔建筑设计联合事务所（MS&R Architects）实习，为该事务所绘制过几幅"建筑效果图"。令人想不到的是，美国设计师中有人怀疑这不是出自我的手，要验证一下真伪。首先是检查我的画稿，查验是否是按透视学原理起稿。里查德·迈尔（Richard Meyer，设计所的总裁）出面亲自向我索取画稿。我明白他们的用意，于是在画稿上用英文标出透视画法的各项专有名词，他们竟然看不懂这些专有名词。他们去找"投影几何学"的教授。教授见了画稿，当即告诉他们，这画稿的绘制很学院派，很严谨，没有问题。于是第二天来了好几个人，其中还有外单位的人，围着看我的图。当场有人就表示欢迎我在周末去他们单位加班画效果图。1983那一年，我为MS&R事务所赢得了几个工程。其中有一项华盛顿县的县区图书馆设计项目。原设计人设计的建筑不太美观，我看到了这一点，从而设法选择了一个特殊的角度，躲开难看的部分，因而中标（图12-1）。迈尔建筑设计事务所对此心十分赞赏，有意留我在该事务所长期工作，并答应帮我申办永久居留户口——绿卡。我考虑如果留在美国只当个绘图员，终年寄人篱下，听从指挥，不如回国报效祖国，更能发挥所学。所以婉言谢绝，只说容后考虑考虑。

回国退休后，我于1996年参加了美国纽约的

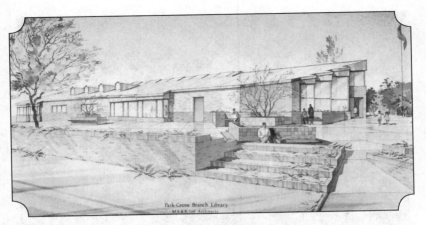

图12-1 "华盛顿县区图书馆"效果图（笔者绘）

"李名仪/廷丘勒建筑设计事务所Lee/Timchula Architects,New York"，准备共同投标深圳市新建市中心的"市区设计"和"深圳市民中心"大厦设计的国际竞赛。该工程面积几十万平方米，十分巨大。评选委员都是国际一流的知名专家。参赛者共有7家，大多是国际知名设计机构，最后我们的设计以全票中选，并被定为法定实施设计（此竞标过程详载于中国专业期刊《建筑学报》1997年第1期，第37页）。此"市民中心"（Citizen Center）建筑的外形如同大鹏展翅，颇具中国气质，于2002年落成并使用（图12-2，12-3）。

1996年"李名仪/廷丘建筑设计事务所"准备聘请我作设计部主任，还答应为我申请长期居民证（绿卡）。绿卡的事被我婉言谢绝了，因为我儿子乐砾已是美国公民，我自己有权拿到绿卡，不用该设计所替我申请。

1998年我申请移民赴美与儿子团聚，另一目的是获得在美国合法就业的身份。申请后仅半个月，美国总领

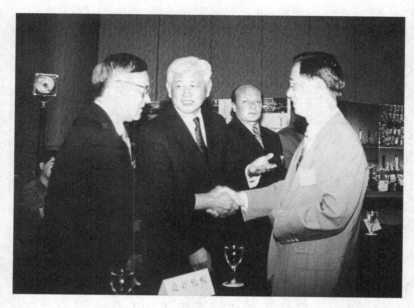

图12-2 "深圳市市民中心设计"国际投标竞赛，建设部叶汝棠副部长
（右1）宣布优胜单位，与优胜单位3名设计师握手（左2为笔
者，1996年8月14日摄）

事馆便通知我去广州沙面街面试。主持面谈的是位来自
马来西亚的美籍官员。他问我在美的住址，由于他讲中
文比较吃力，我只好用英语来回答。

　　他随即用英语说："你的英语不错呀！为什么我们
不说英语呢？"

　　我应声道："你这话问得好（good question），问
得好！"

　　他又问："你是建筑师，你最钦佩的美国的建筑师
是谁？"

　　我说："自然是美籍华人贝聿铭先生喽（贝氏是当
时世界顶级的华裔建筑师，设计有美国国立美术馆、迈

尔森音乐厅、香港中银大厦等著名建筑）！"

他仿照我的方式诙谐地答道："你这话答得好（good anserwer），答得好！"

我们谈话进入轻松气氛。

他问："美国饮食你能习惯吗？"

我说："真正的美国式食品其实不多。美国人认为：炸土豆是法国的（French fry），烧饼是英国的（English muffin），意大利式的是通心粉（Italian macaroni），还有李鸿章杂碎（LeeHong-chan chopsway 即中国什锦炒面），这些都不是美国式食品；也许纯美国的只剩下可口可乐和爆玉米花了。"

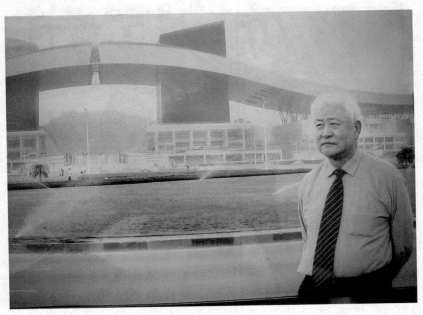

图12-3　乐民成在"深圳市市民中心"大厦落成时留影

他听后哈哈大笑，随即说："恭喜！你已经通过面试，在两周后的3个月内可随时移民赴美。"

我移民后，始终没有申请改变国籍，我珍视自己是中国人，没有必要在老年时突然变成外国人。我移民是为了阖家团聚以及在美国合法工作。虽然有些人是为了改变国籍而改变国籍，因此这些人对我不理解，而我也不想多加解释。

我的独生子乐砾（美藉）拿全奖留美，他取得俄亥俄大学双硕士学位后，成立了自己的医疗器械设计公司

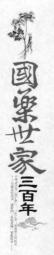

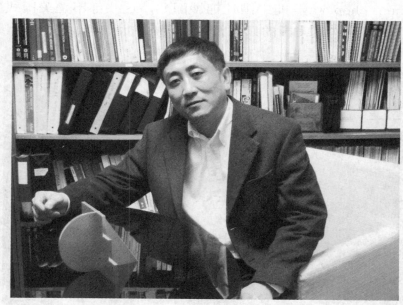

图12-4 乐砾在办公室

（Design Science Inc.）。该公司是目前唯一的华商主持的医疗器械设计公司（图12-4）。因设计了手术用高频电刀而荣获2009年全美设计协会金奖。这种电刀极锋

利,又可自动在切割时止血,有所创新。这个创新可说是乐砾继续祖上"救世济人"的家训而取得的成果。

4.突破专业界线,我设计了一条30米长的全自动金属焊接网流水线

我由陕西调回天津后,正值"十年动乱"前夕。我那时考虑自己不适合在高等院校工作,于是便要求到工厂当工人。我自己联系到了一座小工厂搞基建。该厂规模很小,但其产品——镀锌电焊网属劳动密集产品,通过中国五金矿产进出口公司在国外很畅销。但问题在于该厂生产手段很原始,机械化程度极低,工人多,但是产值不高,急需技术革新。当时的基建项目还没有上马,因而我有时间参与生产设备的技术革新活动。中国五金矿产进出口公司提供了一批外文技术资料,都是用英文写的。该厂没有人懂英语。这些资料送到翻译公司的话需要较高的翻译费。无奈之下,我只有自己阅读。阅读外文资料后我发现,其中的技术并不十分艰深,只要配合一些有关的中文书籍,凭借插图、照片就能够猜出其设备背后的奥秘。

这时"十年动乱"已经开始,没有人去关心技术革新活动。我看到厂里职工的工资很低,于是便开动脑筋,自学机械原理、电工原理、自动化控制等知识,在两年内掌握了焊接网的技术。凭借着满腔热情,我日夜思索,终于揣摩出外文资料中的几个关键秘密。

因为这是个小厂,面临倒闭,于是上级派来了"工宣队",整顿厂务。不久,工宣队队长找我谈话,并选

择了一个很僻静的地方。

工宣队队长对我说："我们工宣队保护你的革命积极性。你不必紧张，你搞的技术革新符合革命需要，我们支持你。一时搞不成，责任也不在你，你放心去搞吧！但注意我们今天的谈话不要外传。"

不久，在几个退伍军人的支持下，我和他们做出了一台试验机。我又是画图又是动手制作，谢天谢地竟然一次试车成功。经过改进，在以后几年里，发展成两条流水线。这是我一生最得意的设计。该流水线其实并不是我的专长，而是自学专业知识，是突破专业界限，在机械和电子领域自力更生做出的自动流水线。该流水线长达30米，产品质量稳定，国外订货量大，为国家赢得了价值人民币两个多亿的外汇。我的工资也因此每月提升了7元。

上海五金矿产进出口公司得知此事后，便前来我家邀请我到上海工作，并承诺给我工程师待遇。恰好当天也有天津大学人事处来人，与我谈调到天津大学工作的事情。上海方面了解情况后，表现得很豁达，支持我去天津大学归队搞专业，因而我归队去了天津大学。

第十三章
我的家人、亲友印象纪（下）

一、乐达聪率先突破京师门槛，开设济南宏济堂

我的四祖父乐达聪（大排行第四，又名乐铎，号敬宇）最有开拓精神，他是乐家第一个考虑开设分店的人。他破例在宣统年间于山东济南开设药店及胶厂。遵照家训，药店没有使用同仁堂的字号，药店取名宏济堂。这是在同仁堂以外的第一个乐家药铺的分店。四祖父有二子，长子乐铁鹿，管理宏济堂业务。长孙乐芝田曾于北京大学中文系任教，研究明史有年，后来赴济南经营宏达堂药店。

二、乐达仁与乐达义——勤奋肯干的"仁义两兄弟"

1.乐达仁发愤图强，严于律己，发表"弁言"——家庭公开信

印川公（乐平泉）有四个儿子，从大房到四房依次为孟繁、仲繁、叔繁、季繁。第四房的乐季繁也有四个儿子，即长子乐达仁、次子乐达义、三子乐达明、四子乐达德。其中以乐达仁最有魄力。

乐达仁（大排行第七，乐氏第三十七世，京12代，四房长孙）从小就看不起坐吃祖业的平庸子弟。1920年他发表了一封告乐家全族人的公开信，取名为"弁言"。1920年12月乐达仁将此"弁言"给了我的十七祖父乐东屏（比乐达仁小33岁的堂弟）。他声称，要昆季子侄牢记乐家同仁堂典给外姓的"耻辱"。他要把祖先废弃的嘉庆二十三年的典让合同作为自己的座右铭，时刻提醒自己，也希望全族子弟牢记在心。

"弁言"中写道：

达仁自更事以来，即书吾家各房之养尊处优、席金履厚者，胥于我公共之同仁堂是赖。殊不知同仁堂自前清初叶创设以来，其间事变更迭，吾先人固已耗尽几许心血，经过几许挫折，始能完全留遗至今也。盖不独传诸口说，窃尝于故纸堆中得有确实证据者三面（清时先祖典租同仁堂给外姓的典契，作者注）……凡此，皆于无意中得之，因念祖宗缔造之艰难，不忍弁弃。爰命匠人悉数揭裱，弁以数言，悬之座右，俾可触目惊心，时自策励，唯念我同仁堂，自道光年间典满赎回后，营业日渐发达，无可讳言。然自吾等祖母弃世后同仁堂在表

面观之，似乎根深蒂固，不可动摇，究其内容，实因各房昆季心志涣散，家事铺事纷乱已达极点。

达仁亦系同仁堂一分子，书无不言，故将先世所遗之废据合同分送各房昆季子侄各存一纸，并将前迹略述颠末。倘能悬之座右，亦可触目惊心，晓然于祖产保留之不易，不禁馨香祝之。且此举实非好为迂阔也，亦期各房昆季子侄上体创业之艰，下鉴达仁用心之苦，幸勿以为废纸而目笑。存之斯可也。

1920年4月，乐达仁自创的事业已有小成，他又重返同仁堂，对昆季子侄补言："然及今同心努力，出而维持，尚未为晚。务望我昆季子侄同心同德，不咎既往，各自让步，重新立一完善规则……"叔祖父乐达仁在自己建立达仁堂已大有成就时，仍不忘记团结乐氏同仁堂的公中大局。

乐家子弟虽然没有人狂赌滥嫖、聚众黑社会，但从"弁言"中可见："各房昆季心志涣散，故家事铺事纷乱……"这段话表明，乐家子弟并非个个都严于律己，同心协力，其中心志涣散者不乏其人。由于家训要求四房轮流执政，四个房头中每辈中总可找到一个较好的带头人，这不能不说是祖训强调"轮流执政"的好处。由此可见，即使是家族企业，民主方式也是把握正确方向的重要手段。

早在"八国联军"侵华时，青年时的乐达仁正在欧洲。回国后他听说签署了不平等的《辛丑条约》，同时看到北京到处残垣断壁，深感沉痛。他决心放弃优越生活，到"老柜"（指同仁堂）去当学徒工，从挑拣原药材开始，直到炮制药物的各个程序，一干就是3年。而后又到前柜去卖药、算方、开票，掌握了一整套经营程序。许叶芬老夫人看出他是棵好苗，就叫他跟着"上会"学习，还培养他跟着老查柜去营口买人参、虎骨；到祁州采购川、广、云、贵的药材等，为他日后开设同仁堂分号打下坚实基础。

几年后在天津，乐达仁经常带着晚辈在达仁堂进进出出，叔侄四人：乐达仁、乐钊、乐镫（即乐松生）、乐肇基经常在一起，关系密切。达仁堂的职工们开玩笑说：东家"办事不找人，就办不成；越找越成（乐钊，乐镫）；平时不打人，也不着急；越打人越着急（乐达仁，乐肇基）。"甚至还编了一段顺口溜：不找不成，越找越成；不着急，不打人；越着急，越打人。

暗含的意思是：不找不成，乐钊、乐镫；不着急不打人；乐肇基、乐达仁。

四个人听到顺口溜并不介意，知道大家在赞许他们叔侄的亲密无间。

乐达仁和他的堂兄六哥乐达庄均面临着西药进入中国的压力，二人的想法不谋而合。乐达庄心中酝酿着"大同仁主义-环球计划"，乐达仁则更直截了当，他在1940年前后就曾试探与德国拜耳制药公司（Bayer）合作。此二人可谓是"智者所见略同"。乐达庄和乐达仁的探索虽未实现，但是可以看出，乐家排行第六、第七的两兄弟都考虑过中西医的结合。

新中国成立初期，毛主席曾经3次接见我的父亲，指出：中药业是典型的民族工商业，党和政府鼓励民族药业大发展。彭真市长也曾鼓励同仁堂试办中药提炼厂，指出中西医结合的方向。

2.乐达仁代表乐家第四房开办达仁堂

乐达仁青年时期曾经在光绪年间作为海关道随员到德国和欧洲游学4年，对国外情况了解较多。他不听信国内对外国的种种误解，认为可以有选择地吸取西方的优点，"洋为中用"。

辛亥革命后，乐达仁利用其父亲乐季繁留下的积蓄，又集合胞弟乐达义（我的十祖父）、乐达明（十三祖父）和乐达德（十六祖父）三人各自的钱财，以及家眷的金银细软一起，四人集资在1912年创办了上海达仁堂；但是开业后效益不好。于是又在青岛开办了第二个达仁堂，依然无起色。对此乐达仁内心焦虑，不思茶饭，徘徊在黄浦江边，感到对不起三个胞弟，有心跃入江中了此一生。幸好有跟随乐达仁在上海闯荡的查柜陈子明先生苦苦劝解，劝他放眼未来，"留得青山在，总有兴旺时"，这才使乐达仁打消了投江之念。之后乐达仁又在汉口开办了第三个达仁堂，情况有所好转。到了1914年，他又集白银四万两，在天津创办了达仁堂。乐达仁用他在英国、德国学到的管理方法和商业知识，并结合同仁堂百余年积累的经验，全力经营天津达仁堂，终于一举成功（图13-1）。从1917年起，他相继在北京、青岛、武汉、长沙、福州、西安、长春、大连、郑州、开封、香港等地开设达仁堂分店，销售药品1000余种，声势很大。

乐达仁在创业期间，他跟店员们同吃、同住、同劳动，晚上一起搭临时床铺。他鼓励店员多卖多得，月有

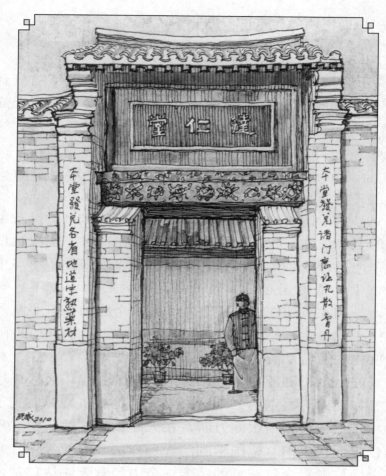

图13-1　20世纪初天津达仁堂门面（笔者绘）

"月状元"，年有"年状元"。店员们看到东家吃苦耐劳，上行下效，积极性很高。工酬方面，乐达仁基本采用祖先创制的薪金制度。

3.乐达义接管同仁堂，热心公益，助人为乐

辛亥革命后，家族中已无权威人士能统领全盘，而

四房轮流执政颇有假公济私的肥己行径，乐氏家族的经营管理开始出现混乱。此时乐达仁之弟乐达义（我的叔祖父，排行第十，号印苏，1881～1947年）成为当时最合适的人选。乐达义当时刚好从北京市警察局督察长职位上退下来。于是全族人便推举他主管同仁堂。他重新规定了四房共管的新制度，此制度持续了20余年，直至抗战胜利。

乐达义为人秉公执法，办事公正，有能力，有阅历，对下层群众尤其慷慨。一位老佣人曾说："十先生可是大好人，他是我们穷人的朋友呀！"1950年当选北京市副市长的乐松生就是乐达义（十老爷）的独生子。

乐达义的长相很有个性，中等身材，一张长方脸，短平头，鼻梁上架着一副老式近视镜。年节时喜穿中式长袍马褂，脚着布鞋，他为人处世一贯严肃认真。

趣闻轶事

乐达义跟北京演艺界相当熟识，京剧"四大名旦"之一的尚小云是乐达义的义子（干儿子）。此外他还与相声名家侯宝林、梅花大鼓名角花小宝熟识。有一次，在乐达仁之子乐锜（大排行二十一）的结婚堂会（请演员到家中演出）上，相声演员郭荣启刚一出台，未曾开口便爆出满堂大笑。郭荣启在台上一时莫名其妙，不知自己哪里出了错。原来，郭荣启的相貌与乐效先（我的堂叔，大排行十五）很相似，所以一上台大家便误以为是乐效先亲自上台表演。仔细一看方知是郭荣启。这两人的相貌十分相像，大家惊喜之际，不觉大笑起来。待郭荣启下台后看到乐效先，也不禁失声而笑。

三、各房子弟有所作为

1.乐家注重高等教育，大房和四房有多人获得世界名校学位

乐家重视继承祖先勤奋读书的传统，特别注重子女的教育。大房和四房中有多人留学国外，并获得著名学府的学位，可谓学有所成。二房和三房的子女也有多人毕业于国内各大学，学医、药以及工程技术等专业。

例如，大房中有我的父亲乐佑申早年赴法学商。我也在1983年持联合国资助经费留学美国明尼苏达州立大学。我的独子乐砾取得俄亥俄大学双硕士学位。

大房六祖父的儿子全都留学法国，最高学历是博士学位（第八章）。

四房乐达仁的次子乐锜（昵称：春生，John Yeuh，美籍），新中国成立前留学美国，曾任休士航空制造公司电子工程师、电脑部经理等职务。

乐松生之子乐世骧（乐达义的长孙，Eric Yeuh，美籍）也留学美国，曾任著名的IBM公司（美国国际商业机器公司）远东总部的总裁，一度长驻北京（图13-2）。乐肇基的子女也都留学国外，均属高级知识分子。

乐达仁不仅重视家人的教育，同时也重视企业职工子女的教育。1921年他出资在天津开办了"达仁女校"，解决女孩子上学困难的问题。为了给当地女孩上学提供最好的教学条件，乐达仁聘请了著名教育家马千里任校长，聘请革命前辈邓颖超、许广平（鲁迅夫人）、王贞儒女士执教。那时邓颖超刚刚毕业于直隶女

子师范学校，在天津从事革命活动，很有声望。马千里校长外出时，由邓颖超代理"达仁女校"的校务，当时邓颖超只有19岁。

1922年"达仁女校"有一张全校师生的合影（曾在天津"觉悟社纪念馆"展出），照片中有乐达仁、邓颖超和马千里。当时社会上很多人因

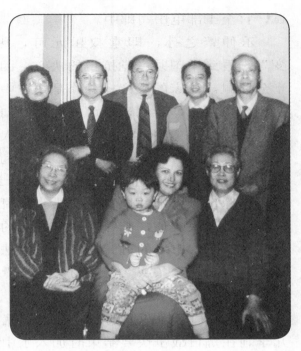

图13-2 红衣外国女子为乐世骧夫人，乐世骧为乐松生之子（二排正中，20世纪80年代摄）

为仰慕"达仁女校"之名而送子女前来就学。学校采用的是最新的教育模式，可见乐达仁对先进思想很支持。

达仁堂职工的在津子弟几乎百分之百受到教育，由此可见乐达仁对职工福利和企业文化的重视程度。不仅如此，乐达仁还开办了"济复"诊所，中西医结合为贫民免费看病。

2.上世纪四五十年代，乐家二房子弟投身革命

乐家二房第三十六世乐仲繁（京11代），号朴斋，排行第二，是二房的掌门人，我的曾叔祖父。他读书应

试，官至工部屯田司郎中。

乐仲繁之孙，即堂叔乐元可，因历经"七七事变"，看到中国共产党抗日的决心，因此对中国共产党十分钦佩。乐家的表亲杨德修是一位中共地下党员。他来到乐元可家，看到乐元可的政治倾向，便通过党组织对其进行多年考察，认为乐元可及夫人李铮热爱祖国，热爱党，同情劳动人民的疾苦，可以利用他们所处的深宅大院为革命做点事情。此后乐元可经常为地下党买药，李铮也频繁地与地下党接头。那时物价一天三变，钞票纸币飞快贬值，李铮以乐家夫人的身份经常光顾王府井大街东安市场的五芳斋饭庄，设法替地下党将现钞兑换成银元、金条或名贵药材。地下党组织亲切地称他们夫妇二人为"小金库主任"。

乐元可和李铮两人的子女也很早就参加了革命。女儿李莉在抗日战争快要结束时加入了中国共产党，后来留苏学医。其子乐侠也很早就加入了中国共产党，并任领导工作多年。

乐家二房在台湾的一支有乐崇辉（排行23）及下辈乐了心、乐觉心和乐宝心，至今在台湾也取得了较大成功。

3. 乐家从事国药制药业的传人

乐家后人中在国内少有从事药业者，唯有二房的乐崇熙和其胞妹乐士元（京13世）从事制药专业。他们二人均毕业于北京医学院药学系。乐崇熙生于北京，大学毕业后在中国中医科学院任研究员，1991年获中医科学院科研奖，同年又获得国家中医药管理局科技进步二等奖和三等奖，曾代表中国出国进行学术交流。因其父排行小，故而他的辈分反而较大。俗语说："长房出晚辈，小房出长辈"。我的父亲和乐崇熙属于同辈人，我的父亲在大排行中排行最大（全族人排序的长兄），乐崇熙相对年少，名次靠后，大排行中排到第二十五。

附：乐家老铺各分店谱系

乐家四大房各自开设有同仁堂分店，一共有41家：

大房：有乐家老铺11家。

乐仁堂5家，分别在北京、天津、石家庄、太原和开封，均系大房四兄弟共有，由乐佑申主持。

宏仁堂4家，北京两家，天津一家，上海一家。

南京同仁堂一家，由乐笃周主持。

台湾同仁堂一家，由乐笃周之妻经营。

二房：有乐家老铺11家。

颐龄堂一家，在北京，早年歇业。

永仁堂三家，分别在北京、包头和烟台，由乐咏西开设，乐元可主持。

恒仁堂两家，北京、沈阳各一家，由乐元可独资。

怀仁堂一家，乐东屏独资。

居仁堂一家，位于济南，乐东屏独资。

沛仁堂三家，北京两家，汉口一家，由乐朴荪独资。

三房：有乐家老铺10家。

宏济堂三家，分布于济南等地，由乐敬宇开设，乐铁庵主持。

乐舜记一家，由乐舜慕开设，乐鉴秋主持。

宏达堂四家，分布于北京、承德等地，由乐绍虞独资。

济仁堂两家，在北京，由乐鉴秋独资。

四房有乐家老铺19家。

达仁堂18家，分布在北京、天津、上海、汉口、西安、成都、香港等地，由乐达仁主持。

树仁堂一家，位于上海，由乐达仁开设，早年歇业。

这些乐家老铺大多数都遵照祖训，在堂字号牌匾之外，还悬挂"乐家老铺"的行书匾。由此可见，在中国，除贵州、云南、西藏、海南之外，公私合营之前，乐家老铺已遍及中国大部分省区。

第十四章
报国救民侠胆忠心，抗战献身匹夫有责

在这是一个荡气回肠的故事，是有关我九叔乐䕅抗日的事迹。这件事虽然今天已经没有人再谈起，不过这事件可以说明"乐家老铺"家族与家训足以指导后人在关键时刻采取报国救民的积极态度。

1933年，乐䕅在巴黎大学获得博士学位后回到天津，开始筹办乐仁堂药厂（又名人民制药厂），尝试中药科学化，并成功研制出第一批中草药口服液，为乐仁堂下一步的发展做了准备。因为九叔要把大量药品无偿支援抗战而受到日本侵略者的极度迫害，最终以悲剧而

告终。

一、九叔留学法国，深受共产主义思想熏陶

九叔乐夔是一个很不寻常的人物，他的父亲就是六祖父乐达庄。按照乐达庄筹划的"大同仁主义-环球计划"，九叔被送到法国学习制药。九叔上学时，正值欧洲共产主义思想遍及欧洲各国，也正值中国共产党派遣多名党员前往法国勤工俭学。在共产主义思想的大潮之下，九叔在巴黎大学也深受共产主义思想的熏陶。他常常讲起"巴黎公社"，讲起"巴黎公社"起义时法国人的慷慨激昂和巴黎公社的大公无私、平等博爱思想。我至今仍然认为九叔至少是法国"公社派"成员。他后来也有可能从事中国共产党的地下活动。

二、貌似纨绔子弟，实则献身抗战的爱国志士

20世纪30年代末，九叔的心里极为苦恼。他的夫人和儿子均因病早逝，中国和法国也相继沦陷，军国主义得势称霸欧亚两大洲。九叔因为失去了所有的感情寄托，极为痛苦。他天天埋头在药品实验室中工作，足不出户，因此我的父亲非常着急，希望他的这位九弟能早点续弦，组建新家。

没有几个月，九叔就瘦了下来。一天他突然接到一个电话后便一连好几天外出未归。等他再回来以后就好像变了一个人，精神抖擞，衣帽整齐，并周旋于社会各阶层之间。

最奇怪的是，九叔身为巴黎大学药学博士竟然像财主一样，穿起华丽的衣着，提笼架鸟，完全是一副清朝

旗人纨绔子弟的模样。他白天架鸟在门外的街心花园中玩鸟。夜间去舞场作乐寻欢，生活态度变化之大令人吃惊。

三、艰难处境下组织抗战救援站，独立支持抗战部队医药救护

不了解情况的人，以为九叔乐燮是在麻醉自己，为了逃避现实，而整天外出寻欢。于是有人建议，尽早给这位乐九爷说个媒，找个年轻风流的小家碧玉续个弦，再找个知心的侍女陪伴，及早建立一个安乐窝。有了安定的家庭生活，九爷就会很快终止这种纸醉颓废的生活方式，也有望生儿育女，成家立业，后继有人。

但事实恰恰相反，表面上九叔是一副醉生梦死的模样，实际上他是在从事地下救援站工作，秘密供应药品给抗日部队。他提笼架鸟、舞场寻欢都是为了秘密接头，掩护地下救援站的救助活动。

这时抗战的形势更为严峻，敌人封锁了抗战部队所有的医药补给线。伤员没有医药救治，十分艰难。九叔了解到这种情况后，决定伸出援救之手，不顾一切地要把药品送到解放区。因为日本人的控制很严，九叔必须小心翼翼，秘密地自己进行联系，不能找别人代办。为了跟抗战部队的人接头，且不引起特务的怀疑，他便想到以提笼架鸟为掩护，在街边的小花园里把饲养的梧桐鸟放飞，玩起"梧桐打弹"的游戏。

梧桐鸟学名叫做黑头蜡嘴雀，俗称梧桐，长着一副大蜡嘴（铜嘴），属候鸟类，繁殖在我国东北地区，然后长途飞到南方生活。这种鸟的叫声洪亮好听，经过训

练可以学会叼物——打弹。打弹就是用弹弓把弹丸（俗称"扣子"）垂直弹射到几丈高。梧桐鸟的翅膀强壮有力，能随着弹丸垂直起飞。等弹丸开始回落时，梧桐鸟正好跟上来，乘机衔起弹丸，然后盘旋飞下来，回到主人的手上。人们称这种游戏为"梧桐打弹"。

"扣子"的材质多种多样，黄铜、白银、象牙、檀木、玻璃等都可以做成"扣子"。梧桐鸟颇通人性，当它叼回"扣子"，送到主人手中，众人喝彩时，它会显得很得意。这时主人会拿花生米、松子仁作为奖励。每天清晨，梧桐鸟会向着太阳升起的地方啼叫，十分悦耳动听。

梧桐鸟是一种珍贵的鸟，售价高；尤其是受过训练会打弹的梧桐鸟售价更高，一般人买不起。所以很少有人见过这种高档的游戏。九叔每当在街头玩鸟时，总会吸引大群行人围观，这也就给了他亲自参与秘密接头的种种机会。每当梧桐鸟冲向空中之时，人们都会抬头仰望梧桐鸟叼扣子的情况，而无人往下看。这时接头人扮作围观者，趁机从两个鸟笼中的一个（底部有夹层）取出药品，藏到隐蔽处，然后伺机运走（图14-1）。因此，"梧桐打弹"这时已经不是阔佬的游戏，而是成为支援抗战部队医疗药品的重要传递方法。

四、紧要关头身陷危境，单兵作战反抗到底

20世纪40年代初，二次世界大战的势态尚不明朗，原来九叔有法国租界作为屏障，敌人还有所顾忌，如今法国也沦陷了，屏障不复存在，九叔处于单枪匹马的境地。于是敌人开始下毒手，在九叔住处四周的屋顶上布

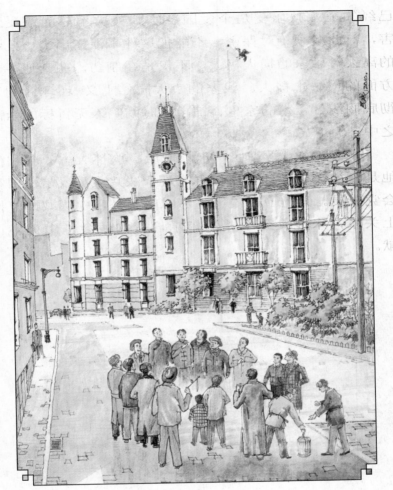

图14-1 九叔父利用"梧桐打弹"掩护地下活动（笔者绘）

置狙击手，企图通过窗口向房内射击。几周以后，九叔已无处藏身。他自知前途渺茫，终于在绝望之中自尽。

1942年，那是一个沙尘暴大作的下午，天空刮起了八级大风，风沙漫天，路上行人举步维艰。家里突然听说九叔自尽的消息，顿时大乱。我当时年纪很小，但是已经知道九叔乐燮是个爱国者，因英勇不屈而遭受迫害，对此必须绝对保密，不能把这件事泄露出去。九叔的离去对乐家的损失极大，不仅是在制药，在其他各个方面的损失也极大。我家的"大同仁主义-环球计划"彻底搁浅，乐家的家事、铺事一时间陷入无目标的紊乱之中。

乐燮叔父博学识广，忠心耿耿，胸怀大志。我相信他是个社会主义者，很有可能是个法共成员或是法国社会党成员。只是当时没有足够时间条件和中国共产党接上关系，未能接到中共的指示，否则他会作出更多贡献。

第十五章
三百年来假冒赝品干扰不断

一、全球共识的金字招牌——同仁堂

同仁堂自创办以来，商誉历经300余年而不衰，被称为药业史上的唯一。然而，凡事都有两个方面，既有正面的商誉，也暗中有人趁机牟利。在市场上金字招牌往往只依靠品牌效应就能畅销，于是不法之徒假冒同仁堂品牌之名制造赝品假药，并屡屡推向市场。同仁堂自19世纪初就一直为了维护自己的品牌声誉，也为了维护消费者的利益，不得不以各种形式跟假药制造者展开长期不懈的维权斗争。

贪财图利的人假冒同仁堂品牌的良好商誉，违法造假的事层出不穷。最早有据可查的事件发生在清代咸丰年间。

二、伪造同仁堂假药案始自清代咸丰年间

史料记载

以下两款文字均摘自康熙年间的《同仁堂药目》。

（一）咸丰二年（公元1852年）曾有于氏弟兄一伙，假冒同仁堂的知名品牌，大量制作并出售假药，诡称药品是从同仁堂偷出来的，平价出售。同仁堂将此案付诸官府，官府加以制止，并授权同仁堂有权将制假者扭送中城察院，为此同仁堂曾郑重发表公告：

本堂子康熙年间开张至今，选料精纯、配料详慎，以此名驰四远，赐顾云集。乃有无耻之徒，偷刻本堂门票造做假药，勾串客店、会馆，谬称其药自本堂盗出，自甘认贼减价骗人。历年以来，远近受其骗哄者不知多少，病人受次耽误者更不知多少，损人利己，大伤本堂修和济世之心。是以本堂万不得已，于咸丰二年三月初六日呈送，蒙院宪大人将售卖假药之于大等加责示众，并出示严禁假药在案……

钦命巡视中城察院告示：

钦命巡视中城察院端、袁为出示严禁事。据同仁堂喊告于大、于二因私刻伊铺字号、售卖假药，误人病症性命攸关，且屡经犯案，怙恶不悛，实堪痛恨。除将于大等加号示众满日责惩外，为此出示严禁。如再有知法故纵仍蹈前辙，经该铺坊或别经发觉，需该铺扭禀送院。本院定将该犯加重治罪，绝不宽宥。勿违，特示。

右喻通知。

咸丰二年三月十一日

告示

实贴同仁堂

（二）除咸丰年外，在同治八年（公元1869年）三月，还有过类似事件的记载。有人在杨梅竹斜街冒名开设同仁堂药铺，同仁堂发表声明：

本堂自康熙壬午开设至今，并无分铺。近有开设同仁堂药铺者，与本堂字号音韵相同，希图售卖假药，当经禀请御药房行文都察院转行五城察院衙门，一体出示严禁，不准该铺冒充字号，并将私刻本堂门票、售卖假药之人，一并严挚查禁……

钦命巡视中城察院也在同治八年三月初三日，相应发出告示如下：

钦命巡视中城察院为严禁晓谕事奉都察院谕开准御药房文称，据同仁堂铺东乐孟繁、商人张志云呈称：杨梅竹斜街开设同仁堂药铺系冒名影射，以假混真，且有渔利小人私刻同仁堂门票，售卖假药误人病症，大有妨碍等因。前来差庸医杀人系属无意为恶，若假药骗人大有误损疾病之害，久干例禁。似此影射冒充字号，亟应严厉禁止。为此，示仰司坊即派干役并甲扑人等，随时访查。倘有前项私合伪药、假冒该号门票以及有意混乱该商字号各情，许尔等禀明，立即严挚，详诚惩办，决不姑宽。毋违，特示。

同治八年三月初三日

1.20世纪盗用同仁堂品牌之事仍十分猖獗

从咸丰年间出现假药骗人案以来，直至20世纪末，利欲熏心的歹徒，竟未能停止其盗用同仁堂品牌、注册同仁堂商标的违法行动。这类案件在国内，甚至在海外均有发生。

史料记载

1985年10月31日《人民日报》第8版有同仁堂发表的声明：

我堂开业已三百余年，汇浩瀚方书精粹，集中医药理论大成。所制产品，配方独特、选料上乘、工艺精湛、疗效显著，驰名中外。所用商标，早在我国工商行政管理局、商标局注册在案，并被公认为驰名商标。为维护本堂声誉，过去设立分店、分支一向慎重，必经我店许可或签订协议。至于产品配方工艺，则从未外传。

近查，域内海外经由企业冒用我堂名号，有的与外商合资开设"分店"，有的公然冒用我堂注册商标，严重地侵犯了我堂的合法权益，危害我中华民族这一医药遗产的无价瑰宝。为此，本堂严正声明：不论域内或海外，凡未经我堂同意，冒用我堂商标或盗用我堂名号设立分店、分支，均属侵权行为，有违商业道德，我堂将分别根据我国法律和国际公约的有关规定，追究侵权人的法律责任。

张思之

本堂法律顾问　蒋维正

吴以钢

一九八五年九月十日

2.21世纪假冒同仁堂依然大有人在

今天的世界已经进入了21世纪，同仁堂与假冒者的斗争也同时进入本世纪。大家很难想象，同仁堂始终为自己的名誉进行着不懈的斗争，这斗争已进入维权的第400年。

从1988年起，我因工作之需移民美国，在纽约市工作了几年（因为持有绿卡，工作不受限制）。其间就遇到有人声称自己是乐氏家族的传人。

故事大意

这是2008年的事。我的一个朋友一天告诉我说："我认识一个人，他说也是你们乐家的后代，名叫乐G.X.。"又说："他在纽约市皇后区的法拉盛（Flushing，Queens NYC）开干果店，也卖同仁堂的中成药，你愿不愿认识一下？"

"当然想认识。"不过我甚感诧异，因为我的直觉告诉我，乐家人不大可能开干果店。于是就说："请将他的电话号码告我。"

我又考虑了一下，决定先打电话给我的堂兄——七哥，他是五叔父乐笃周之次子乐铮（字，一平）。乐铮在纽约哥伦比亚大学的远东语言学系任教授，已经执教30余年，对纽约很熟悉，拉得一手好胡琴，在当地中外人士中有很多熟人。

七哥闻言后的第一反应就是这个"乐G.X.（暂隐中文名）"之名酷似小商贾，乐家不会给后人取这样的名字。第二反应是乐家在纽约的族人除他自己之外，只有堂弟乐伯勋和两位姑母，别无他人了。七哥从来没有听说过乐家还有人在纽约开干果店。

姜还是老的辣。七哥建议我说："你打电话时，先不要谈家庭的事。可先作为买药者，以探听虚实。"

于是我给乐G.X.打了电话。我先问："您有同仁堂的中药吗？"答复是肯定的。

我又问："您有没有再造丸、活络丹？我各要二百副。"答复也是十分积极而肯定。

我马上进行突然袭击，继续问："您姓乐，您可是北京同仁堂乐家人吗？"

对方犹豫了一下，回答："是呀，哦……没错，我是……乐家人。"

我大声说："太好了，您是哪支的，哪个房头的人？"

对方沉默了片刻，说："这……我还得问一下，过去的事情……我弄不清楚。"

我又问："这样说来，您今年有多大年纪了？是ABC（在美国出生华人的缩写）吗？"

一连串的问题对方已招架不住，只好马上撤退。答曰："对不起，有……人找……啊"，就生硬地把电话挂了。

此时事情已很清楚，已经可以下结论了。因为如果不是心亏理屈，他应该抓住这个好机会，继续做成这笔生意才对；只有假冒北京同仁堂之名的人，才会这样仓皇逃避，不敢跟乐家人对话。当然，这样的事如果发生在100年前也许不足为奇，但是这事发生在21世纪大洋彼岸——在大西洋畔的纽约，就意味深长了。足以说明同仁堂声誉的辐射力之大，穿过大洋，跨过北美大陆，经历数百年，其号召力依然被人们利用，宁愿冒名认祖，卑贱之态不减当年。

第十六章
京都同仁堂与乐仁堂的新生

一、新中国的同仁堂再获新生

北京的和平解放给古老的同仁堂带来了新生。

早在北京解放前夕，中国共产党的地下组织就通过关系把党对民族工商业采取保护政策的文件及时送到同仁堂的负责人。新中国成立初期，同仁堂处于无人管理的状态。1949年3月同仁堂建立了基层工会。采取职工代表与资方谈判的形式，敦促资方尽早领导同仁堂药店恢复生产，开始营业。

在同仁堂职工代表与资方代表乐松生进行劳资方面的谈判中，出乎资方意料之外地顺利达成了协议。在劳资双方的联欢会上，职工代表推举乐松生为同仁堂经理。这使乐松生初步体会到共产党对民族资本主义工商业采取保护政策是诚实可靠、千真万确的。

在国民经济恢复时期，由于全国大部分地区获得解放，交通恢复，社会秩序稳定，百业俱兴，同仁堂不但迅速恢复了元气，而且产销量和利润都大大超过了历史最好水平。仅1950年，同仁堂拥有的财产净值竟猛增19.5%。职工工资也有较大提高。这使劳资双方都对同仁堂的发展前景充满了信心和希望……

在"三反"、"五反"运动中（1952年，笔者注），同仁堂资方也接受了严格的审查，虽然存在一些问题……但由于同仁堂资方态度较好、交代清楚，故被定为基本守法户……

1953年7月，同仁堂建立了第一个中国共产党支部，从此，同仁堂在党的基层组织的领导、监督和帮助下，逐步走向社会主义企业的道路。

1. 带头捐献飞机大炮

1950年，美帝国主义发动了侵朝战争。在抗美援朝运动中，乐松生代表乐氏家族先后向国家捐献9.9亿元（旧币），可买飞机1.5架，表现了保家卫国的积极热情。乐松生在1952年参加中国人民赴朝慰问代表团前去朝鲜前线进行慰问。

2. 同仁堂率先响应公私合营

公私合营是新中国成立初期国家对民族资本主义工商业实行社会主义改造的一种过渡形式……1954年，由乐松生带头，同仁堂向国家有关部门递交了公私合营申请。1954年8月9日同仁堂在大栅栏门市部成立了由7人组成的公私合营筹备委员会和15人组成的清产核资领导小组，起草公私合营协议书。8月27日，北京市地方工业局代表和同仁堂股东代表在同仁堂公私合营协议书上签字。它标志着同仁堂正式完成公私合营……

形势发展很快，到1956年，国家对农业、手工业和资本主义工商业的社会主义改造已经基本完成。1956年1月15日同仁堂经理乐松生代表北京市工商业联合会，在天安门城楼向毛泽东主席、刘少奇主席递交了北京市私营企业全面实行公私合营的喜报，当时在场的还有主持大会的彭真市长……

3.大发展的年代

新中国成立后，随着企业性质的变化，生产力得到解放，同仁堂的生产面貌也发生了根本性的改变，进入了高速发展时期，此种状态一直持续到"文革"前夕……

1948年，同仁堂职工总数为194人，除售货员和其他管理人员外，生产工人仅40余人；到了1959年，职工总数为540人，比1948年增加了2.84倍，其中生产工人为465人，比1948年增加了11.63倍。

1948年，同仁堂全年的生产总值约计16万元，零售总额约计30万元；1959年全年总产值为1251.7万元，比1948年增加了71.89倍。

在产量方面，1959年与1948年相比：蜜制丸药增加了49.03倍，饮片增加了133.6倍，虎骨酒增加了10.17倍。

1960年起，国家出现了连续三年的自然灾害，同仁堂在党的"调整、巩固、充实、提高"方针的指引下，生产和经营始终保持在相对稳定的水平上。

到了1966年，同仁堂由公私合营企业正式转变为全民所有制的国有企业。从此，同仁堂这座古老的药铺也完成了从私人经营过渡为国家经营的历史性巨变。同仁堂成为了全民的财富。

进入80年代后，同仁堂的产值、利税每年以9.85%以上的速度增长。1990年，同仁堂制药厂步入"全国五百家大中型企业"和"北京市百家骨干企业"的行列。

二、北京市副市长乐松生先生

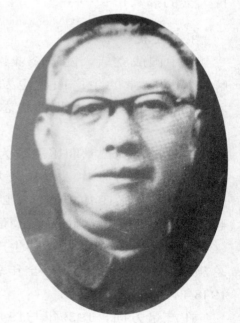

乐松生是（京13代，第37世）乐达义之子，生于1908年，卒于1968年，享年60岁。1947年，乐松生成为同仁堂的重要股东，占股份十六分之一。北京解放初期，同仁堂职工代表要求乐松生回京谈判，最后达成协议，劳资协商会推举乐松生为同仁堂经理（图16-1）。

图16-1　乐松生

1954年，乐松生带头申请公私合营，由于同仁堂在工商界的地位和声望，带动了许多民族工商业者积极参加公私合营，产生了良好的社会影响（在中国社会主义改造高潮中，北京的乐松生与上海市的荣毅仁等同时成为全国民族工商业者的著名代表人物，在当时有"南荣北乐"之说，笔者注）。

新中国成立后，乐松生历任全国工商联合会副主任……还被选为民建中央常委、北京市人民委员会委员、北京市人大代表、北京市政协委员。1955年被选为北京市副市长，还当选为第一、二、三届全国人大代表（乐松生是同仁堂处在历史性变革时期的关键人物，他对同仁堂所作的贡献值得一书）。

三、"十年浩劫"中的同仁堂

北京同仁堂厂、店于1966年转为国营，即将开始新的腾跃之时，"文化大革命"开始了。同仁堂在这十年浩劫中受到了前所未有的挫折，遭到了一场重大的历史劫难。

1966年8月20日，同仁堂厂、店的"纠察队"砸了同仁堂的牌子，开始破同仁堂的"四旧"。大栅栏的同仁堂药店前庭悬挂的1669年乐显扬立的老匾也在这天被砸烂烧毁。从此，"同仁堂药店"改名为"北京中药店"。"同仁堂制药厂"和"同仁堂提炼厂"分别改名为"北京中药一厂"和"北京中药六厂"。更有许多传统药品名称在具有"封、资、修"色彩的名目下被迫改名。如把安宫牛黄丸改为抗热牛黄丸，再造丸改为半身不遂丸（取这个名字的人很无常识，人们会弄不明白这是治疗半身不遂的药，还是导致半身不遂的药），万应锭改为清热丸。诸如此类乱改的结果，大大影响了顾客对同仁堂的信任，当时无论内销还是出口的药品均无人敢于问津。

同年8月25日下午，社会上的红卫兵闯入同仁堂，二次破"四旧"。他们毒打被关押的干部，把店、厂建筑的雕梁画栋、兽头雕脊、汉瓦门档、雕刻门墩、楹联横幅、花墙、花坛、花玻璃、古书画、古瓷器以及凡带有同仁堂字样的器皿、工具等等通通砸烂、烧毁、撕碎、涂抹或拆除。这场骚乱，搞得厂容店貌七零八落，面目全非，破坏的珍贵器皿、历史文物、历史文献和资料更无法以经济价值计算，是永远无可弥补的重大损失。

1968年4月27日晚，北京同仁堂经理乐松生不幸逝世。直至1978年9月5日，北京市政府才在北京八宝山公墓礼堂主持举行了隆重的骨灰安放仪式。中央和地方的一些部门献了花圈，参加者近300人……

在"十年浩劫"期间，如同我国一切具有传统声誉的名店、名厂一样，同仁堂的牌子被取消，产品被改名，科研中断。尽管厂里还维系着生产，店里仍然开张营业，但是已无从体现同仁堂的传统特色……

四、改革开放后，同仁堂再度腾飞

1976年粉碎"四人帮"，直到1978年底党的十一届三中全会之后，我国社会的政治、经济又呈现出大好形势，同仁堂再获新生。

1979年同仁堂恢复原名，几十种特色药品也恢复了原名……随着党的十一届三中全会后改革开放政策的不断深入，具有300多年的同仁堂制药厂十多年来发生着日新月异的变化，充满了生机和活力……

1990年12月24日国家中医药管理局发出了《关于北京同仁堂制药厂通过国家一级企业予考核的通知》〔国中医药经（1990）40号文件〕。

同仁堂制药厂被评为一级企业的过程，是同仁堂把传统管理的精华与现代化科学管理相结合的过程，使300多年的老企业发展为具有现代管理水平的企业。

（注：以上各段均摘录自《北京同仁堂史》，中国北京同仁堂集团公司编，人民日报出版社1993年出版；及2004年2月24日《同仁堂》史讨论稿）

五、发展中的天津乐仁堂

乐仁堂制药厂最早的厂址位于天津红桥区针市街，1970年搬入涟源西里。制药厂的名称经历了乐仁堂制药厂、东方红制药厂、天津市第三制药厂、又恢复乐仁堂

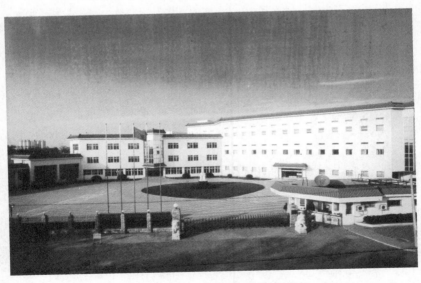

图16-2 乐仁堂厂房全景（2008年摄）

老字号厂名的过程。1977年在新加坡上市的天津中新药业集团股份有限公司中，天津乐仁堂是重要成员。

乐仁堂制药厂的新厂址在天津市西青区，厂房面积18000平方米，拥有五大制剂车间。目前产品销往日本、东南亚、美国、德国、澳大利亚、俄罗斯等国家和地区，出口药品和制剂的数额达数千万至亿元之多（图16-2）。

（注：以上摘自《乐仁堂完全健康手册》，内部资料）

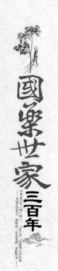

国药世家三百年

第十七章
结束语——审慎回顾历史的启迪

一、典雅朴实的儒商精神

故事已接近尾声，从中说明了什么？

总结起来，头绪好像很多，难以面面俱到；不过可用一句话概括：同仁堂家族是以我的高曾祖父乐印川为代表的典型儒商。今天，儒家思想通过世界级的孔子学院再次被世界所肯定，公认儒学是代表中国古代历经千百年人文思想的精华所在，对于药业也同样适用。从中国哲学的角度看，儒学融合到医药界是历史的必然，同仁精神乃是儒家思想与国药融合后不可避免的结果。中国两方面的精华——儒学与国药学相辅相成升华为同仁精神，其所代表的不是一个家族，其所代表的是中国的长远文化的成就。从这个意义上讲，同仁精神应当是国药界的中华文化之大成。

乐家的两度兴起，乐显扬父子时期（18世纪中晚期）和乐平泉与许夫人时期（19世纪中晚期）的两度复兴，可以总结出几条原则。具体的可归纳为三条原则和四句话。

以同仁堂精神为主旨的三条原则是：

反映在专业精神上——济世养生唯医药。

反映在制药质量上——遵肘后、辨地产、炮制虽繁必不敢省人工，品味虽贵必不敢减物力。

反映在家法家规上——印川公所定的家规使同仁堂家族得以兴旺发达。

四句话80个字是：

诚信济世，敬业爱群，真材精料，不求暴利，良知良心。

创新求精，创必躬亲，领先开拓，重视人才，珍重专业。

公益大同，热心公益，争取社会当局支持。

信誉当先，注重品牌影响，保护品牌形象，杜绝伪劣，取信全民。

诚、创、公、信四句话中的前两句讲的是自律，共40个字，可凝炼为"诚"与"创"。

后两句讲的是社会影响，可凝炼为"公"与

"信"。

这三条原则和四句话（共80个字），概括了同仁堂敬业成功之道。多少年来，乐氏家族坚持明确的儒商精神，稳健经营，不片面追求利润，保持平常心态，放眼全局，不偏废任何一面，不懈不殆。

这一宗旨贯穿于同仁堂创业与创新的始终。我期望它能够概括出乐氏家族执业、理家的基本精神。

这不过是乐家经营同仁堂的一般理念，对中药业来说还有几点专业哲理的领悟。我们不妨重温《第五章》的内容——哲理的领悟。

哲理的领悟

经营医药业具有两条带有普遍意义的哲理，这就是：

第一条，以中华哲学精粹"儒学"为主导的敬业精神，同仁堂不像普通商铺那样是简单的商业实体，而是要复杂得多。常有人主张：医药业、教育事业、政府的公检法三者有相似之处，绝不可全盘灌注纯商业的原则。同仁堂家族是以我的高曾祖父乐印川为代表的典型儒商。这是中国在孔子儒家思想影响下，经过两千多年的熏陶所产生的儒家经商宗旨，它是以儒学为基础的。从某种程度上讲，同仁堂可以说集中了儒商的特点。

同仁堂家族所追求的目标并不是狭隘的盈利，其经营目标的内涵很复杂，而且专业性强。回顾同仁堂在嘉庆年后的几十年中，虽然几度易手；然而，凡是以纯粹商人的头脑去追求最大利润时，均无法持久，最终只能归还给同仁堂原主。历史还证明：医药的专业性像一条纽带，从这条纽带两端的联系中可以看到，乐氏家族和同仁堂制药业之间的那种难以割舍的紧密情结。因此不要以为同仁堂回归乐姓是命中注定，这里有着实实在在的原因。因为乐姓人士有正确的制药理念，有自主研发的能力。同仁堂一旦落入他人之手，不消几年就会赔钱亏本；而乐家老铺有宗旨，有措施，有人才，有毅力。他们可以把几十年前典给外姓的药铺赎回，重整旗鼓，再度兴起。因此，情结这一要点是为本书的主线。

谈到关于乐凤鸣撰写《同仁堂药目》序言时提出的"汲汲济世，兢兢小心，虽不能承先人万一，而至于尊肘后，辨地产，炮制虽繁必不敢省人工，可以质鬼神，可以应病症，庶无先君之志也……"北京民俗学者徐城北说过："乐梧岗（即乐凤鸣）这番话是发自内心的。且立脚点非常高，开办药铺的目的就是治病救人，舍此再无其他。"徐城北先生比较了30多个中华老字号，发现唯有同仁堂是把质量和社会效益放在第一位。于是他做出结论："后世之老字号大都经营美食，要谋生，要赚钱……这些虽不算错，但和老乐家办药铺的初衷一比，就实在是无地自容了。"（摘自《国宝·同仁堂》31页）

社会主义公有制保证了医药事业的大目标，在过去没有社会制度的保证，只好依靠家族和个人来坚持原则。"公私合营"以后，同仁堂及其各个分店发展迅速，蒸蒸日上，家族和个人的因素变得越来越小；只有历史传统还在发挥作用。

第二条，从科学发展观来看，医药发展必须重视正与反两个方面。用现代的话说：不发展就要后退，要发展就不能保守自满，必须创新，必须与时俱进，不进则退。一句话：必须考虑发展的可能性与科学性。但是强调发展不可以意气用事，不可冒险求成。同仁堂过去如此，当今更是如此。这包括各方面的平衡，是科学性与大胆经营之间对立性的统筹，是济世养生的事业观与物质成就的双重显现，是二者之间互相平衡的融合策划艺术。

让我们再回顾一下第四章中的一段话："同仁堂初露头角是跟同仁堂的创新精神密不可分的。'发展是硬道理'"。诚然，所谓"传统的价值只能是在发展中显身手，不求发展的传统，则是进化的累赘"。理应是"尊古不泥古"，要把握主次关系。

100年前，乐氏家族当机立断，以博大胸怀，下决心派子女出国学习药品的提纯、去除杂质的方法，以及针剂的制作。这是国药的两大制药难题。乐氏家族历来认为：这第一大难题，与其在制药过程中去解决，不如先在药源上进行初步解决更为经济、合理、有效。也就是说，要在药材种植等方面下工夫。要选用高纯、高质量的原料药，杜绝低级药源，这样就可从根本上提高药品的品质。所以我祖辈开始就提倡对药材种植加以严格控制。这样做虽取得了初步成效，但是要做到全面控制，仅靠同仁堂一家是做不到的。

《国宝·同仁堂》一书总结出有勇、有谋、有德三个原则，我很同意。不过对于老同仁堂，"三有"的排序更宜为有德、有谋、有勇。

同仁堂三百年来的历史故事，不仅仅是回顾、忆旧、反思，它还会给我们带来对历史的理解和对未来的展望。

二、乐氏家族对中西药分庭抗礼的客观态度

我从祖辈日常的言谈话语中有诸多领悟。近代乐家祖辈对西药始终是采取客观态度，既不是闭关自守，全面抵制外来的医药；也不是崇洋媚外，迷信远方的和尚。他们承认，客观实践是检验真理的试金石，有良好疗效的药就是好药，同仁堂不会拒绝好药。我十分赞同祖先们的兼容态度：从来不把中药和西药对立起来。但也不能简单地说"中药治本，西药治表"。事情远远没有如此简单，也没有如此截然。祖辈们期待中药和西药两条不同途径能互相补充，相互支持。中西医之间彼此并不排斥，而是各有所长，殊途同归，两条腿走路应是很好的事，力量会更大。

于是，我家掌门人自然而然地策划出"大同仁主义-环球计划"。

目前，中西医结合治病的效果已得到世界卫生组织的承认，尤其是在预防流感方面，显示出中西医结合良好的治疗效果。

三、乐氏家族奋斗史带来的七点启迪

1. 经营药业首先要有正义的信念——"可以养生，可以济世者，唯医药为最"。

这个信念既不能是纯经济的，也不能是纯政治的。信念要符合道义、现实、商业三方面的原则，这样才能成为不可挫败的宗旨。这三项原则中以道义为先。正是由于这不平凡的原则，才有了出人意料的结果。通常商

家很多以道义作为经商的准则，但是如果以暴利替代道义，只顾眼前利益的话，就很难长期经营。正是："暴利谋财不长远，养生济世总延伸"。当然，我们不可否认制药业也必须具备它应有的商业性，同仁堂在经营中也悉心灌注了商业性。例如，一旦见到极优品质的原材料就全部买下，不给他人留有余地。这是很具商业潜规则的做法。不过这种商业竞争是完全建立在保证诚信制药的基础之上的。

2. 要有锲而不舍的专注精神。

"个性决定命运"。乐姓同仁堂百折不挠的坚韧精神与家族的个性息息相关，这在同仁堂家族史上表现得极为明显。

3. 坚持"一视同仁"的高尚情操和坦荡的胸怀，反对做唯利是图的小人。

遵照祖训："遵肘后，辨产地，炮制虽繁必不敢省人工，"以及"购料不惜重赀"等，乐氏同仁堂不靠秘方，不靠独占秘密，靠的是"坚持精材实料，坚持精工细作。"

这三条原则，充分体现了一贯坦荡的"同仁"精神，以及"不分贫富贵贱，一视同仁"的为人处世准则，故而广为世人所称道。

4. 药业带头人要有专业传承的基础，具备专业的自主创新能力。

同仁堂十分尊重乐平泉式的专业性和开拓性兼备的领导人物，重视专业能力人才，弘扬坚韧不拔、自主创新精神，从而做到了与时俱进，传承不息。

5. 要有审时度势的能力与魄力，善于把握良机。

同仁堂300年发展的历史告诉我们：要"预测机会，抓住良机，敢做大事"，要在机会面前准确而及时地作出反应，大胆投资，不可做守财奴。乐家的祖先们常说："你们看，不敢花钱的守财奴，反而守不住财呀！"

6. 要争取社会和政府的支持。

同仁堂创业从不脱离群众，且积极争取多方面的支持，并热心公益事业，这也是同仁堂得以长期发展的保证。

7. 企业掌门人一定要有文化。

作为一个企业一定要构建企业文化和企业集体文明等，使企业内有"企业的共同语言"。

此外还包括家庭子女教育，以及家庭的民主方式等。

需要说明的是：本书是以同仁堂和乐氏家族为主线，且阐述了两者及其之间的情结，因此这七点启迪只适用于同仁堂。由于环境不同，时代不同，这七点启迪对其他医药企业未必适用。

但无论任何企业都必须坚持敬业经营，不经过努力，仅靠炒作，或靠包装，靠假冒伪劣、坑蒙拐骗的虚假产品蒙蔽社会，即使能够获得短期利润，但终归是不能长久的，更谈不上延续几百年了。

在我国，除同仁堂外，不乏声誉很好的老字号国药店。2010年中国邮政发行的纪念邮票——"中国药堂"（编号2010-28）一套四张，就有同仁堂、庆余堂、雷允上、陈李济四家老字号。同仁堂纪念邮票中印有铜人及传统制药工具，并介绍说：同仁堂是以"制药一丝不苟，卖药货真价实"为宗旨（图17-1）。

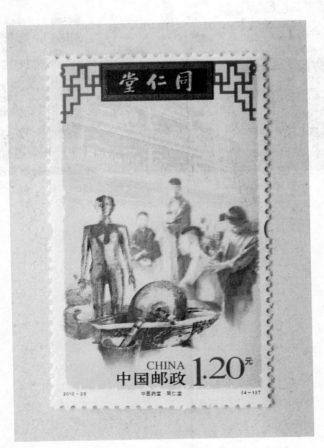

图17-1　印有同仁堂铜人及传统制药工具的邮票

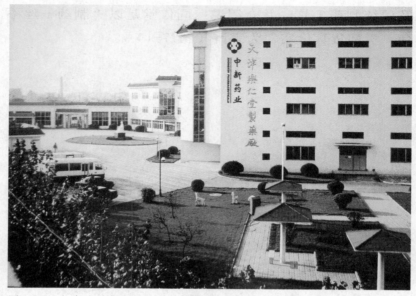

图17-2　如今的乐仁堂制药厂（厂前区注重绿化及职工休息园地，大门入口放置一座药王雕像，体现制药企业的传统文化）

附

同仁堂大事记（900～1955年）

公元900年前后（唐朝末年） 皇室太医乐仁规由京都高官归隐浙江宁波，开始了百姓生活，并纂修乐氏家谱，为乐氏家族留下了宝贵的文字资料。乐仁规尊宁波当地前辈乐汝祯为始祖，称自己为第二世。此后乐氏家族的医药生涯连绵不断，家族始有家谱记载。

1127年前后（南宋南迁时） 根据乐毓秀公在画像旁的亲笔题词，说明乐氏家族世居盘古（河南），随宋帝南迁浙江，定居宁波鄞县，从事医药业。

1500～1573年（准确年代尚不可考） 乐良才（第26世）在明末正德至万历年间由浙江北上京城。

1668年 乐显扬（第29世）被推荐给太医院，封为官医，"诰封登仕郎太医院吏目，晋封文林郎，驰赠中宪大夫"。

1669年（康熙八年）　乐显扬在北京创建"同仁堂药室"。

1702年（康熙四十一年）　乐凤鸣（第30世）建立同仁堂药铺，扩充规模，由北京崇文门外的花市迁往前门外大栅栏路南，现址。

1706年　乐凤鸣编写并出版《乐氏世代祖传丸散膏丹下料配方簿》及《同仁堂药目》两部国药成药专著，表明同仁堂秘方不保密，秘密不尽秘方中。

1723年（雍正元年）　同仁堂开始供奉清朝宫廷御药，后历经清朝八代皇帝，直至辛亥革命，历时188年。

1742年（乾隆七年）　乾隆皇帝支持同仁堂，准许同仁堂调价三分之一，每年预领官银3000两。

1753年4月　同仁堂前门外大栅栏铺面及铺房失火，全部财产烧毁殆尽。因无力复业，遂将同仁堂典让给外姓重建经营。至此同仁堂的外股增多，但同仁堂的牌匾不更换。

1765年（乾隆三十年）　乐以中修定《乐氏世代祖传丸散膏丹下料配方簿》，配方由363首增补至15门449首。

1784年（乾隆四十九年）　琉球王国吴继志派人来华，请教北京同仁堂的周之良等三人，笔答吴氏所著《质问本草》提出的疑问。

1818年（嘉庆二十三年）　在王权的高压下，同仁堂不得已被典出，共有36股，全乐姓只占半股。

1831年（道光十一年）　同仁堂经营权典给同仁堂管事朱家瑛，又转容宅名下。清政府改变以往高压政策，开始扶持同仁堂。

1837年　同仁堂租与慎有堂董迪功，实行联合经营。因董氏不懂如何经营药业，乐平泉自己另开设广仁堂，反方向为同仁堂提供优质良药。

1843年　乐平泉（第35世）盘回祖业同仁堂，中兴同仁堂，从此声名大振。

1861年　慈禧（那拉氏）垂帘听政，钦命同仁堂直接为皇室制药。

1880年　乐平泉的继配夫人许叶芬开始主持乐家一切铺务家事，长达27年。许夫人通达世事，知人善任，同仁堂内外相安，得以发展巩固。

1885年6月14日　许夫人手抄《同仁堂丸散膏丹配方》，共计102首。手写稿抄存皇室太医院（此稿现保存于故宫博物院）。

1889年　《同仁堂药目》再版，收录处方495首。

1889～1901年（光绪二十五～二十七年）　"八国联军"入侵北京，大栅栏一带失火，同仁堂铺面部分被烧。同仁堂大查柜刘辅庭以"种杏老人"署名，写成日记式《众难奇闻》两册，记录了义和拳和"八国联军"的史实。

1901年（光绪二十七年）　《辛丑条约》签订后，许夫人带领全家和同仁堂全体员工合力重整同仁堂，众人群情激奋，同仁堂再度发展壮大。

1907～1948年　同仁堂乐家老铺由乐氏家族四房相约共管，先由大房乐佑申（第38世）、后由四房乐达义和乐松生（第37世、第38世）总管同仁堂。

20世纪20年代　乐家带头人酝酿"大同仁主义-环球计划"，并送子女出国学习，以实施计划。

20世纪30年代　乐家研制出中药浸膏提取液，为以后中药口服液的制备打下基础。

1950年　抗美援朝期间，乐松生以乐氏家族名义捐款9.9亿元（旧人民币），可买飞机1.5架，表现了同仁堂家族保家卫国的热情。

1954年　乐氏家族响应政府号召，率先实现了同仁堂的公私合营，乐松生、乐益卿分别当选为同仁堂的经理、副经理。

1955年　乐氏家族的代表乐松生当选为北京市人大代表，出任北京市副市长一职。乐佑申当选为第一届全国政协委员，天津市区人民代表。

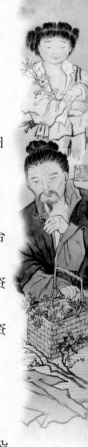

参考文献

[1]北京同仁堂集团公司.同仁堂史.北京：人民日报出版社，1993.

[2]边东子.国宝·同仁堂.北京：人民出版社，2010.

[3]鲁波，许珧.同仁堂——金字招牌的魅力.台湾：宝岛出版社，2002.

[4]同仁堂（集团）有限责任公司.同仁堂故事.资料集.

[5]乐仁堂制药厂.乐仁堂完全健康手册.内部资料，2005.

[6]京华宁波人.浙江省宁波市地方刊物.

[7]乐崇熙.我和中药所.我与中药所.

[8]乐崇熙.同仁堂轶事.家庭中医药，2006，9.

[9]乐崇熙.乐家老铺的谱系与轶事.中华医史杂志，1993（23）：2.

[10]关雪玲.清代宫廷医学与医学文物.北京：紫禁城出版社.

[11]Pocket Architecture, Saint Paul., Minnesota Society of American Institute of Architects. 1985.

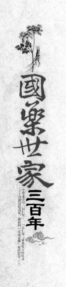

后　记

总览人类文化就会发现，我国传统文化中的古诗词是最突出的。中国的诗词极其精炼深刻，没有任何文字可望其项背。常言道："最有国家特色的也就是最有世界意义的。"此言用于评价中国古代诗词十分贴切。遗憾的是，中文艰深难懂，不易广泛推广，这是方块字的先天不足。

现在，中国元素一词成为当前最时尚的用语。然而众多中国元素中，以国药作为中国元素的代表之一则最具中国特色，可谓名副其实。因此，我期望中国今后不断向国外介绍中国元素，实事求是地介绍，且多多益善。中国也应多多吸收国外的优秀元素，使中国的优秀元素更多地为世界熟知，使国外的优秀元素更能为国人所采用，这是全球发展大势的硬道理。

　　书中有关古文方面的资料承蒙国学家、书法家陈骧龙先生百忙中给予考证和帮助，特此致谢；承蒙同仁堂集团及宣传部张海燕女士以图文资料支持本书；又承蒙水亚佑先生提供家乡宁波的历史期刊、纪念邮票等资料，在此一并致谢。

　　讲述同仁堂乐氏家族的图书与剧目已经出版了一些，可谓仁者见仁，智者见智。此书的编写，倾注了我大量心血，也可说完成了我多年的夙愿。我渴望看到这部书的刊行，也希望读者能够喜欢，并真诚地提出宝贵意见，以便再版时修订提高。

　　郑重声明：按照我国《知识产权保护法》，作者乐民成及其合法继承人保留有《国药世家三百年》一书的所有改编、剧本写作、影像制品等版权。

著者乐民成启

2012年1月8日

348

表"二十七兄弟"人名表

"繁字辈四大房"

（省）

| 大房 乐孟繁 |
| （号衍亭） |

| 二房 乐仲繁 |
| （号朴斋） |

（......嗣给乐鉴秋）

| 三房 乐叔繁 |
| （号椒轩） |

| 四房 乐季繁 |
| （号树滋） |

36世
京11代

注：

① "十七叔伯"（37世，京12代，我祖父一代人），人名、别号、排行一览表。

乐平泉有4个儿子，分别为乐孟繁（大房）、乐仲繁（二房）、乐叔繁（三房）、乐季繁（四房），共4个房头。乐平泉的17位成年孙辈人都是我的叔祖父（因为我父亲是大房长孙，所以没有伯父），如下：

大祖父：乐达亭，号小亭；四祖父：乐达聪，号敬宇；六祖父：乐达庄，又名钧，号钧士；七祖父：乐达仁；九祖父：乐达璋，号舜慕；十祖父：乐达义，号印荪；十一祖父：乐达康，号懿芝；十三祖父：乐达明；十五祖父：乐鹾，号咏西；十六祖父：乐达德；十七祖父：乐镇，号东屏。

以上我祖父辈共17位，因资料不全，查到成年的仅有11位，见表一；叔父辈查到的仅有24位。

② 大房第38世成员（京13代，我的父辈亲兄弟共4人），人名、别号、排行一览表我父亲排行老大：乐锟，号佑申；二叔父：乐云樵，号西园；五叔父：乐衍孙，号笃周，字叶潜；六叔父：乐国隽，号益卿。

另有堂兄弟4人：乐夒、乐洪、乐浮、乐让。

③ 表中最右侧的一列人是第39世传到我这一辈的人名，40余人。加入外籍的成员的子女，因收集不到资料，故空缺。